COORDENAÇÃO EDITORIAL

Deborah Kerches

Autismo

ao longo da vida

vol. 2

• Adolescência e vida adulta •

Literare Books
INTERNATIONAL
BRASIL · EUROPA · USA · JAPÃO

PRESIDENTE DO CONSELHO
Maurício Sita

PRESIDENTE
Alessandra Ksenhuck

VICE-PRESIDENTES
Cláudia Pires
Julyana Rosa

DIRETORA DE PROJETOS
Gleide Santos

CONSULTORA DE PROJETOS
Amanda Dias

EDITOR
Enrico Giglio de Oliveira

ASSISTENTES EDITORIAIS
Júlia Almeida e Lui Navarro

REVISORES
Daniela Braz e Renata Siqueira

DESIGN EDITORIAL
Lucas Yamauchi

ILUSTRAÇÃO DA CONTRACAPA
Letice M. S.

CAPA E DIAGRAMAÇÃO
Ana Paula Nunes Medeiros

IMPRESSÃO
Printi

Dados Internacionais de Catalogação na Publicação (CIP)
(Câmara Brasileira do Livro, SP, Brasil)

Autismo ao longo da vida : vol.2 : adolescência e vida adulta / coordenação Deborah Kerches. -- São Paulo : Literare Books International, 2024.

Vários autores.
ISBN 978-65-5922-950-5

1. TEA (Transtorno do Espectro do Autismo) 2. TEA (Transtorno do Espectro do Autismo) - Diagnóstico 3. TEA (Transtorno do Espectro do Autismo) - Tratamento I. Kerches, Deborah.

24-226514 CDD-616.85882

Índices para catálogo sistemático:

1. TEA : Transtorno do Espectro Autista : Neurodiversidade 616.85882

Eliane de Freitas Leite - Bibliotecária - CRB 8/8415

LITERARE BOOKS INTERNATIONAL LTDA.
Alameda dos Guatás, 102
Vila da Saúde — São Paulo, SP. CEP 04053-040
+55 11 2659-0968 | www.literarebooks.com.br
contato@literarebooks.com.br

MISTO
Papel | Apoiando o manejo florestal responsável
FSC® C196274

SUMÁRIO

7 APRESENTAÇÃO
Fatima de Kwant

9 PREFÁCIO
Deborah Kerches

11 DIAGNÓSTICO DE AUTISMO NA ADOLESCÊNCIA E VIDA ADULTA
Paulo Liberalesso

19 TRANSTORNO DO ESPECTRO AUTISTA FEMININO NA ADOLESCÊNCIA E NA VIDA ADULTA
Deborah Kerches

27 SÍNDROME DA BOAZINHA: AUTISMO E FENÓTIPO AMPLIADO DO AUTISMO EM MENINAS E MULHERES
Luciana Xavier

37 AUTISMO ADULTO NÍVEL TRÊS DE SUPORTE NA ADOLESCÊNCIA E VIDA ADULTA: ENSAIO SOBRE A FASE MAIS LONGA DA VIDA DE PESSOAS AUTISTAS
Fatima de Kwant

43 AUTISMO NA TERCEIRA IDADE
Deborah Kerches e Flavia Vicentini

53 A IMPORTÂNCIA DA AVALIAÇÃO NEUROPSICOLÓGICA NO DIAGNÓSTICO TARDIO DO TRANSTORNO DO ESPECTRO AUTISTA
Marcella Barbosa

59 COMORBIDADES NEUROPSIQUIÁTRICAS NA ADOLESCÊNCIA E NA VIDA ADULTA DA PESSOA COM TRANSTORNO DO ESPECTRO AUTISTA
Ellen Balielo Manfrim

67 FARMACOTERAPIA NO TRANSTORNO DO ESPECTRO AUTISTA AO LONGO DA VIDA
Carlos Gadia e Deborah Kerches

77 IMPACTO MUNDIAL: DÉFICITS EM HABILIDADES SOCIAIS EM PESSOAS COM AUTISMO NA ADOLESCÊNCIA E NA VIDA ADULTA
Thiago Gusmão

83 USANDO A AVALIAÇÃO DE HABILIDADES FUNCIONAIS DE VIDA PARA AVALIAÇÃO DE HABILIDADES SOCIAIS EM PESSOAS AUTISTAS
Aída Brito

89 REGULAÇÃO EMOCIONAL NO AUTISMO
Natalie Brito Araripe

97 AFETIVIDADE NO TRANSTORNO DO ESPECTRO AUTISTA: RELACIONAMENTO E HABILIDADES SOCIAIS
Viviane Montagnini

105 DEPRESSÃO E SUICÍDIO NO PACIENTE ADULTO COM AUTISMO
Graciela Marasca Ribeiro

113 A IMPORTÂNCIA DA EVIDÊNCIA CIENTÍFICA NA MEDICINA E PSICOLOGIA NO TRATAMENTO DO AUTISMO E TDAH
Luana Miranda Neves

123 FONO: COMO POSSO MELHORAR A COMUNICAÇÃO FUNCIONAL DE ADOLESCENTES E ADULTOS AUTISTAS?
Letícia da Silva Sena

131 COMUNICAÇÃO EM ADOLESCENTES COM TRANSTORNO DO ESPECTRO AUTISTA: CARACTERIZAÇÃO E POSSIBILIDADES DE TRATAMENTO
Ana Lucia Artoni Kozonara e Helen Barbosa

139 ALTERAÇÕES DE PROSÓDIA E SUA INFLUÊNCIA NA COMUNICAÇÃO FUNCIONAL DO ADOLESCENTE E DO ADULTO AUTISTA
Karla Andrea Corrente de França

149 COMUNICAÇÃO ALTERNATIVA AMPLIATIVA COMO UM MEIO DE APOIO AO PACIENTE ADULTO
Fernanda Reis e Marielaine Gimenes

157 DIFICULDADES MOTORAS INVISÍVEIS E IMPACTOS NA VIDA DO ADOLESCENTE E DO ADULTO AUTISTA
Cibele Kátia Faria Calza

165 ALTERAÇÕES POSTURAIS NO TRANSTORNO DO ESPECTRO AUTISTA
Carolina Quedas

173 O ADOLESCENTE AUTISTA NA ESCOLA: DESAFIOS E POSSIBILIDADES MEDIADAS PELO ACOMPANHANTE TERAPÊUTICO
Elaine Miranda

181 LER PALAVRAS, LER O MUNDO: A ALFABETIZAÇÃO DO ALUNO
Mariana Fenta Elias

189 AUTISTAS NA UNIVERSIDADE: DIFICULDADES, PONTOS FORTES E PRINCIPAIS INTERVENÇÕES
Lucelmo Lacerda

197 ESTRATÉGIAS SENSORIAIS NO AMBIENTE UNIVERSITÁRIO
Helenise H. Vieira

203 O BURNOUT NO ESPECTRO AUTISTA
Celeste Barra e Milena Silva

211 OS DESAFIOS DOS JOVENS AUTISTAS NO MERCADO DE TRABALHO
Sinara Paniagua Pinto

219 BURNOUT AUTÍSTICO NO TRABALHO E A IMPORTÂNCIA DA ACOMODAÇÃO SENSORIAL
Fernanda Carneiro

227 AUTISMO POR UMA AUTISTA
Kenya Diehl

235 A EVOLUÇÃO DA CIÊNCIA E O ATENDIMENTO HUMANIZADO
Daniela Landim e Izaniele Marquetti

243 ASSENTIMENTO E VÍNCULO NA INTERVENÇÃO COM ADULTOS
Marinella Bertozzi

253 ORIENTAÇÃO PARENTAL DE CUIDADORES DE ADOLESCENTES E ADULTOS COM TRANSTORNO DO ESPECTRO AUTISTA
Nataly Oliveira S. Correia

261 MANEJO DE COMPORTAMENTOS INTERFERENTES EM ADOLESCENTES E ADULTOS COM TEA
Guilherme Guedes Reis

271 TERAPIA, DO DESCONFORTO À FAMILIARIDADE: COMO CRIAR REDES DE APOIO ESTANDO DENTRO DO ESPECTRO?
Reinaldo de Souza Araújo

279 AUTONOMIA E INDEPENDÊNCIA NAS TAREFAS DA ROTINA
Aline Rodrigues Sorcinelli

287 AS ARTES PLÁSTICAS COMO UM COMPLEMENTO DO TRATAMENTO DO AUTISMO
Grazi Gadia

299 MUSICOTERAPIA ELABORADA PARA O FORTALECIMENTO DAS HABILIDADES COGNITIVAS E DA APRENDIZAGEM
Manuella Martins e Ulisses Lopes

307 ARTES MARCIAIS E AUTISMO
Felipe Nilo

315 MORADIA NA VIDA ADULTA E AUTISMO
Flavia Vicentini

323 DIREITOS DO ADULTO AUTISTA
Carla Bertin

333 O QUE A PEDIATRIA NÃO ME ENSINOU NO TRANSTORNO DO ESPECTRO AUTISTA
Thiago Castro

343 EXCESSO DE TELAS E SEU IMPACTO NO DESENVOLVIMENTO INFANTIL
Mirella Senise

351 SONHAR, AGIR E CONCRETIZAR
Indihara Horta

APRESENTAÇÃO

Holanda, 08 de agosto de 2024.

O transtorno do espectro do autismo é um dos temas mais relevantes e complexos dentro da psiquiatria contemporânea. Apesar disso, o autismo nas fases seguintes à infância segue uma incógnita para muitos, entre outras coisas, por falta de literatura suficiente sobre a adolescência, vida adulta e terceira idade de pessoas dentro do espectro autista.

Desde o início do presente século (XXI), encontra-se uma grande variedade de informações, assim como de estudos científicos sobre o autismo, porém, para muitos familiares de autistas e profissionais que tratam e cuidam de autistas, esse transtorno do neurodesenvolvimento ainda é uma charada, um mistério que a ciência mundial tenta desvendar. Sabe-se que a criança autista cresce, no entanto, a sociedade pouco conhece sobre a fase na qual ela (a criança) viverá o resto de sua vida – a adulta.

Em 1999, meu filho autista, hoje um adulto com pouca necessidade de suporte (nível 1 de suporte), foi diagnosticado como uma criança autista com muita necessidade de suporte (nível 3 de suporte). Na época, havia poucas informações sobre autismo à disposição. Imagino como a trajetória da minha família – e de tantas outras – teria sido mais favorável caso tivéssemos acesso ao conteúdo informativo que este livro traz.

Autismo ao longo da vida – vol. 2 é a perfeita continuação do livro introdutório – *Autismo ao longo da vida – vol. 1* – cujo conteúdo permanece atualizado e esclarecedor.

Na presente obra, a dra. Deborah Kerches alcança o objetivo de revelar ao leitor diversas manifestações do autismo na adolescência e vida adulta dentro da realidade da vida diária, em diversos contextos e situações.

Seguindo o formato da publicação anterior, a dra. Deborah sucede na compilação de textos redigidos por diversos coautores de renome na área. Absolutamente todos os capítulos dissertam sobre tópicos relevantes para o conhecimento mais aprofundado do espectro autista no decorrer da vida. Questões relativas a educação, comunicação, comportamento, saúde, direitos, suportes, terceira idade, moradia e evolução formam alguns destes pontos imprescindíveis a tal entendimento, abordados com a seriedade e experiência que seus autores possuem, tornando esta mais uma publicação indispensável para quem busca por materiais de leitura com credibilidade a respeito do fascinante transtorno do espectro do autismo.

Fatima de Kwant
Autora
Especialista em Autismo e Comunicação Social
Mãe de um filho autista adulto.

EFÁCIO

A transição para a adolescência e, posteriormente, para a vida adulta é desafiadora para todos. Envolve transformações físicas, cognitivas, sociais e comportamentais inerentes ao amadurecimento, somadas ao aumento das demandas sociais e das responsabilidades, bem como das expectativas para as diferentes áreas da vida.

Quando trazemos todo esse conjunto de transformações para o contexto do autismo, evidenciam-se particularidades e uma grande carência no conhecimento e suporte necessários.

Os desafios específicos dessas fases perpassam por questões tanto de caráter pessoal, quanto público e social, e incluem desde a escassez de profissionais capacitados para o diagnóstico e o acompanhamento a partir da adolescência, uma maior tendência a comorbidades psiquiátricas, até a falta de compreensão sobre acessibilidade no contexto do TEA. Tais lacunas resultam em barreiras significativas para uma verdadeira inclusão nos âmbitos acadêmico, profissional e social.

Importante lembrar que muitos chegam à adolescência ou à vida adulta sem o adequado diagnóstico de TEA. A falta de compreensão acerca da real apresentação e da diversidade existente dentro do espectro em décadas passadas contribuiu para que muitos casos de autismo passassem despercebidos.

Discutir o autismo na adolescência e na vida adulta, portanto, leva-nos a abordar a invisibilidade dos desafios vivenciados tanto por aqueles que já receberam o diagnóstico e lidam agora com o aumento das demandas sociais e suas diversas implicações, quanto por aqueles que ainda não receberam o diagnóstico assertivo de autismo e convivem com suas dificuldades sem o suporte adequado e a devida compreensão sobre elas.

Abordar o autismo na adolescência e vida adulta exalta de forma intrínseca os desafios enfrentados no nível 1 de suporte, os quais se iniciam pelas dificuldades com o diagnóstico, mas não terminam aí, embora sejam pouco compreendidos e constantemente invalidados.

Remete-nos ainda aos desafios pronunciados nos níveis 2 e, principalmente, 3 de suporte, em que há uma carência ainda mais significativa de suporte durante a adolescência e vida adulta, escassez de residências assistidas, entre outras abordagens e perspectivas essenciais.

Levando em conta esse cenário multifacetado, os capítulos de *Autismo ao longo da vida – vol. 2* abrangem desde aspectos relacionados à autonomia e independência nas tarefas da rotina, passando por dificuldades motoras, desafios na escola, universidade e mercado de trabalho, direitos do autista adulto, farmacoterapia, até chegar a considerações sobre o autismo na terceira idade. Para isso, reúne dados da literatura científica, a visão de um grupo multidisciplinar de autores, todos envolvidos na pesquisa e na assistência do TEA, além do olhar de pessoas dentro do espectro.

A obra foi enriquecida de forma singular com uma ilustração da talentosa Letice, uma jovem autista, sob a orientação da artista plástica Grazi Gadia e com o apoio constante de sua mãe, Adelle. Sua participação eterniza a importância de enxergarmos além dos desafios, valorizando potencialidades de cada um.

O livro, por sua proposta e abrangência, interessa a autistas e seus familiares, bem como a profissionais e estudantes de medicina, psicologia, fonoaudiologia, fisioterapia, pedagogia e psicopedagogia, terapia ocupacional, entre outras áreas, além de pessoas que buscam informação confiável sobre esse amplo espectro de forma responsável.

Ao considerar que há um caráter social intrínseco ao contexto do autismo, o livro objetiva ainda ser uma importante ferramenta de informação e de convite à transformação. Afinal, uma verdadeira inclusão, que garantirá melhor qualidade de vida a cada autista, depende essencialmente da conscientização e ação de toda a sociedade.

Deborah Kerches

01

DIAGNÓSTICO DE AUTISMO NA ADOLESCÊNCIA E VIDA ADULTA

Embora o transtorno do espectro autista tenha, durante muitos anos, sido descrito como uma condição neurológica exclusiva da população pediátrica, há muito compreendemos que suas manifestações comportamentais se estendem ao longo da vida, apresentando características semiológicas distintas nas diferentes faixas etárias. O transtorno do espectro autista na adolescência, juventude e vida adulta representa um verdadeiro desafio clínico para médicos e demais profissionais de saúde, uma vez que a sutileza das alterações comportamentais leva, frequentemente, ao subdiagnóstico. As comorbidades neuropsiquiátricas que surgem durante a vida dessas pessoas representam outro fator complicador, não apenas para o manejo médico do tratamento, mas também para a inserção desses indivíduos na sociedade e no mercado de trabalho. Desse modo, compreender as particularidades do autismo além da infância deve ser uma meta de todos os profissionais que trabalham com saúde mental.

PAULO LIBERALESSO

Paulo Liberalesso

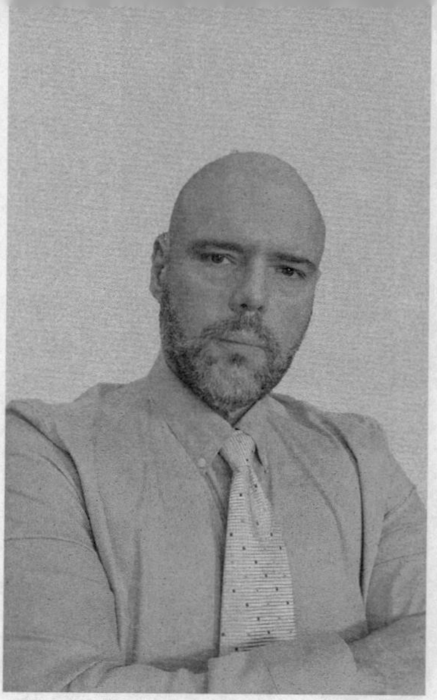

Médico neuropediatra, reside e trabalha em Curitiba desde 1998. Pós-graduado em Epileptologia. Pós-graduado em Análise do Comportamento Aplicada (ABA). Mestre em Neurociências. Doutor em Distúrbios da Comunicação Humana. Diretor técnico da Clínica CERENA – Intervenção Comportamental. Diretor executivo do Instituto de Ensino e Pesquisa em Saúde e Inclusão Social (IEPSIS).

Contato
Instagram: @pauloliberalesso

Introdução

O termo **autismo** foi utilizado pela primeira vez no ano de 1908, pelo psiquiatra suíço Paul Eugen Bleuler. Durante muitos anos após sua definição, esse transtorno foi compreendido como algo restrito ao universo pediátrico. Não por outro motivo, é comum que textos antigos citem o termo **autismo infantil**. Poucos anos mais tarde, em 1911, quando Bleuler publica sua monografia "Demência precoce ou o grupo das esquizofrenias", tem início uma ampliação no conceito do que à época era compreendido como autismo, passando a integrar um grupo maior de psicopatologias que possivelmente poderiam se estender além das faixas etárias pediátricas.

O autismo, na forma clínica como o reconhecemos atualmente, passou a ser mais bem caracterizado a partir da década de 1940, quando o psiquiatra alemão Leo Kanner publica o histórico artigo "Distúrbios autísticos do contato afetivo", no qual ele descreve um grupo de crianças que apresentavam em comum grande tendência ao isolamento e à mesmice comportamental. Os dados descritos por Kanner em 1943 são corroborados por seu colega, o pediatra austríaco Johann "Hans" Friedrich Karl Asperger, quando este publica, no ano de 1944, o artigo "A psicopatia autística da infância", mais uma vez analisando um grupo de crianças que, além da tendência ao isolamento, apresentavam um intenso interesse por assuntos e temas restritos. E por que esses dados históricos, aparentemente sem grande relevância, são fundamentais? Porque quando lemos os artigos desses dois autores clássicos somos capazes de identificar a maioria dos critérios clínicos que temos utilizado atualmente para o diagnóstico do transtorno do espectro autista (TEA).

O entendimento de que o autismo pode ser representado como um "quadro espectral", apresentando grande variabilidade de sinais e, sobretudo, grande variação na intensidade da expressão clínica, se inicia com a pesquisadora e psiquiatra inglesa Lorna Wing, quando esta decide iniciar seus estudos focados no autismo por ocasião do nascimento e diagnóstico de sua filha, Susie, no ano de 1956.

Contrariando o pensamento predominantemente psicanalítico daquela época, Lorna Wing começa a trabalhar com o conceito de "espectro", afirmando que o autismo apresentaria grande variabilidade clínica, mantendo um cerne comum: as dificuldades na manutenção de relações sociais. Desse modo, a comunidade científica passa a ampliar sua percepção a respeito da cronologia do transtorno, compreendendo que, por se tratar de uma condição espectral e crônica, tanto crianças como adolescentes, jovens e adultos poderiam apresentar tais características ao longo da vida e, portanto, não haveria limitação temporal para o diagnóstico.

Em 1952, quando a Associação Americana de Psiquiatria (APA) publica a primeira edição do *Manual diagnóstico e estatístico de transtornos mentais (DSM-I)*, o autismo ainda aparece classificado como um subgrupo da esquizofrenia infantil. Somente no ano de 1994, por ocasião do lançamento do DSM-IV, a APA passa a descrever de maneira mais detalhada o autismo, que àquela época era denominado **transtorno invasivo do desenvolvimento** (TID). E, somente muito mais recentemente, no ano de 2013, no *DSM-5*, surge o termo **transtorno do espectro autista**, que vem sendo utilizado até os dias atuais.

Critérios diagnósticos do transtorno do espectro autista

De modo geral e para fins meramente didáticos, os critérios diagnósticos do TEA são subdivididos em dois grandes grupos:

- Um primeiro grupo, que trata dos déficits persistentes na comunicação e interação social em múltiplos contextos (incluindo déficits na reciprocidade socioemocional, prejuízos em comportamentos comunicativos não verbais e verbais utilizados para o estabelecimento de relações sociais, dificuldades para iniciar, manter e desenvolver relacionamentos interpessoais em diversos contextos, prejuízos para elaborar brincadeiras ou outras situações imaginativas, podendo haver ausência de interesse por pares).
- Um segundo grupo, que diz respeito a padrões restritos e repetitivos de comportamentos, interesses ou atividades (incluindo as estereotipias em suas mais diferentes formas de apresentação clínica, ecolalia, inflexibilidade cognitiva, padrões fixos ou pouco flexíveis de comportamentos, podendo desencadear sofrimento extremo em situações de mudanças de rotina e alterações de percepção sensorial, incluindo comportamentos de hiper-reatividade ou de hiporreatividade a determinados estímulos sensoriais ambientais).

Autismo na adolescência e vida adulta

Ao iniciarmos a discussão do autismo além da infância, compreendendo adolescência, juventude e vida adulta, é importante refletirmos a respeito das mudanças nos critérios mínimos para o diagnóstico do TEA ocorridos na última década. A partir da publicação do DSM-5 em 2013, muitas pessoas que apresentavam outros diagnósticos clínicos e sindrômicos passaram a ser diagnosticadas no TEA, sendo o exemplo mais clássico a chamada *síndrome de Asperger*. Por outro lado, a ampliação dos critérios clínicos permitiu o diagnóstico de pessoas que até aquele momento recebiam classificações como "atrasos globais do desenvolvimento", "transtornos comportamentais sem outras especificações" ou faziam parte do que considerávamos "variações comportamentais da normalidade". Isso explica de maneira bastante clara e objetiva dois pontos: primeiro, o aumento no número de diagnósticos de TEA nos anos recentes; e segundo, a ampliação da possibilidade de diagnósticos do TEA na população adulta.

Embora os critérios para o diagnóstico de crianças e adultos sejam os mesmos, já que evidentemente trata-se do mesmo transtorno, há especificidades que precisam ser observadas quando tratamos do autismo além da infância. Quando pensamos no diagnóstico do TEA em adolescentes e adultos, classificá-lo nos níveis de suporte é algo particularmente importante, já que aqueles nos níveis 2 e 3 apresentarão desafios específicos nos campos de autonomia para atividades de vida diária (incluindo autocuidados) e de vida prática, enquanto aqueles no nível 1 apresentarão desafios com significativo impacto na qualidade de vida social e laboral, além da associação praticamente inevitável de comorbidades com outros transtornos neuropsiquiátricos, destacando-se transtorno de ansiedade generalizada, depressão, transtorno obsessivo-compulsivo, tiques motores, ideação suicida e tentativas de suicídio.

Talvez um dos aspectos mais relevantes e frequentemente observados em adultos no TEA sejam as dificuldades na interação social, particularmente quando essas pessoas se encontram inseridas em seus ambientes naturais (não estruturados e não previsíveis), como ambientes de trabalho, restaurantes, festas, salas de aula de faculdades etc.

Habilidades sociais é um termo abrangente e que diz respeito a um grande conjunto de comportamentos e competências que os seres humanos devem apresentar para interagir de maneira produtiva, efetiva, eficiente, saudável e respeitosa com os demais que estão a sua volta. O aprendizado de habilidades sociais deve acontecer ao longo da vida, de modo natural (por meio da interação entre os indivíduos e o meio no qual estão inseridos), e também de maneira instrucional (quando aprendemos algo por meio de uma instrução formal).

O comprometimento das habilidades sociais na vida adulta de uma pessoa autista pode variar desde casos extremamente graves (portanto, com maior prejuízo social), como a incapacidade de fazer e responder perguntas, incapacidade de expressar algo que seja de seu desagrado, dificuldade ou impossibilidade para iniciar, manter e concluir uma conversação (incluindo padrões de comportamento culturalmente aceitos naquela comunidade para cumprimentar e se despedir, por exemplo) e prejuízos na assertividade para defender seu ponto de vista e lidar com críticas de maneira adequada, até quadros menos graves, como dificuldades para emitir elogios, para utilizar palavras de gentileza e para escutar o que outras pessoas dizem expressando empatia.

De todo modo, independentemente do nível de suporte do TEA, a não ocorrência de modo parcial ou completo dessas habilidades sociais pode comprometer significativamente a participação dessas pessoas em condições de igualdade com as demais na sociedade, podendo ser necessário realizar adaptações no ambiente.

Quando pensamos particularmente nas pessoas autistas adultas no nível 1 de suporte, uma característica muito relevante é o comprometimento na comunicação, mesmo que dominem de maneira ampla conceitos gramaticais, semânticos e sintáticos. A comunicação pode ser entendida como a capacidade de duas ou mais pessoas trocarem informações, estando elas utilizando o mesmo sistema simbólico. Portanto, se duas pessoas estiverem conversando, elas trocarão informações utilizando como ferramenta de comunicação a fala (sistema simbólico).

Contudo, autistas adultos nível 1 de suporte, mesmo dominando a fala (produção de sons pelos órgãos fonoarticulatórios dentro de um contexto linguístico) podem apresentar grandes prejuízos na comunicação, já que a pragmática (uso social da fala) pode estar consistentemente comprometida. Além disso, interpretações não verbais da comunicação também costumam ser prejudicadas nessas pessoas, como a leitura de expressões faciais (habitualmente realizadas por meio da análise que nosso cérebro faz do posicionamento da musculatura e da mímica facial do nosso parceiro de comunicação), a interpretação da postura corporal, da gesticulação e da própria prosódia (p. ex., incluindo o tom da voz).

De maneira ilustrativa, cito um exemplo: recentemente, eu estava em meu consultório atendendo um adolescente de 16 anos, TEA nível 1 de suporte.

Após ele e a mãe se sentarem nas cadeiras à frente da minha mesa, eu disse: "Que bom ter vocês aqui" e, olhando para o garoto, eu perguntei: "Como você está?". Ele respondeu: "Estou sentado". Percebam que, embora a resposta esteja correta do ponto de vista físico, ela é totalmente inadequada do ponto de vista social, já que o garoto não foi capaz de apresentar a habilidade de tomada de perspectiva e compreender a real intenção do meu questionamento. O que eu esperava como resposta seria algo como "Estou bem" ou "Não estou bem nesse momento". Se refletirmos cautelosamente sobre nossa comunicação diária, perceberemos que a falta de tomada de perspectiva durante a comunicação pela fala trará enormes prejuízos nas interações sociais para esses indivíduos no TEA nível 1 de suporte.

Padrões restritos de interesses e comportamentos repetitivos ou ritualizados, que habitualmente se manifestam por meio de ações rígidas e pouco flexíveis, trazem prejuízos significativos no TEA nível 1 em todas as idades, particularmente após o início da adolescência, quando a flexibilidade cognitiva deveria ser a regra. Adolescentes e adultos no TEA nível 1 podem apresentar tantos rituais diários que são realizados de maneira rígida e imutável que o desenvolvimento de atividades laborais e socialmente produtivas se torna severamente comprometido.

A título de exemplificação, citarei mais um caso: acompanho uma garota atualmente com 19 anos. Seu diagnóstico de autismo foi realizado aos 3 anos de idade, sendo, naquele momento, classificada como nível 2 ou 3 de suporte (já que, em tenra idade, não é possível fazer a diferenciação entre os níveis 2 e 3). Após anos de intervenção bem-sucedida baseada na análise do comportamento aplicada (ABA), atualmente a paciente encontra-se no nível 1 de suporte, namorando um rapaz e cursando faculdade de direito no período da manhã. Contudo, a inflexibilidade cognitiva foi um dos sintomas que praticamente não se alteraram durante todo o curso da sua vida. Desse modo, ela ritualisticamente acorda todos os dias uma hora antes do horário que seria realmente necessário, para que tenha tempo de realizar todos os rituais que, atualmente, envolvem o posicionamento de objetos sobre a pia do banheiro, o posicionamento simétrico de suas roupas sobre a cama antes de poder vesti-las, um procedimento específico para a escovação de dentes, que inclui diversas etapas, apertar todos os interruptores do apartamento para checar se as luzes estão realmente desligadas e, por fim, uma série de comportamentos ritualizados relativos à ingestão dos alimentos do café da manhã. Cito esse exemplo isolado para que possamos refletir a respeito do enorme prejuízo social e laboral que a inflexibilidade cognitiva pode trazer às pessoas no TEA nível 1.

Por fim, é fundamental lembrarmos que comorbidades neuropsiquiátricas são mais comuns em adultos no TEA nível 1 do que nos demais níveis de suporte. Identificar precocemente, diagnosticar de maneira precisa e instituir tratamento por meio de intervenção psicoterápica ou farmacológica devem ser considerados fatores essenciais para melhor qualidade de vida e prevenção do suicídio em adolescentes e adultos autistas no nível 1 de suporte.

Referências

AMERICAN PSYCHIATRIC ASSOCIATION (APA). *Manual diagnóstico e estatístico de transtornos mentais*: DSM-5-TR – texto revisado. Porto Alegre: Artmed, 2023.

DEL PORTO, J. A.; ASSUMPÇÃO JR, F. B. *Autismo no adulto*. Porto Alegre: Artmed, 2023.

GRANDIN, T.; PANEK, R. *O cérebro autista*: pensando através do espectro. 17. ed. Rio de Janeiro: Record, 2015.

02

TRANSTORNO DO ESPECTRO AUTISTA FEMININO NA ADOLESCÊNCIA E NA VIDA ADULTA

Este capítulo busca explorar as intrincadas nuances do transtorno do espectro autista (TEA) feminino ao longo da adolescência e da vida adulta, considerando tanto aquelas que já receberam o diagnóstico quanto as que ainda não tiveram suas experiências reconhecidas, bem como lança luz sobre a importância de estratégias de apoio, educação e conscientização.

DEBORAH KERCHES

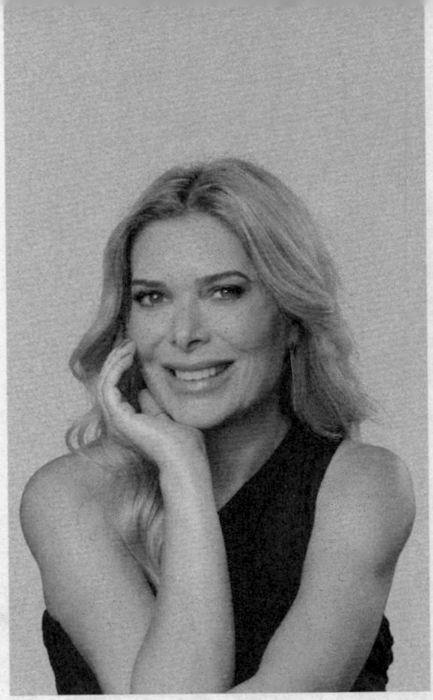

Deborah Kerches

CRM 102717-SP, RQE 23262-1

É neuropediatra especialista em transtorno do espectro autista (TEA). Mestra em Análise do Comportamento pela Pontifícia Universidade Católica de São Paulo (PUC-SP). Pesquisadora na área de treino de comunicação funcional (FCT) e TEA feminino. Pós-graduada em Psiquiatria pelo Cenbrap. Autora do best-seller *Compreender e acolher: transtorno do espectro autista na infância e adolescência*, coordenadora editorial do best-seller *Autismo ao longo da vida* e autora de outros capítulos relacionados ao espectro do autismo. É ainda certificada Professional Crisis Management pela *Professional Crisis Management Association* (PCMA). Coordenadora e professora de pós-graduações do Child Behavior Institute of Miami (CBI of Miami). Possui treinamento profissional em Intervenção Precoce para Crianças com TEA, baseada no Modelo Denver. Conselheira profissional da Rede Unificada Nacional e Internacional pelos Direitos dos Autistas (Reunida). Membro da Sociedade Brasileira de Neurologia Infantil e da Associação Brasileira de Neurologia e Psiquiatria Infantil (Abenepi).

Contatos
https://dradeborahkerches.com.br
deborahkerches@gmail.com
Instagram: @dradeborahkerches
19 99223 3828 (WhatsApp da clínica)

No transtorno do espectro autista (TEA), as características nucleares estão presentes desde o início da infância, mas podem não ser evidentes até que o aumento das demandas sociais exceda o repertório de habilidades sociais adaptativas, aprendidas ou não (APA, 2013). Isso pressupõe que podemos nos deparar com diagnósticos tardios, por exemplo, na adolescência ou na vida adulta, bem como considerar que muitas pessoas passam a vida inteira sem o devido diagnóstico.

O fato de meninas/mulheres comumente receberem o diagnóstico de TEA mais tardiamente (Kirkovski *et al.*, 2013) chama a atenção para as dificuldades com o diagnóstico entre esse público. Porém, mais do que isso, falar sobre o TEA feminino especialmente nessas fases prevê explorar possíveis desafios enfrentados por adolescentes e adultas autistas (muitas vezes diagnosticadas tardiamente) nos diferentes âmbitos de suas vidas. E mais: convida-nos a lançar luz à invisibilidade dos desafios enfrentados por aquelas que ainda não receberam o diagnóstico.

Desafios diagnósticos

A expressão comportamental do TEA mais observada entre o público feminino, especialmente no nível 1 de suporte, envolve características aparentemente "mais sutis", como menores dificuldades para relações sociais, interesses restritos que podem passar despercebidos ou não serem considerados "atípicos" (Lai *et al.*, 2015), menor tendência a externalizar desafios e maior uso de estratégias de camuflagem social (*masking*) (Hull *et al.*, 2020).

Soma-se a essas particularidades do comportamento e funcionamento cerebral femininos o fato de a sociedade culturalmente esperar comportamentos distintos entre meninos e meninas. Além disso, os critérios diagnósticos para o TEA foram originalmente formulados com base predominantemente na população masculina. Dessa forma, o estereótipo do "TEA masculino" tem contribuído para um viés na avaliação clínica e conscientização geral, resultando em uma menor tendência a diagnosticar meninas e mulheres.

E se o diagnóstico do TEA já é sabidamente mais desafiador entre o público feminino, a adolescência vem inevitavelmente somar desafios nesse cenário. Essa é uma fase em que se aumentam as demandas sociais e há um maior desejo de se parecer e se comportar como os pares. Em comparação aos meninos/adolescentes autistas, as adolescentes autistas apresentam mais habilidades para mascarar seus desafios sociais e participar das mais diversas interações observando e imitando o comportamento dos pares.

Com o passar dos anos, na adolescência ou na vida adulta, elas podem se mostrar mais inflexíveis e perfeccionistas; a necessidade de rituais pode tornar-se mais evidente. Porém, tudo isso pode ser facilmente interpretado como um "aspecto da personalidade".

Outro desafio que também se relaciona diretamente ao diagnóstico é a associação com condições de saúde mental. Muitas apresentam sintomas de ansiedade, depressão, estresse, déficits atencionais, transtornos alimentares, comportamentos obsessivo-compulsivos, autolesivos, entre outros que tendem a se sobressair em relação às características do TEA.

Assim, muitas dessas adolescentes transitam para a vida adulta sem o devido diagnóstico, sem terem compreensão sobre suas dificuldades. Sentem-se "diferentes", mas tentam "se encaixar", com impactos importantes na autoestima, muitas vezes sem obter respostas satisfatórias nos tratamentos de condições de saúde mental.

Pode haver ainda estigmatização e incompreensão por parte da sociedade, amigos e familiares; situações de bullying (especialmente na adolescência, na escola), muitas vezes levando a um maior isolamento. Dificuldades na aprendizagem, adaptação aos ambientes acadêmicos e laborais e nas mais diversas interações sociais tendem a persistir sem o apoio adequado.

Camuflagem social e comorbidades psiquiátricas

A camuflagem social refere-se a um conjunto de estratégias, conscientes ou não, utilizadas a fim de "mascarar" comportamentos característicos do espectro autista, com o objetivo de obter adaptação e de atender às expectativas dos mais diversos contextos sociais. Apesar de poder ser adotada por ambos os sexos, é mais frequente entre meninas/mulheres (especialmente no nível 1 de suporte). Ao exigir um esforço cognitivo considerável, relaciona-se diretamente a experiências aversivas, tendo impactos como quadros de ansiedade, estresse, depressão, baixa autoestima, pensamentos suicidas e burnout.

A menor tendência a comportamentos externalizantes e, em consequência, mais respostas encobertas, também torna meninas/mulheres autistas mais suscetíveis a condições comórbidas. Isso porque elas tendem a "camuflar" suas dificuldades; no entanto, isso tem um custo de resposta muito alto. Não por acaso, muitas são diagnosticadas com TEA somente após terem recebido diagnóstico de outra comorbidade psiquiátrica.

Os transtornos ansiosos são considerados a comorbidade psiquiátrica mais prevalente entre autistas, afetando cerca de 42% deles (Hollocks *et al.*, 2019). Como possíveis impactos dessa associação, tem-se: maior isolamento social e rigidez comportamental; aumento da frequência dos comportamentos-problema, estereotipias, rituais, rotinas e pensamentos obsessivos; exacerbação das respostas sensoriais atípicas; sintomas gastrintestinais e distúrbios do sono; maior risco de depressão e suicídio.

A prevalência de depressão no espectro do autismo varia entre 23% e 37% ao longo da vida. O risco em mulheres autistas é em torno de duas vezes maior. Na fase adulta, estima-se que 50% das mulheres autistas terão ao menos um evento depressivo e que seu diagnóstico se dê apenas após esse evento (Ayres *et al.*, 2018; Rai *et al.*, 2018; Gotham *et al.*, 2015).

A associação entre o TEA e comorbidades psiquiátricas representa um risco aumentado para casos de ideação, tentativa e suicídio. Esse é um ponto de extrema importância, levando em conta que o suicídio é uma das principais causas de morte precoce em autistas (Hirvikoski *et al.*, 2016) e, principalmente, que mulheres autistas apresentam 4,4 vezes mais risco de tentativas de suicídio do que os homens (South *et al.*, 2021).

Transtornos alimentares

Ainda em relação às condições comórbidas mais observadas entre o público feminino, entre os transtornos alimentares, há maior risco de anorexia e bulimia em meninas/mulheres autistas (Kalyva, 2009).

Muitas, influenciadas por uma combinação de pressão social, exposição a padrões irrealistas de corpo, desejo de pertencimento, déficits na compreensão das intenções do outro etc., acabam adotando dietas altamente restritivas. Esse é um tema ainda pouco discutido, mas extremamente necessário, especialmente no contexto da adolescência.

Estigma e bullying

Tendo ou não o diagnóstico confirmado, a adolescente ou mulher adulta pode enfrentar estigmatização e discriminação, bem como se deparar com barreiras, nos mais variados ambientes educacionais, corporativos e sociais. Tais barreiras incluem falta de apoio vocacional, de compreensão sobre o TEA e de acessibilidade.

As adolescentes são frequentemente vítimas de bullying. Com o desejo de pertencimento, tendência a não externalizar desafios, muitas vezes, podem enfrentar essas situações de maneira "pacífica", o que afeta respostas emocionais e aumenta o risco de desenvolver condições psiquiátricas.

Entre adultos autistas, há baixa taxa de emprego. Se considerarmos a desigualdade de gênero, sabidamente existente no mercado de trabalho em geral, podemos concluir que as autistas enfrentam desafios adicionais também nesse contexto.

Relacionamentos abusivos

Mulheres autistas são mais suscetíveis a abusos de caráter físico e/ou emocional por diversos fatores. Especialmente a partir da adolescência, podem passar a se perceberem "diferentes", desejando, de toda forma, serem aceitas. Baixa autoestima, maior ingenuidade, literalidade, dificuldades em contextualizar, em "decifrar" os desejos e expectativas do outro, entre outros pontos, podem contribuir para uma ideia romantizada acerca dos relacionamentos amorosos e, inclusive, dificultar que percebam que "há algo de errado" na relação.

Existe ainda maior tendência à "síndrome da boazinha", caracterizada pela compulsão em agradar. Assim, tendem a evitar conflitos, não conseguem impor limites, o que as torna passivas em suas relações.

Menstruação

A rigidez comportamental pode ocasionar maior resistência na adaptação às mudanças físicas e emocionais relacionadas à menstruação. Ansiedade e angústia podem surgir ou ser intensificadas; sensibilidades sensoriais podem resultar em dores e desconfortos muito intensos, alterações no sono e apetite. O uso de absorvente, a percepção sobre o sangue e a higiene pessoal podem ser extremamente incômodos para algumas.

Conclusões

Particularidades do TEA feminino e a não detecção ou detecção tardia do diagnóstico, interligadas a transformações e desafios inerentes à adolescência e à vida adulta, podem interagir de modo significativamente prejudicial à saúde e à qualidade de vida de jovens e mulheres autistas. Desde os obstáculos diagnósticos, passando pelas tendências preocupantes em direção a comorbidades e até a relacionamentos abusivos, vale ressaltar que cada experiência é única, mas igualmente digna de reconhecimento e apoio.

Todas essas considerações chamam a atenção para a necessidade de mudanças importantes no atual cenário do autismo feminino. Dentre essas, é imperativo que continuemos a almejar critérios diagnósticos mais sensíveis ao gênero, que favoreçam a identificação mais precoce do TEA feminino. Essa é a resposta para darmos fim à invisibilidade dos desafios enfrentados por aquelas que passam a vida toda (ou grande parte da vida) sem receber o diagnóstico e suporte adequados.

Às adolescentes/mulheres que já têm o diagnóstico de TEA, é importante garantir suporte continuado, sempre com atenção especial à saúde mental – o que prevê também profissionais mais capacitados e humanizados, dispostos a lançar um olhar integral a cada uma.

Para os casos de diagnósticos que se dão mais precocemente, devemos continuar conscientizando sobre a importância de planos de ensino que abordem estratégias voltadas à transição para a adolescência e vida adulta, a fim de melhor preparar essas meninas para a puberdade, vida acadêmica e escolha profissional, relações amorosas e sexualidade, além de relações interpessoais.

A maior conscientização sobre o TEA é ainda caminho para ambientes acadêmicos, corporativos e sociais verdadeiramente inclusivos.

Um diagnóstico assertivo de TEA, ainda que se dê mais tardiamente, tende a ser libertador. Possibilita autoconhecimento, diminui o estresse e a fadiga social, e permite acesso a intervenções individualizadas e reivindicação de direitos, contribuindo, assim, para uma melhor qualidade de vida.

Referências

AMERICAN PSYCHIATRIC ASSOCIATION (APA). *Diagnostic and statistical manual of mental disorders.* 5. ed. Washington: American Psychiatric Publishing, 2013.

AYRES, M. *et al.* A systematic review of quality of life of adults on the autism spectrum. *Autism*, v. 22, n. 7, p. 774-783, 2018.

GOTHAM, K. *et al.* Depressive and anxiety symptom trajectories from school age through young adulthood in samples with autism spectrum disorder and developmental delay. *Journal of the American Academy of Child and Adolescent Psychiatry*, v. 54, n. 5, p. 369-376, 2015.

HIRVIKOSKI, T. *et al.* Premature mortality in autism spectrum disorder. *British Journal of Psychiatry*, v. 208, n. 3, p. 232-238, mar. 2016.

HOLLOCKS M. J. *et al.* Anxiety and depression in adults with autism spectrum disorder: a systematic review and meta-analysis. *Psychological Medicine*, v. 49, n. 4, p. 559-572, mar. 2019.

HULL, L. *et al.* The female autism phenotype and camouflaging: a narrative review. *Review Journal of Autism and Developmental Disorders*, v. 7, p. 306-317, 2020.

KALYVA, E. Comparison of eating attitudes between adolescent girls with and without Asperger syndrome: daughters' and mothers' reports. *Journal of Autism and Developmental Disorders*, v. 39, n. 3, p. 480-486, 2009.

KIRKOVSKI, M. *et al.* A review of the role of female gender in autism spectrum disorders. *Journal of Autism and Developmental Disorders*, v. 43, p. 2584-2603, 2013.

LAI, M.-C. *et al.* Sex/gender differences and autism: setting the scene for future research. *Journal of the American Academy of Child and Adolescent Psychiatry*, v. 54, n. 1, p. 11-24, 2015.

RAI, D. *et al.* Association of autistic traits with depression from childhood to age 18 years. *JAMA Psychiatry*, v. 75, n. 8, p. 835-843, 2018.

RONZANI, L. D. *et al.* Comorbidades psiquiátricas no transtorno do espectro autista: um artigo de revisão. *Boletim do Curso de Medicina da UFSC*, v. 7, n. 3, p. 47-54, 2021.

SOUTH M. *et al.* Death by suicide among people with autism: beyond zebrafish. *JAMA Netw Open*, v. 4, n. 1, 2021.

03

SÍNDROME DA BOAZINHA

AUTISMO E FENÓTIPO AMPLIADO DO AUTISMO EM MENINAS E MULHERES

Este capítulo aborda a relação entre o funcionamento de personalidade tido como síndrome da boazinha, a compulsão por agradar e evitar conflitos, o transtorno do espectro autista e o fenótipo ampliado em meninas e mulheres. Essa relação, muito comum na prática clínica psicológica, ainda não está descrita na literatura.

LUCIANA XAVIER

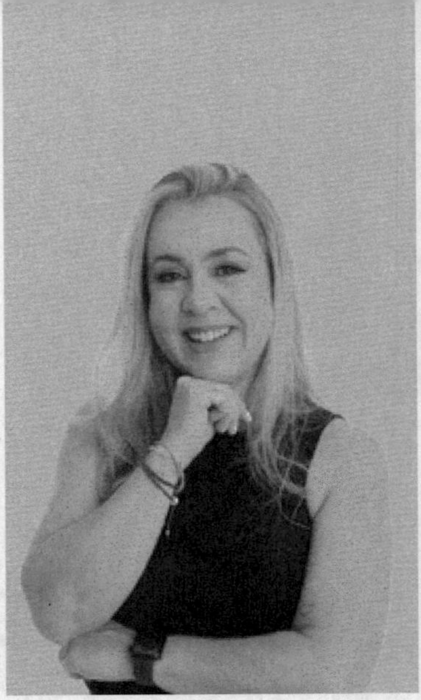

Luciana Xavier

Psicóloga, neuropsicóloga especialista em autismo, deficiência intelectual e análise do comportamento aplicada (ABA). Referência em avaliação neuropsicológica e tratamento do autismo ao longo da vida. Pioneira, no Brasil, no autismo em meninas e mulheres, ministra cursos na área do transtorno do espectro autista (TEA) feminino e do brincar como forma de potencializar o desenvolvimento infantil. Diretora clínica de suas equipes multiprofissionais, com clínicas sediadas em Santo André e São Paulo. Tem mais de 25 anos de prática clínica. Seu perfil no instagram (@neuropsicolux) aborda temas diversos voltados ao autismo e à saúde mental na infância, adolescência e idade adulta, servindo de guia para muitos familiares, terapeutas e profissionais da educação. Palestrante nacional e internacional. Professora de pós-graduação e escritora. Embaixadora técnica da Janod Brasil, empresa referência de qualidade no mercado mundial de brinquedos educativos, embaixadora do aplicativo para autismo Tita Therapy e colunista especialista em autismo da revista digital *Your Magazine*.

Contatos
neuropsicolux.com.br
Instagram: @neuropsicolux
11 94347 6881

"Nunca gostei de conflitos nem de discordar das pessoas. Não suporto desagradar ninguém. Tenho muita dificuldade em falar não. Quero ver todos felizes, mesmo que isso custe a minha própria felicidade. Minha filha tem muita dificuldade em se defender e cede com facilidade. Minha filha parece muito submissa nas relações com os colegas."

Essas são apenas algumas frases pontuais e isoladas que não fazem o diagnóstico, mas que constantemente escuto na prática clínica com meninas e mulheres autistas ou ainda com aquelas que estão no fenótipo ampliado do autismo (FAA).

Fenótipo ampliado do autismo

O FAA está presente em meninas e mulheres que apresentam prejuízos na comunicação social associados a alguns comportamentos repetitivos ou de interesse restrito, mas que não preenchem todos os critérios diagnósticos suficientes para o diagnóstico de transtorno do espectro autista (TEA) nível 1 de suporte.

É importante lembrar que não existe TEA nível 0 de suporte; assim, quando temos alguns prejuízos comumente encontrados entre os autistas, mas não todos os critérios diagnósticos suficientes para o TEA e as dificuldades não necessitam de suporte e não afetam significativamente a funcionalidade, podemos estar diante de um quadro de FAA. Também pode haver outro quadro de diagnóstico, que se relaciona às questões de linguagem, sociais e psíquicas, como tendência a compulsão, quadros ansiosos, depressivos e fobias, entre outras.

Funcionalidade é uma palavra decisiva para o diagnóstico diferencial de TEA e FAA, pois no autismo temos necessariamente um grau de suporte, mesmo que mínimo. Já no FAA, o prejuízo funcional não é tão significativo quanto no TEA.

Muitas vezes o diagnóstico de FAA é invalidado, porque prejuízos mínimos e que não afetam sua funcionalidade não são vistos, mas são sentidos por meninas e mulheres, que pagam um preço bastante alto, desenvolvendo questões de desordens emocionais debilitantes, podendo ser ainda mais intensas quando associadas à síndrome da boazinha.

Entender melhor o FAA permite diagnósticos mais precisos, maior conhecimento sobre si, acesso a tratamentos corretos, desenvolvimento, adaptação, pertencimento, saúde mental e qualidade de vida, além de auxiliar na identificação de genes que conferem maior vulnerabilidade para o TEA, o que amplia as possibilidades na descoberta de genes associados ao transtorno (Gottesman & Gould, 2003).

Autismo em meninas e mulheres

No autismo em meninas e mulheres nível 1 de suporte, o diagnóstico pode ser desafiador e muitas vezes acontecer tardiamente, o que aumenta as chances de essas mulheres desenvolverem comorbidades e diminui consideravelmente a qualidade de vida e funcionalidade delas (Wong *et al.*, 2015).

O diagnóstico tardio está relacionado a forma de apresentação mais sutil, maior tendência à motivação social e comportamentos mais internalizantes, presença de ansiedade, depressão e transtornos alimentares, assim como a maior tendência à camuflagem (Hurlbutt & Chalmers, 2002; Portway & Johnson, 2005; Ruiz Calzada *et al.*, 2012; Russell & Norwich, 2012; Wong *et al.*, 2015).

A maior parte dos estudos e materiais de rastreio para TEA está baseada em amostras majoritariamente masculinas, mais uma vez dificultando o diagnóstico precoce e correto. Existe uma significativa falta de estudos e informações sobre o autismo em meninas e mulheres. Por isso é comum o que chamo de diagnósticos de ponta de iceberg, ou seja, aquilo que pode ser visto facilmente geralmente é diagnosticado inicialmente, camuflando assim o TEA ou o FAA. Entre os principais diagnósticos de ponta de iceberg estão o transtorno de ansiedade e a depressão, assim como os transtornos de personalidade e os alimentares (Hull *et al.*, 2020).

O diagnóstico de autismo precoce é mais comum nos níveis 2 ou 3 de suporte, justamente por apresentarem prejuízos mais visíveis. Já meninas nível 1 também são negligenciadas pelos professores, pois seus comportamentos não incomodam, e socialmente são tidas como “muito boazinhas”.

Boa parte dessas meninas e mulheres não diagnosticadas corretamente ganham rótulos e incompreensão (Lai e Baron-Cohen, 2015). Assim, têm sua autoestima reduzida e sentimentos de não pertencimento e menos-valia por serem consideradas diferentes, antissociais, fechadas e "muito boazinhas". Esse contexto as torna mais vulneráveis a relacionamentos abusivos.

Saúde mental e autismo

No TEA nível 1 de suporte, a chance de adoecimento psíquico é bastante aumentada: cerca de 40% a 50% dos autistas apresentam ansiedade e 50% depressão, com risco aumentado para o suicídio (7,3% a 15%) (Hofvander *et al.*, 2009).

Ressalto que as próprias dificuldades do TEA aumentam as chances de desenvolver transtornos de ansiedade. A dificuldade em prever ações, interpretar pessoas e o ambiente, os desafios comuns nas relações interpessoais, a rigidez e as falhas e dificuldades na comunicação, quando associadas ao aumento de demanda da adolescência e vida adulta, tornam-se agravantes para desenvolver níveis aumentados de ansiedade.

O diagnóstico correto e um mapeamento do funcionamento de sua personalidade leva a "alívio" e "libertação", pois traz respostas para grande parte de seus desafios e permite que elas lidem melhor com eles.

Síndrome da boazinha

A síndrome da boazinha não está descrita na quinta edição do *Manual diagnóstico e estatístico de transtornos mentais (DSM-5)*. Na verdade, ela foi descrita e estudada no livro *A síndrome da boazinha: como curar a compulsão por agradar*, no qual a autora descreve uma condição de funcionamento psíquico que vai muito além de agradar os outros e de ser agradável: "Trata-se de um problema psicológico debilitante com amplas e graves consequências" (Braiker, 2012).

A síndrome da boazinha é um funcionamento de personalidade, uma dinâmica psíquica que na minha prática clínica se apresenta em uma relação bastante constante nos casos de TEA e FAA em meninas e mulheres. Não se trata de uma patologia, mas sim de um meio de atuação intra e interpsicológica.

Negligenciar o funcionamento de personalidade é um erro, assim como os diagnósticos de ponta de iceberg. O TEA é sim o núcleo, mas todo autista também possui uma dinâmica funcional de personalidade.

Na verdade, o que mulheres com síndrome da boazinha com ou sem autismo e as que estão no FAA têm em comum está descrito no livro da doutora Braiker: um nível elevado de sofrimento, desconforto, estresse, dificuldades relacionadas ao medo de desagradar e dificuldade em se posicionar e discordar, temendo assim perder o pouco dos relacionamentos que conseguem estabelecer. Muitas vezes isso leva a um esgotamento e paralisia debilitantes pela compulsão em agradar e concordar, evitando embates.

No TEA ou FAA, temos ainda mais um agravante: a ingenuidade ou a dificuldade em entender a real intenção do outro e, assim, há o risco de ser "levada" em ciclos abusivos que adoecem e se tornam arruinadores.

Na síndrome da boazinha (que também pode acontecer com os homens), geralmente as pessoas se desenvolvem omitindo suas reais opiniões, em prol de não lidarem com conflitos, na ilusão de que assim serão mais bem aceitas e incluídas. Imaginam que poderão não experimentar o sentimento de inadequação. Têm o medo constante de estar incomodando, não se priorizam, a fim de não lidar com a frustração do outro. Tais atos invalidam seu valor pessoal, levam ao esgotamento, a doenças psíquicas, aumento do estresse, sobrecarga, episódios de desorganização, maior predisposição a transtornos psicossomáticos e, finalmente, mas não menos importante, a maior vulnerabilidade nas relações, pois não são capazes de desenvolver a capacidade de autodefesa.

O custo da síndrome da boazinha é bastante alto: não impor limites, negar desejos, e sucumbir a opiniões em prol de evitar conflitos pode levar a maiores ansiedade e depressão, perdas e sofrimento elevado.

Assim como o diagnóstico correto é libertador, dizer não também é. Libertar-se da obrigação de agradar a todos permite autoconhecimento em uma construção saudável de si mesmo, existindo e não mais correspondendo às expectativas do outro.

A camuflagem, enfrentar o social e o perfeccionismo que muitas vezes também acompanham as boazinhas, é exaustiva. O custo é tão alto que pode levar até a paralisação/esgotamento.

Os comportamentos passivos e complacentes, a falta de defesa aprendida, a dificuldade de impor sua opinião ou limites e discordar muitas vezes é interpretado pelos professores e familiares como timidez e bondade: "Tímida, boazinha e obediente".

Em contraste com essa "aluna-modelo", essas mulheres se recordam de desabarem em casa (Bargiela *et al.*, 2016), pois o esforço de atuar com essa máscara e não desagradar os outros representa um grande investimento de energia. Assim, elas precisam lidar com essa sobrecarga geralmente de duas formas: explodindo (as chamadas crises de *meltdowns*) ou implodindo (as chamadas crises de *shutdowns*).

Os comportamentos silenciosos e passivos de meninas são fator determinante para o atraso dos diagnósticos (Bargiela *et al.*, 2016). Elas não incomodam e, dessa forma, acabam não sendo vistas, camuflando seu autismo e potencializando seu funcionamento de síndrome da boazinha.

Cognição social no TEA e síndrome da boazinha

Teoria da mente é a capacidade de entendermos a intenção do outro, mesmo que não seja explícita, por alguma pista social, movimento corporal ou expressão facial. Comumente essa capacidade está prejudicada no TEA.

A capacidade de coerência central, que se refere a observar, analisar e sintetizar as partes de uma situação compreendendo e integrando em um todo coerente, ou seja, compreender o contexto central, também está prejudicada no autismo. Esses dois déficits, associados à síndrome da boazinha, podem ser significativamente impactantes no contexto social e relacional das pessoas autistas e com síndrome da boazinha.

Ainda não há registro na literatura sobre a relação entre o TEA e a síndrome da boazinha, porém acontece o inverso na prática clínica psicológica: há inúmeros relatos de relacionamentos abusivos, perdas do ponto de vista emocional, afetivo e financeiro, que envolvem essa tríade de falhas cognitivas e emocionais.

São mulheres que criam scripts mentais para enfrentar o social ou uma discussão, mas na hora não conseguem verbalizar o que pensam, se defender como deviam ou têm insights tardios. Isso gera ruminação mental, sofrimento psíquico e falta de posicionamento.

As dificuldades pertinentes ao autismo associadas com a síndrome da boazinha geram incômodos ainda maiores, sensação maior de não pertencimento e menos-valia, prejuízo na autoimagem e na autoestima, além de aumento do isolamento, o que consequentemente aumenta a tendência à depressão. Portanto, a síndrome da boazinha é mais um fator que pode atrasar ou dificultar o diagnóstico de TEA.

Depressão, ansiedade e síndrome da boazinha, por sua vez, aumentam a tendência ao isolamento social, à rigidez, aos pensamentos e comportamentos obsessivos, que podem ser externalizantes, como maior apego a rotinas, rituais, aumento de estereotipias e até mesmo os internalizantes, que chamo de ruminação mental.

Tratamento

O tratamento deve ser composto por equipe interdisciplinar, principalmente psicoterapia, baseada na análise do comportamento aplicada (ABA), com maior evidência científica de eficácia, assim como suporte médico e participação ativa da família e da rede de apoio.

A psicoterapia deve ter por objetivo:

- Autoconhecimento.
- Aumento das habilidades relacionais (cognição social), incluindo as de enfrentamento, mecanismos de defesa e resolução de problemas.
- Aumento da autoestima e autoconfiança.
- Maturação, autonomia e resiliência.

Os objetivos propostos representam um tratamento integrado e humanizado, focado em qualidade de vida, funcionalidade, uso de potencialidades e diminuição de dificuldades na atuação no meio.

Referências

AMERICAN PSYCHIATRIC ASSOCIATION (APA). *Diagnostic and statistical manual of mental disorders.* 5. ed. Washington, DC: American Psychiatric Publishing; 2013.

BARGIELA, S. *et al.* The experiences of late-diagnosed women with autism spectrum conditions: an investigation of the female autism phenotype. *Journal of Autism and Developmental Disorders*, v. 46, n. 10, p. 3281-3294, 2016.

BRAIKER, H. B. *A síndrome da boazinha:* como curar sua compulsão por agradar. Rio de Janeiro: Best Seller, 2012.

ELLIOTT, R. *et al.* Evolving guidelines for publication of qualitative research studies in psychology and related fields. *British Journal of Clinical Psychology*, v. 38, n. 3, p. 215-229, 1999.

GOTTESMAN e GOULD, 2003

HOFVANDER et al., 2009

HURLBUTT, K.; CHALMERS, L. Adults with autism speak out perceptions of their life experiences. *Focus on Autism and Other Developmental Disabilities*, v. 17, n. 1, 2002.

HULL *et al.*, 2020

LAI, M. C.; BARON-COHEN, S. Identifying the lost generation of adults with autism spectrum conditions. *Lancet psychiatry*, v. 2, n. 11, p. 1013-1027, 2015.

PORTWAY, S. M.; JOHNSON, B. Do you know I have Asperger's syndrome? Risks of a non-obvious disability. *Health, Risk & Society*, v. 7, n. 1, p. 73-83, 2005.

RUIZ CALZADA, L. *et al.* High-functioning autism and Asperger's disorder: utility and meaning for families. *Journal of Autism and Developmental Disorders*, v. 42, n. 2, p. 230-243, 2012.

RUSSELL, G.; NORWICH, B. Dilemmas, diagnosis and de-stigmatization: Parental perspectives on the diagnosis of autism spectrum disorders. *Clinical Child Psychology and Psychiatry*, v. 17, n. 2, p. 229-245, 2012.

WONG, C. *et al.* Evidence-based practices for children, youth, and young adults with autism spectrum disorder: a comprehensive review. *Journal of Autism and Developmental Disorders*, v. 45, n. 7, p. 1951-1966, 2015.

04

AUTISMO ADULTO NÍVEL TRÊS DE SUPORTE NA ADOLESCÊNCIA E VIDA ADULTA

ENSAIO SOBRE A FASE MAIS LONGA DA VIDA DE PESSOAS AUTISTAS

Este capítulo discorre sobre o autismo na vida adulta, mais especificamente, sobre o nível 3 de suporte, como designado no *Manual diagnóstico e estatístico de transtornos mentais (DSM-5)*. O capítulo enumera as maiores dificuldades encontradas pelas pessoas autistas com intensa necessidade de assistência diária na sua autonomia, funcionalidade e expressividade sociocomunicativa, interferindo, assim, no seu bem-estar e no de toda a família.

FATIMA DE KWANT

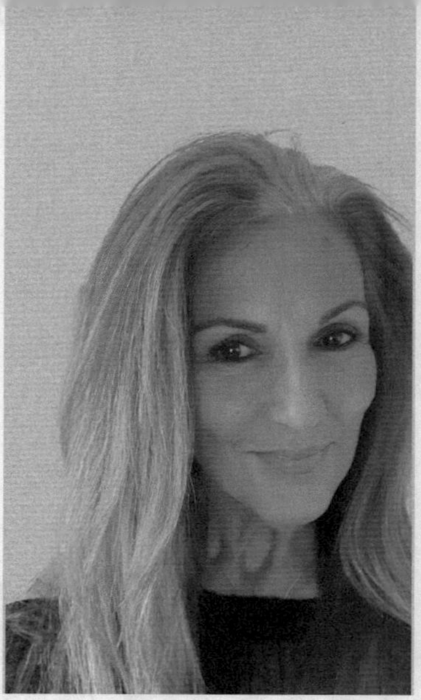

Fatima de Kwant

Jornalista, pesquisadora do transtorno do espectro do autismo, *autism coach* de pais de crianças e autistas adultos. Formada na Logavak (Holanda) em Autismo e Desenvolvimento. É, também, criadora do Projeto Autimates e ativista da causa do autismo. Consultora de autismo na empresa Fatima de Kwant Autism & Communication Services (Holanda). Embaixadora do HD_Sunflower (Cordão de Girassol) na Europa e na América Latina. Diretora-geral da Comunidade Pró-autismo Marcos Mion. Registro Nacional de Certificação em Especialistas em Autismo (Holanda) Nr. 1356AS1242KW.

Contatos
autimates.com
fadekwant@outlook.com
Instagram: @fatimadekwant
Facebook: Fatima de Kwant
X: @fatimadekwant
YouTube: Autimates Fatima de Kwant

O autismo é um dos transtornos do (neuro)desenvolvimento mais complexos da história da psiquiatria. A impossibilidade da generalização de pacientes autistas pode ser percebida na definição do que foi designado como espectro do autismo, com três níveis de necessidade de apoio – pouco, substancial ou muito substancial – que se manifestam mediante diferentes situações da vida de cada indivíduo, conforme seu nível de autonomia e sua demanda de suporte.

Além disso, essas pessoas – ainda que definido seu nível de suporte pelo especialista assistente – podem apresentar um grau mais ou menos intenso de características autistas mediante determinadas circunstâncias ou ambientes. Um exemplo seria o estudante autista nível 1 (pouca necessidade de suporte em geral), que precisa de um acompanhante para se deslocar até a faculdade. O trajeto de sua residência até a faculdade é ainda muito desafiador para que ele o faça sozinho. Nesse caso, pode-se dizer que a precária autonomia no seu deslocamento diário poderia ser vista como característica de uma pessoa autista no nível 2 de suporte (moderada necessidade de assistência).

Sendo assim, a definição de três níveis de apoio seria a base para o tratamento multidisciplinar, sem perder o foco na individualidade de cada paciente, em que se incluem suas condições coexistentes – comorbidades –, assim como sua situação familiar, o que nos apresenta um quadro singular e totalmente pessoal de autismo em uma pessoa afetada pelo transtorno.

Outro exemplo é o de uma pessoa autista nível 3 de suporte capacitada a ler e escrever com o auxílio de aplicativos e métodos de comunicação alternativa. A falta de comunicação verbal, o escasso contato visual, o excesso de estereotipias e, a inabilidade social e seu comportamento, em geral, podem caracterizar uma pessoa autista, de fato, com necessidade de apoio muito substancial, mesmo sem haver deficiência intelectual.

Na última década, o conhecimento científico sobre o transtorno do espectro autista (TEA) ampliou-se em todo o mundo. Cada vez mais pesquisas e estudos são publicados em renomados jornais científicos. O tão temido – por ser desconhecido – transtorno vem sendo paulatinamente desvendado. Todavia, escassos são os artigos sobre o desenvolvimento de pessoas autistas no nível bastante desafiador do TEA – o nível 3 – na vida adulta.

Algumas das características mais observadas nessas pessoas autistas adultas, no nível 3 de suporte, são:

- Déficit de comunicação substancial.
- Hipersensibilidade a estímulos externos.
- Grande dificuldade com mudanças de rotina.
- Dificuldade substancial no contato social.
- Ausência ou pouco contato visual.
- Atraso ou ausência da linguagem e da fala.
- Pensamento concreto e literal.
- Pouca ou nenhuma necessidade de interação social.
- Apoio contínuo na higiene e cuidado pessoal.
- Ausência de noção de tempo, o que pode desencadear crises em momentos de espera.
- Déficit na teoria da mente (ToM).
- Disfunção executiva (muito) substancial.
- Ausência de coerência central, apegando-se a detalhes em detrimento do contexto.

A meta de todas as famílias, quando recebem o diagnóstico de seus filhos autistas, é sua evolução no espectro. Cientes de que o autismo não é doença, mas um transtorno permanente (sem possibilidade de cura), o objetivo é que seus parentes autistas se desenvolvam até o nível com menor necessidade de suporte – o nível 1. Esse é o cenário ideal para toda e qualquer criança autista. Em realidade, sabe-se que uma modesta porcentagem de autistas diagnosticados na infância no nível 3 conseguirá evoluir até o nível 1. Seja pela gravidade do caso, seja pela falta (parcial ou total) de tratamento multidisciplinar, o fato é que muitos autistas chegam à adolescência e à maioridade sem progredirem no espectro, isto é, permanecendo no nível de apoio muito substancial.

Em uma perspectiva realista, é imperativo considerar o processo de evolução no espectro já na adolescência, que é uma etapa-chave no desenvolvimento de um jovem autista. Muitos acreditam que somente na infância a criança consiga atingir marcos e, assim, alcançar um bom desenvolvimento. De fato, a infância é a fase ideal para o desenvolvimento, em razão da neuroplasticidade

– a capacidade do cérebro de aprender, adaptar-se e reprogramar-se com mais rapidez –, porém a adolescência ainda traz mais uma poda neural (ou neuronal), por volta de 12 anos (em meninos; 11 em meninas) até os 15 anos. Poda neural é a "limpeza" que o cérebro faz dos neurônios que não são utilizados, fortalecendo novas conexões que vão sendo estimuladas por meio das experiências de cada adolescente (aprendizado, terapia, vivências). As podas acontecem, aproximadamente, nas faixas de 1 a 3 anos de idade, 5 a 7 anos de idade e na fase da adolescência. Sem dúvida, essa é uma razão para que haja ainda mais intensidade nas terapias e no aprendizado. Em virtude desse conhecimento, especialistas em autismo devem instruir as famílias para que não desistam de oferecer tratamentos a seus filhos e, inclusive, que intensifiquem a quantidade de terapias multidisciplinares nessa fase.

Recomenda-se, igualmente, que esses adolescentes sejam expostos a novas experiências, a fim de adquirirem um vasto conteúdo, indispensável para sua evolução.

Quando falamos em autismo no Brasil, devemos considerar a diversidade de situações pessoais, muitas delas limitadas pelo poder aquisitivo e a consequente impossibilidade de custear tratamentos que beneficiariam seus filhos autistas. Um dos questionamentos (retóricos) de famílias em que há crianças, adolescentes ou adultos autistas é: "O que será do meu filho quando eu não estiver mais aqui?". Talvez seja esse o maior receio de famílias cujos filhos permanecem no nível 3 de suporte sem os recursos financeiros para progredirem e alcançarem alguma forma de autonomia, o que motiva profissionais da área a unir-se ao ativismo da causa do autismo, no engajamento por políticas públicas que contemplem essa parte da população autista que tem muita necessidade de apoio nas áreas da Saúde, Educação e da Moradia/Residência Assistida. O modelo da Moradia Assistida é imprescindível quando autistas no nível 3 chegam à vida adulta sem o desenvolvimento esperado. Seus pais – muitos em idade avançada e, por vezes, necessitando de assistência para si próprios – reivindicam da sociedade um local onde seus filhos possam ter apoio, tratamento e estímulo a atividades recreativas e ocupacionais, um direito já conquistado por lei, porém que carece de espaços suficientes para contemplar a demanda.

Uma sociedade que cuida dos seus cidadãos mais vulneráveis é uma sociedade em que, efetivamente, há progresso. Assistência durante toda a vida, para quem dela necessita, é um direito humano, e fornecer direitos aos autistas é, sem dúvida, um ato humano.

Sugestões de leitura

AMERICAN PSYCHIATRIC ASSOCIATION (APA). *Manual diagnóstico e estatístico de transtornos mentais*: DSM-5. Porto Alegre: Artmed, 2014.

AUTIMATES. Autimates, c2024. Página inicial. Disponível em: http://www.autimates.com. Acesso em: 09 abr. 2024.

GEZONDHEIDSPLEIN. Disponível em: https://www.gezondheidsplein.nl/specials/autisme-bij- volwassenen/welke-kenmerken-heeft- autisme/item57025.

DEBORAH KERCHES. Deborah Kerches neuropediatria, c2024. Página inicial. Disponível em: http://www.deborahkerches.com.br. Acesso em: 09 abr. 2024.

05

AUTISMO NA TERCEIRA IDADE

O presente capítulo discorre brevemente sobre mudanças e desafios associados ao processo de envelhecimento e suas interações com o transtorno do espectro autista (TEA), ressaltando a urgência de maior reconhecimento, para que possam ser desenvolvidas intervenções e suportes adequados em todas as dimensões da vida a esse grupo populacional.

DEBORAH KERCHES E
FLAVIA VICENTINI

Deborah Kerches

CRM 102717-SP, RQE 23262-1

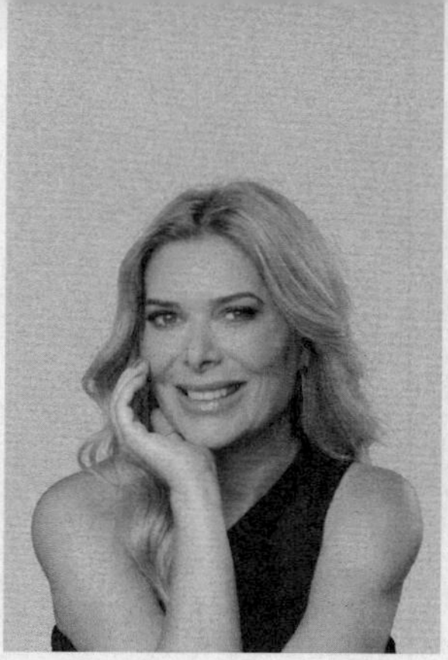

Neurologista da infância e adolescência. Especialista em transtorno do espectro autista. Mestra em Análise do Comportamento - PUC-SP. Pós-graduada em Psiquiatria. Autora do livro best-seller *Compreender e acolher: transtorno do espectro autista na infância e adolescência* e coordenadora editorial do best-seller *Autismo ao longo da vida*. Coordenadora e professora de pós-graduações do CBI of Miami. Conselheira profissional da REUNIDA (Rede Unificada pelo Autismo). Madrinha do projeto social Capacitar para Cuidar - Angola.

Contatos
dradeborahkerches.com.br
deborahkerches@gmail.com
Instagram: @dradeborahkerches
19 99778 2768

Flavia Vicentini

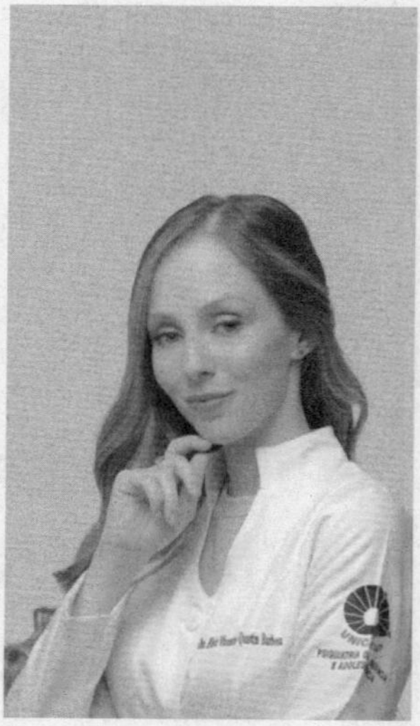

Psiquiatra da infância e adolescência especializada em transtornos do neurodesenvolvimento. Graduação em Medicina, pela Universidade do Oeste Paulista (SP), concluída em 2015. Residência médica em Psiquiatria, pelo Hospital Regional de Presidente Prudente, concluída em 2021. Residência médica em Psiquiatria da Infância e Adolescência, pelo Hospital de Clínicas da Unicamp, concluída em 2022. Título de Especialista em Psiquiatria conferido pela Associação Brasileira de Psiquiatria (ABP). Professora de pós-graduação *lato sensu*. Palestrante. Membro da ABP. Em seu Instagram, @draflaviavicentini, compartilha abordagens sobre transtorno do espectro autista e saúde mental infantojuvenil.

Contatos
draflaviavicentini.com.br
draflaviavicentini@gmail.com
18 98165 3130

O processo de envelhecimento é intrinsecamente complexo para todos os indivíduos, carregando uma série de mudanças físicas, neuroquímicas, cognitivas e emocionais. Trazendo para o contexto do transtorno do espectro autista (TEA), existem desafios adicionais. Há, porém, uma escassez de estudos sobre esse grupo populacional, o que representa um obstáculo substancial para a capacidade de abordar as dificuldades enfrentadas e para o desenvolvimento de intervenções e suportes adequados.

Embora ainda não existam estudos significativos sobre a prevalência de autistas idosos, pode-se concluir que a não identificação do TEA ou subdiagnósticos entre os idosos são uma realidade. Em grande parte, isso ocorre porque o aumento nos diagnósticos assertivos de autismo tem se dado apenas mais recentemente, especialmente a partir da 5ª edição do *Manual diagnóstico e estatístico de transtornos mentais* (DSM-5), em 2013.

Atualmente, o diagnóstico de TEA em idosos (ou seja, naqueles que não foram previamente diagnosticados) é pouco provável por uma série de fatores, incluindo a falta de conhecimento sobre as expressões do TEA em adultos mais velhos e a sobreposição de características com outras condições de saúde. Pode haver ainda maior resistência a buscar o diagnóstico entre esse público, pelo estigma associado. Até mesmo em casos nos quais o idoso e seus familiares optam por buscar o diagnóstico, há dificuldades evidentes no acesso ao histórico do desenvolvimento e comportamento da infância desse indivíduo, o que não permite determinar com clareza que as características do TEA estavam, de fato, presentes desde a infância.

Deve-se considerar, sobretudo, que crianças, adolescentes e adultos diagnosticados hoje serão os idosos de amanhã. Os estudos e esforços devem ser constantes pensando no suporte continuado ao autista, considerando todas as etapas de sua vida, inclusive a terceira idade. Isso pode incluir: acesso a intervenções, apoio educacional, treinamento de habilidades sociais, programas de transição para a vida adulta (com foco em autonomia e independência), suporte para atividades da vida diária (AVDs), oportunidades de emprego e moradia independentes com apoio conforme necessário, serviços e ambientes adaptados, atenção a comorbidades psiquiátricas e não psiquiátricas, entre outros pontos.

Mudanças neurobiológicas inerentes ao envelhecimento e TEA

Entre importantes mudanças que se dão com o passar dos anos, a capacidade de reserva orgânica tende a se reduzir e, assim, muitas pessoas idosas não respondem mais às demandas físicas como antes. Reduzem o ritmo, a capacidade de força e resistência; a musculatura atrofia, com maior probabilidade de sofrerem quedas e fraturas. No TEA, tais mudanças poderiam resultar em maior dependência de cuidadores ou familiares para AVDs, maior tendência ao sedentarismo e ao isolamento social.

Estudos com a população geral entre 60 e 90 anos apontam que o treinamento muscular com peso, força e resistência aumenta a força, massa e mobilidade muscular, além de velocidade e resistência (Ades *et al.*, 1996; Foldvari *et al.*, 2000), estado de alerta mental, desempenho cognitivo e bem-estar (Kritchevsky *et al.*, 2005; Netz *et al.*, 2005). Em indivíduos com TEA, em especial, os benefícios do exercício aeróbico vigoroso mostraram-se relevantes na redução de comportamentos-problema e estereotipados (Elliott *et al.*, 1994). A prática de exercícios físicos, portanto, configura-se como uma importante estratégia, devendo, sempre que possível, estar contida no acompanhamento do autista idoso.

Com o processo de envelhecimento, o sono profundo é encurtado, em razão da pouca exposição à luz solar e alterações do ciclo circadiano de sono e vigília (Cajochen *et al.*, 2006). No TEA, em que os distúrbios do sono são frequentes, isso poderia representar alterações ainda mais significativas relacionadas ao sono (e todos seus impactos na saúde e qualidade de vida).

Aos poucos, o cérebro diminui de volume e peso, especialmente no córtex pré-frontal, que controla as funções executivas (Von Hippel, 2007). A perda da função executiva pode diminuir a capacidade de controle inibitório dos pensamentos e a diminuição na quantidade do neurotransmissor dopamina, que ajuda a regular a atenção (Park & Reuter-Lorenz, 2009), pode levar a respostas lentificadas. A deterioração da bainha de mielina está associada ao declínio cognitivo e motor (Andrews-Hanna *et al.*, 2007). Para os idosos autistas, essas mudanças poderiam representar dificuldades adicionais em planejar, organizar, iniciar e monitorar tarefas, muitas vezes resultando em uma dependência maior de cuidadores e/ou estruturas de apoio, além de se associar ao aumento de comportamentos mais impulsivos. Já a amígdala, o centro das emoções, reduz suas respostas negativas a eventos, mas não as positivas; assim, os idosos tendem a ser mais construtivos na solução de conflitos que os adultos mais jovens (Von Hippel, 2007). Nesse sentido, idosos autistas poderiam se tornar menos propensos a experimentar emoções negativas intensas em resposta a situações estressantes ou desafiadoras, e ser capazes de abordar conflitos de maneira mais objetiva.

Os recursos cognitivos e intelectuais permitem ao indivíduo conseguir lidar com os desafios da vida diária, o que exige avaliar a situação para fazer escolhas mais assertivas. A presença de competências linguísticas precoces no autismo (p. ex., antes dos 5 anos) e um nível mais elevado de funcionamento intelectual (QI > 70) têm sido associados à melhoria de características e desempenho na idade adulta (Eaves & Ho, 2008). O nível de funcionamento adaptativo e cognitivo é consistentemente uma influência importante na qualidade de vida dos adultos com TEA.

A memória em pessoas idosas declina vagarosamente, e a memória episódica é um sistema particularmente vulnerável (Park & Gutchess, 2005). Está ligada a acontecimentos específicos do dia a dia (como lembrar se trancou o carro ou o que almoçou ontem). A evocação em recordar lembranças por meio de pistas visuais em idosos no espectro autista está ligada a maior prejuízo do que os controles. Isso pode ser um desafio importante, visto que grande parte das intervenções no autismo tem base em dicas visuais. Portanto, pode haver perda de um recurso produtivo na manutenção do ambiente (Forlenza *et al.*, 2014).

Com o envelhecimento, os processos atencionais decaem e o tempo de processamento das informações é aumentado. Um estudo realizado em 2011 afirmou que os déficits de atenção sustentada, memória de trabalho e fluência foram acentuados entre idosos com TEA. A deterioração na fluência em idosos sem TEA foi mais profunda em relação aos idosos com o transtorno. Já a memória visual foi mais afetada em indivíduos idosos com TEA. Isto pode gerar um duplo fator de risco no envelhecimento de pessoas com TEA, apresentando declínio em ambas as funções cognitivas (Geurts & Vissers, 2012).

O planejamento e a flexibilidade cognitiva são outros domínios em que os indivíduos com TEA apresentam dificuldades. No entanto, o envelhecimento não parece agravar essas dificuldades e alguns pacientes podem até apresentar melhora nesse sentido (Geurts & Vissers, 2012; Pellicano *et al.*, 2006).

Cerca de 12% dos indivíduos autistas podem alcançar a independência na vida adulta com circunstâncias e apoio adequados no seu desenvolvimento (Howlin *et al.*, 2004). O processo de envelhecimento do cérebro, porém, em todos os indivíduos, tem impactos na autonomia e na independência. Entretanto, um estudo realizado em 2010 descreveu que as habilidades adaptativas prejudicadas em indivíduos com TEA continuarão na vida adulta sem melhora significativa, porém, não há deterioração dessas (Totsika *et al.*, 2010).

No TEA, há maior frequência de comorbidades psiquiátricas e não psiquiátricas ao longo da vida, e essas podem influenciar significativamente o prognóstico na terceira idade, por vezes exacerbando desafios e demandando acompanhamento constante, suporte e apoio mais específicos.

Comunicação e comportamento

As dificuldades de comunicação podem ser exacerbadas por mudanças cognitivas relacionadas à idade, como declínios na memória, atenção e velocidade de processamento. Isso pode se manifestar em maiores dificuldades para expressar pensamentos e sentimentos, compreender linguagem complexa e interpretar pistas sociais. Entretanto, no estudo de Farley e colaboradores (2009), foi observada uma diminuição das características de TEA na idade adulta no que diz respeito à comunicação social e ao comportamento estereotipado e repetitivo (Farley *et al.*, 2009). Ramos e colaboradores (2012) também observaram movimentos repetitivos menos frequentes e graves. Apesar de serem achados ainda inconclusivos, permitem refletir que, à medida que o indivíduo autista se engaja menos nas estereotipias, têm maior desenvolvimento a comunicação e o controle do seu comportamento, sendo mais proativo em relação ao outro do que à estimulação estereotipada, e que os interesses restritos podem se estruturar de maneira mais adaptada com a idade avançada, especialmente entre indivíduos com menor comprometimento cognitivo.

Totsika e colaboradores (2010) observaram que os idosos com TEA e transtorno do desenvolvimento intelectual (TDI) apresentaram menos comportamentos-problema em comparação aos mais jovens.

O isolamento social e a solidão podem ser mais evidentes em idosos autistas. É importante considerar que os pais são geralmente os principais cuidadores de um indivíduo autista. Porém, a tendência é que eles não estejam mais presentes quando esse indivíduo chega à terceira idade. Essa etapa da vida necessita, portanto, de outras estruturas (pessoas ou instituição) que garantam o suporte adequado a esse indivíduo autista, assegurando-lhe dignidade e segurança. A Lei n. 12.764, de 2012, que institui a Política Nacional de Proteção dos Direitos da Pessoa com Transtorno do Espectro Autista, determina o acesso à moradia, inclusive à residência protegida. Porém, não especifica esse tipo de moradia. Já a Lei Brasileira de Inclusão da Pessoa com Deficiência (13.146/2015) cita "residências inclusivas" como estruturas adequadas de moradia e apoio psicossocial para o atendimento das necessidades da pessoa com deficiência em situação de dependência, na ausência de condições de autossustentabilidade e com vínculos familiares fragilizados ou rompidos. Porém, na prática, elas ainda são pouco acessíveis no Brasil e não necessariamente pensadas para as particularidades do autismo (quanto a especificações arquitetônicas e atendimento). Esses pontos chamam a atenção para a necessidade de transformações urgentes no atual cenário.

Conclusões

O autismo em idosos é um quadro multifacetado, que envolve desafios bastante específicos e ainda pouco abordados. Faz-se essencial compreender cada vez mais suas particularidades para que possam ser pensadas políticas públicas e estratégias relacionadas ao planejamento de vida.

O diagnóstico precoce, antes dos 4 anos de idade, é um dos fatores mais determinantes para a qualidade de vida de indivíduos autistas (Amanullah *et al.*, 2020). Isso se deve à precocidade do tratamento e à maior probabilidade de trabalhar durante a janela de oportunidade do neurodesenvolvimento. Diante disso, a maior conscientização sobre o TEA faz-se essencial, para que possa ser visualizado um futuro próximo com mais adultos e idosos previamente diagnosticados e submetidos, ao longo da vida, a intervenções, suporte e apoio adequados.

Além de acesso a diagnóstico e intervenções precoces, vale destacar que o prognóstico na terceira idade pode ser influenciado por fatores como presença ou não de deficiência intelectual e comorbidades, nível de suporte, qualidade do ambiente social, oportunidades de educação e emprego, além de características individuais, entre outros.

Referências

ADES, P. A. *et al.* Weight training improves walking endurance in healthy elderly persons. *Annals of Internal Medicine*, v. 124, n. 6, p. 568-572, 1996.

AMANULLAH, S. *et al.* An overview of autism in the elderly. *Asian Journal of Psychiatry*, v. 48, p. 101897, 2020.

ANDREWS-HANNA, J. R. *et al.* Disruption of large-scale brain systems in advanced aging. *Neuron*, v. 56, n. 5, p. 924-935, 2007.

CAJOCHEN, C. *et al.* Age-related changes in the circadian and homeostatic regulation of human sleep. *Chronobiology international*, v. 23, n. 1-2, p. 461-474, 2006.

EAVES, L. C.; HO, H. H. Resultado em adultos jovens de transtornos do espectro do autismo. *Jornal de Autismo e Transtornos do Desenvolvimento*, v. 38, p. 739-747, 2008.

ELLIOTT Jr., R. O. *et al.* Vigorous, aerobic exercise versus general motor training activities: effects on maladaptive and stereotypic behaviors of adults with both autism and mental retardation. *Journal of Autism and Developmental Disorders*, v. 24, n. 5, p. 565-576, 1994.

FARLEY, M. A. *et al.* Twenty-year outcome for individuals with autism and average or near-average cognitive abilities. *Autism research*, v. 2, n. 2, p. 109-118, 2009.

FOLDVARI, M. *et al.* Association of muscle power with functional status in community-dwelling elderly women. *The Journals of Gerontology Series A*: Biological Sciences and Medical Sciences, v. 55, n. 4, p. M192-M199, 2000.

FORLENZA, O. V. *et al.* Comprometimento cognitivo leve. *In*: FORLENZA, O. V. *et al.* (eds.) *Neuropsiquiatria geriátrica*. São Paulo: Atheneu, 2014. p. 245-254.

GEURTS, H. M.; VISSERS, M. E. Elderly with autism: Executive functions and memory. *Journal of Autism and Developmental Disorders,* v. 42, p. 665-675, 2012.

HOWLIN, P. *et al.* Adult outcome for children with autism. *Journal of Child Psychology and Psychiatry*, v. 45, n. 2, p. 212-229, 2004.

NETZ, Y. *et al.* Physical activity and psychological well-being in advanced age: a meta-analysis of intervention studies. *Psychology and Aging*, v. 20, n. 2, p. 272, 2005.

PARK, D. C.; GUTCHESS, A. H. Long-term memory and aging: A cognitive neuroscience perspective. *In*: CABEZA, R. *et al.* (eds.). *Cognitive neuroscience of aging:* linking cognitive and cerebral aging. New York: Oxford University Press, 2005. p. 218-245.

PARK, D. C.; REUTER-LORENZ, P. The adaptive brain: aging and neuro-cognitive scaffolding. *Annual Review of Psychology*, v. 60, p. 173-196, 2009.

PELLICANO, E. *et al.* Multiple cognitive capabilities/deficits in children with an autism spectrum disorder: "Weak" central coherence and its relationship to theory of mind and executive control. *Development and Psychopathology*, v. 18, n. 1, p. 77-98, 2006.

RAMOS, J. *et al.* Perturbações do espectro do autismo no adulto e suas comorbilidades psiquiátricas. *Psilogos: Revista do Serviço de Psiquiatria do Hospital Fernando Fonseca*, v. 10, p. 9-23, 2012.

TOTSIKA, V. *et al.* Behavior problems, psychiatric symptoms, and quality of life for older adults with intellectual disability with and without autism. *Journal of Autism and Developmental Disorders*, v. 40, p. 1171-1178, 2010.

VON HIPPEL, W. Aging, executive functioning, and social control. *Current Directions in Psychological Science*, v. 16, n. 5, p. 240-244, 2007.

06

A IMPORTÂNCIA DA AVALIAÇÃO NEUROPSICOLÓGICA NO DIAGNÓSTICO TARDIO DO TRANSTORNO DO ESPECTRO AUTISTA

Este capítulo busca falar sobre a avaliação neuropsicológica e suas principais áreas cognitivas avaliadas, além dos profissionais capacitados para a aplicação dos protocolos avaliativos e da importância da avaliação neuropsicológica no diagnóstico tardio do transtorno do espectro autista.

MARCELLA BARBOSA

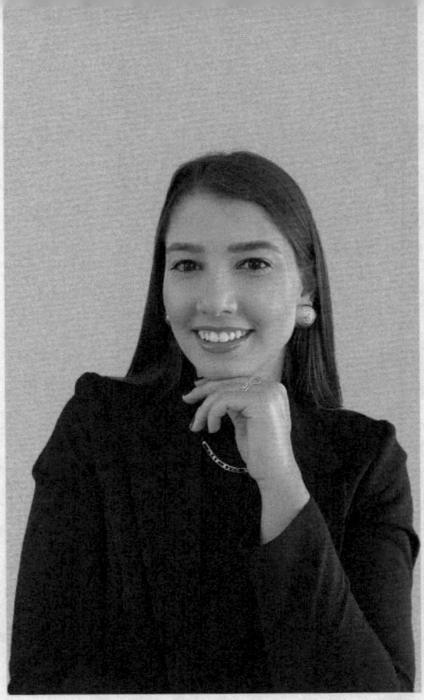

Marcella Barbosa

Psicóloga pela Universidade Metodista de São Paulo e neuropsicóloga pelo Albert Einstein Instituto Israelita de Ensino e Pesquisa. Possui pós-graduação em Terapia Cognitivo-comportamental pela Pontifícia Universidade Católica do Rio Grande do Sul (PUC-RS) e Análise do Comportamento Aplicada (ABA) a Indivíduos com Transtorno do Espectro Autista. Além disso, possui capacitação em gestão de comportamentos inapropriados em ABA, aplicação do protocolo de avaliação VB-MAPP, análise funcional do comportamento e intervenção precoce. Apaixonada por neurodesenvolvimento, desde 2018 atua em atendimentos clínicos com equipe interdisciplinar com crianças, adolescentes e orientações parentais.

Contatos
marcella.barbosa@uol.com.br
Instagram: @psico_marcellabarbosa
19 99792 0262

A avaliação neuropsicológica é uma ferramenta fundamental para compreender o funcionamento cognitivo e emocional de indivíduos em diferentes contextos. Ela permite identificar hipóteses diagnósticas de possíveis alterações neurológicas, como lesões cerebrais, transtornos do desenvolvimento, demências e transtornos psiquiátricos.

Essa avaliação é conduzida por profissionais especializados, como psicólogos e neuropsicólogos, e envolve uma série de testes padronizados validados cientificamente, além de entrevistas, observações diretas ou indiretas em outros ambientes para identificar padrões específicos de funcionamento cerebral. Assim, é possível obter informações precisas e detalhadas sobre o desempenho cognitivo de um indivíduo, como memória, atenção, linguagem, percepção, funções executivas, entre outros.

A avaliação é especialmente relevante em casos de lesões cerebrais, como traumatismos cranianos, acidentes vasculares cerebrais (AVC) e tumores cerebrais. Por meio da avaliação neuropsicológica, é possível identificar as áreas específicas do cérebro afetadas e avaliar o impacto dessas lesões no funcionamento cognitivo e emocional do indivíduo.

Além disso, a avaliação neuropsicológica desempenha um papel fundamental no diagnóstico e acompanhamento de transtornos do desenvolvimento, como o transtorno do espectro autista (TEA) e o transtorno do déficit de atenção e hiperatividade (TDAH). Esses transtornos podem afetar significativamente o desempenho acadêmico e profissional, bem como as habilidades sociais e o emocional desde a primeira infância até a velhice.

O autismo é um transtorno do neurodesenvolvimento que afeta a comunicação, o comportamento e a interação social. Em muitos casos, é possível realizar o diagnóstico precoce do autismo, permitindo intervenções e apoio adequados desde tenra idade. No entanto, há situações em que o diagnóstico é feito tardiamente, seja por sinais sutis, que levam muitos pais a procurar uma avaliação após o diagnóstico de seus filhos, seja por dificuldades de acesso aos serviços de saúde ou, ainda, por realizarem avaliações com profissionais não especializados no assunto. Nesses casos, a avaliação neuropsicológica pode desempenhar um papel fundamental no estabelecimento do diagnóstico.

Ao abordar casos de diagnóstico tardio do autismo, a avaliação neuropsicológica pode ajudar a diferenciar entre transtornos do espectro autista e outras condições de saúde mental que podem apresentar sintomas semelhantes, como TDAH, ansiedade, depressão, transtorno obsessivo-compulsivo (TOC) e até diagnósticos de transtornos alimentares e fobias sociais. Essa diferenciação é importante para garantir um tratamento adequado e personalizado para o indivíduo, visto que, em consultório, diversos adolescentes e adultos chegam sem uma intervenção efetiva até aquele momento, já que tiveram inúmeros diagnósticos diferentes ao longo da vida, resultado do acompanhamento de diferentes profissionais, pouco ou nada especializados.

Além disso, muitas vezes adultos com autismo podem ter aprendido a camuflar suas dificuldades sociais e comportamentais ao longo do tempo, tornando a identificação do transtorno mais complexa, ou seja, passam a imitar comportamentos de pessoas típicas. Então, a avaliação neuropsicológica pode identificar as peculiaridades cognitivas e comportamentais específicas do TEA.

Um estudo realizado por Lord e Bishop (2015) destacou a importância da avaliação neuropsicológica no diagnóstico tardio do TEA. Os autores enfatizam que a avaliação neuropsicológica pode fornecer informações detalhadas sobre as habilidades e dificuldades específicas do indivíduo, o que pode auxiliar na formulação de estratégias de suporte e adaptação para a vida diária. Isso pode incluir o desenvolvimento de programas educacionais e terapêuticos personalizados, que levem em consideração as necessidades específicas do indivíduo com autismo.

Outro estudo, realizado por Ozonoff *et al.* (2015), ressaltou que a avaliação neuropsicológica pode ser especialmente útil no diagnóstico tardio do TEA em mulheres, visto que as características desse transtorno no gênero feminino são mais sutis e podem se confundir com outros transtornos.

No entanto, é importante reconhecer que o diagnóstico tardio do autismo pode trazer desafios únicos, tanto para o indivíduo quanto para seus familiares e cuidadores. Nesse sentido, a avaliação neuropsicológica também pode ajudar a identificar possíveis comorbidades, como ansiedade ou depressão, que frequentemente acompanham o autismo em adultos. Com essa compreensão abrangente das necessidades do indivíduo, é possível oferecer um suporte mais efetivo e apropriado, inclusive com orientações precisas para os familiares.

Em resumo, a avaliação neuropsicológica desempenha um papel crucial no diagnóstico tardio do autismo, fornecendo informações detalhadas sobre as características cognitivas e comportamentais do indivíduo. Com base nessas informações, é possível identificar se o TEA está presente, associado ou não com outras comorbidades, além de diferenciá-lo de outras condições do neurodesenvolvimento, para que sejam planejadas intervenções específicas e personalizadas.

Com um diagnóstico mais preciso e intervenções adequadas, é possível promover melhor qualidade de vida para adultos com autismo, permitindo-lhes desenvolver todo o seu potencial e participar plenamente da sociedade.

Por fim, vale ressaltar que, mesmo com o relatório final da avaliação neuropsicológica em mãos, a validação da hipótese diagnóstica por um médico é de extrema importância, pois mesmo que a avaliação neuropsicológica forneça informações valiosas sobre o funcionamento cognitivo e emocional de um indivíduo, o diagnóstico final deve ser feito por um médico especializado, como neurologista, psiquiatra ou pediatra.

O médico tem conhecimento e experiência clínica para interpretar os resultados da avaliação neuropsicológica à luz de outros dados clínicos, como histórico médico, exames físicos e exames complementares. Isso permite uma avaliação mais abrangente e precisa do quadro clínico do indivíduo. Além disso, um médico pode levar em consideração outros aspectos clínicos, como a presença de sintomas físicos, histórico familiar e resposta a tratamentos específicos. Esses elementos podem ajudar a confirmar ou refutar a hipótese diagnóstica inicial baseada na avaliação neuropsicológica.

Referências

LORD, C.; BISHOP, S. L. Recent advances in autism research as reflected in DSM-5 criteria for autism spectrum disorder. *Annual Review of Clinical Psychology*, v. 11, p. 53-70, 2015.

OZONOFF, S. *et al.* Recurrence risk for autism spectrum disorders: a Baby Siblings Research Consortium study. *Pediatrics*, v. 136, n. 1, p. e1-e9, 2015.

Sugestões de leitura

AMERICAN ACADEMY OF CLINICAL NEUROPSYCHOLOGY. Practice guidelines for neuropsychological assessment and consultation. *The Clinical Neuropsychologist*, v. 21, n. 2, p. 209-231, 2007.

AMERICAN PSYCHOLOGICAL ASSOCIATION. Ethical principles of psychologists and code of conduct. *American Psychologist*, v. 57, n. 12, p. 1060-1073, 2017.

LEZAK, M. D. *et al. Neuropsychological assessment*. Nova Iorque: Oxford University Press, 2012.

STRAUSS, E. *et al. A compendium of neuropsychological tests:* Administration, norms, and commentary. Nova Iorque: Oxford University Press, 2006.

07

COMORBIDADES NEUROPSIQUIÁTRICAS NA ADOLESCÊNCIA E NA VIDA ADULTA DA PESSOA COM TRANSTORNO DO ESPECTRO AUTISTA

A palavra **comorbidade** refere-se à presença simultânea de duas ou mais condições em um único indivíduo. Em pessoas autistas, a presença de comorbidades neuropsiquiátricas é muito frequente, potencializando as dificuldades no funcionamento diário desses indivíduos, complicando o processo diagnóstico e influenciando o prognóstico.

ELLEN BALIELO MANFRIM

Ellen Balielo Manfrim

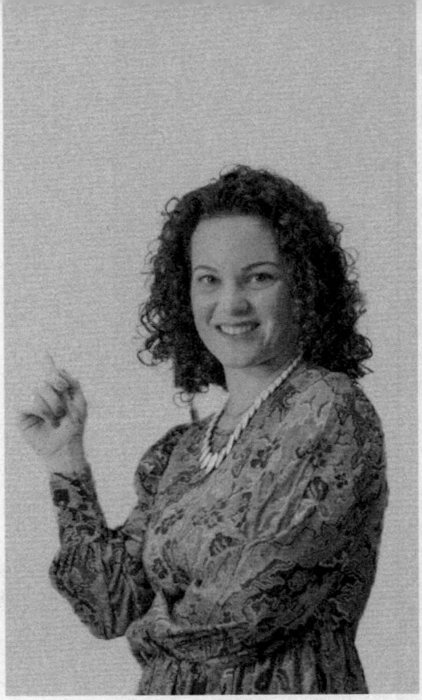

Neuropediatra, fundadora e diretora clínica da INTEGRAR – Clínica de Saúde Interdisciplinar, em Santa Cruz do Rio Pardo (SP) e em Santo Antônio da Platina (PR). Graduada em Medicina pela Faculdade Evangélica do Paraná. Residência em Pediatria no Hospital de Clínicas da Universidade Federal do Paraná (HC-UFPR). Residência em Neuropediatria no Hospital Infantil Pequeno Príncipe. Especialização em Eletroencefalograma e Epilepsia no Hospital das Clínicas da Faculdade de Medicina da Universidade de São Paulo (HC-FMUSP). Neurofisiologista clínica com ênfase em eletroencefalograma pela Sociedade Brasileira de Neurofisiologia Clínica (SBNC). Tem ampla experiência com transtornos do desenvolvimento neurológico, especialmente os transtornos do espectro autista.

Contatos
www.clinicaintegrar.com.br
ellenmanfrim@hotmail.com
Instagram: @ellenmanfrim_neuropediatra
14 99737 3777

Introdução

Comorbidade é definida tecnicamente como a coexistência de duas ou mais condições médicas em um mesmo indivíduo, e tais condições podem ser distúrbios médicos agudos ou crônicos, transtornos neuropsiquiátricos ou uma combinação de ambos. Essa inter-relação complexa entre diferentes enfermidades pode influenciar significativamente a evolução clínica e o desfecho prognóstico do paciente. A presença de comorbidades frequentemente apresenta desafios adicionais ao diagnóstico, tratamento e manejo clínico, demandando uma abordagem integrada e multidisciplinar para otimizar os resultados de saúde (Valderas *et al.*, 2009; Fortin *et al.*, 2012).

O transtorno do espectro autista (TEA) é uma condição neuropsiquiátrica complexa, caracterizada por déficits na comunicação social e comportamentos repetitivos. Ao longo da adolescência e vida adulta, indivíduos com TEA frequentemente apresentam comorbidades que influenciam sua funcionalidade e qualidade de vida (Lai *et al.*, 2019). Sabendo que até 70% dos indivíduos autistas apresentam alguma comorbidade (neuropsiquiátrica ou orgânica) ao longo da vida e até 48% deles podem ter mais de uma comorbidade, conhecer as características das principais comorbidades neuropsiquiátricas garantirá o diagnóstico e o tratamento assertivos.

Principais comorbidades em adolescentes e adultos com transtorno do espectro autista

Transtornos de ansiedade

A ansiedade é uma resposta natural do organismo a situações percebidas como ameaçadoras. Do ponto de vista científico, trata-se de um estado psicológico e fisiológico caracterizado por antecipação de perigo, apreensão e desconforto, fazendo parte do conjunto de respostas adaptativas do sistema nervoso humano e desencadeando uma série de reações para lidar com ameaças percebidas. A ansiedade se torna um problema quando é excessiva, desproporcional à situação real, interfere nas atividades diárias e persiste por longos períodos. Nesses casos, pode ser diagnosticada como um transtorno de ansiedade, como transtorno de ansiedade generalizada, transtorno do pânico, fobias, entre outros (APA, 2013).

Em adolescentes e adultos com TEA, a ansiedade tem maior prevalência que na população em geral, acometendo até 42% dos indivíduos no espectro (Hollocks *et al.*, 2019), podendo se manifestar de diversas formas, como fobias específicas, transtorno de ansiedade generalizada (TAG) e transtorno de pânico. Segundo estudos como o de White *et al.* (2009) e de Mazzone *et al.* (2019), a alta prevalência desses transtornos gera um grande impacto nas interações sociais e na adaptação de pessoas autistas.

Transtorno do déficit de atenção e hiperatividade

O transtorno do déficit de atenção e hiperatividade (TDAH) e o TEA são distúrbios do neurodesenvolvimento que geralmente começam na infância (Antshel *et al.*, 2019), persistindo na adolescência e na vida adulta. O TDAH é definido pela presença de sintomas prejudiciais de desatenção e/ou hiperatividade-impulsividade que começam antes dos 12 anos, estão presentes em dois ou mais ambientes e não podem ser mais bem explicados por outra condição (APA, 2013).

O TDAH é uma das comorbidades mais frequentes nos indivíduos com TEA. Em um grande estudo epidemiológico de TDAH, verificou-se que 13% dos jovens foram diagnosticados com TEA comórbido (Zablotsky *et al.*, 2017). Outros relataram, de modo semelhante, que aproximadamente 1 em cada 8 jovens com TDAH tem TEA (Jensen; Steinhausen, 2015). Na metanálise de Lai *et al.* (2019), 28% dos pacientes com TEA também foram diagnosticados com TDAH. Por outro lado, o TDAH é a comorbidade mais comum em crianças com TEA, com taxas de comorbidade na faixa de 40% a 70%. A sobreposição substancial entre TDAH e TEA apresenta aos médicos considerações difíceis de diagnóstico diferencial e tratamento, levando muitas vezes ao agravamento dos desafios acadêmicos e sociais. Estudos como os de Yerys *et al.* (2009) e Antshel *et al.* (2019) enfatizam a necessidade de compreender e tratar ambas as condições com abordagens integradas.

Transtornos depressivos

A depressão é um transtorno mental caracterizado por uma persistente sensação de tristeza, falta de interesse ou prazer em atividades do dia a dia, além de outros sintomas associados (APA, 2013). Cientificamente, a depressão é uma condição complexa, que envolve uma combinação de fatores biológicos (desequilíbrios em neurotransmissores, como serotonina, noradrenalina e dopamina, podem afetar a regulação do humor, além de anormalidades em áreas específicas do cérebro), psicológicos (eventos traumáticos na vida, estresse crônico, baixa autoestima e padrões de pensamentos negativos) e sociais (isolamento social, falta de suporte emocional, eventos traumáticos, dificuldades financeiras e problemas relacionados ao trabalho). É importante ressaltar que a depressão não tem uma causa única e pode resultar da interação complexa entre diferentes fatores.

Trata-se de uma comorbidade comum em adultos com TEA, com prevalência ao longo da vida de até 37%, segundo Hollocks *et al.* (2019). Muitas vezes está relacionada a desafios sociais e dificuldades na adaptação, levando a um impacto negativo enorme no funcionamento global.

É importante considerar que o desinteresse social e/ou a comunicação social atípica podem ser difíceis de distinguir dos sintomas psicomotores de depressão em pessoas com TEA (Stewart *et al.*, 2006; Chandrasekhar; Sikich, 2015).

O estudo longitudinal de Joshi *et al.* (2013) destaca a necessidade de intervenções terapêuticas específicas para essa população.

Transtorno obsessivo-compulsivo

O transtorno obsessivo-compulsivo (TOC) é um distúrbio psiquiátrico caracterizado por pensamentos indesejados e recorrentes (obsessões) que geram ansiedade. Para aliviar essa ansiedade, a pessoa realiza comportamentos repetitivos e ritualizados (compulsões). Esse ciclo de obsessões e compulsões pode interferir significativamente na vida diária e causar sofrimento considerável (APA, 2013).

Obsessões: pensamentos, imagens ou impulsos recorrentes e persistentes que causam ansiedade ou desconforto. Esses pensamentos invasivos são indesejados e difíceis de controlar.

Compulsões: comportamentos repetitivos ou atos mentais que a pessoa realiza em resposta às obsessões, com o objetivo de reduzir a ansiedade associada a esses pensamentos intrusivos. As compulsões podem ser visíveis, como lavagem excessiva das mãos, ou podem ser rituais mentais, como contar ou rezar.

A causa exata do TOC não é conhecida, mas uma combinação de fatores genéticos, neurobiológicos, comportamentais, cognitivos e ambientais pode contribuir para o desenvolvimento do transtorno. Além disso, desequilíbrios nos neurotransmissores, como a serotonina, estão associados ao TOC.

Os comportamentos compulsivos no TOC podem parecer semelhantes em apresentação aos comportamentos restritivos e repetitivos observados no TEA e, de fato, evidências recentes sugeriram alguma sobreposição neurobiológica (Carlisi *et al.*, 2017). Contudo, Hollocks *et al.* (2019) relatam uma prevalência de 22% do diagnóstico de TOC ao longo da vida da pessoa autista.

O tratamento concomitante com atendimento psicológico especializado e uso de medicação deve ser avaliado pelo médico responsável, já que traz grande melhora da qualidade de vida desses jovens e adultos com TEA (Russell *et al.*, 2013).

Síndrome de burnout

A síndrome de burnout é um estado de esgotamento físico e mental, geralmente associado ao trabalho, caracterizado por sentimentos de exaustão, cinismo e baixa eficácia profissional. Essa síndrome é geralmente causada por situações de estresse crônico, podendo afetar negativamente a saúde mental e física do indivíduo.

Do ponto de vista científico, o termo burnout foi introduzido na literatura médica pela primeira vez na década de 1970, pelo psiquiatra norte-americano Herbert Freudenberger. A síndrome é reconhecida como um fenômeno relacionado ao estresse ocupacional crônico e é mais comumente observada em profissões que envolvem altos níveis de demanda emocional, como profissionais da saúde, professores e assistentes sociais, entre outros.

Os sintomas da síndrome de burnout incluem, entre outros, fadiga extrema, despersonalização (cinismo em relação ao trabalho ou sentimentos negativos em relação aos colegas e clientes) e diminuição da realização profissional.

A carga de estresse enfrentada por adultos com TEA pode levar à síndrome de burnout, pois os desafios na comunicação e na interação social podem aumentar a carga de estresse em situações sociais.

O reconhecimento desses desafios e o fornecimento de apoio adequado são fundamentais para promover a saúde mental e o bem-estar de indivíduos autistas no ambiente profissional (Howlin *et al.*, 2013).

Conclusão

Esta análise detalhada destaca a complexidade das comorbidades neuropsiquiátricas em pessoas com TEA na adolescência e na vida adulta. A compreensão minuciosa de cada comorbidade e suas particularidades no contexto do autismo é essencial para uma abordagem clínica eficaz. A busca por estratégias terapêuticas personalizadas, baseadas em evidências científicas sólidas, é fundamental para otimizar a qualidade de vida e o bem-estar desses indivíduos. O entendimento aprofundado dessas comorbidades não apenas informa a prática clínica, mas também impulsiona a pesquisa futura, visando aprimorar as intervenções e a qualidade de vida das pessoas autistas.

Referências

AMERICAN PSYCHIATRIC ASSOCIATION (APA). *Diagnostic and statistical manual of mental disorders*. 5. ed. Washington, DC: American Psychiatric Publishing, 2013.

ANTSHEL, K. M.; RUSSO, N. Autism spectrum disorders and ADHD: overlapping phenomenology, diagnostic issues, and treatment considerations. *Current Psychiatry Reports*, v. 21, n. 5, p. 34, mar. 2019.

CARLISI, C. O. *et al.* Comparative multimodal meta-analysis of structural and functional brain abnormalities in autism spectrum disorder and obsessive-compulsive disorder. *Biological Psychiatry*, v. 82, n. 2, p. 83-102, jul. 2017.

CHANDRASEKHAR, T.; SIKICH, L. Challenges in the diagnosis and treatment of depression in autism spectrum disorders across the lifespan. *Dialogues in Clinical Neuroscience*, v. 17, n. 2, p. 219-227, jun. 2015.

FORTIN, M. *et al.* A systematic review of prevalence studies on multimorbidity: toward a more uniform methodology. *Annals of Family Medicine*, v. 10, n. 2, p. 142-151, mar-abr. 2012.

HOLLOCKS, M. J. *et al.* Anxiety and depression in adults with autism spectrum disorder: a systematic review and meta-analysis. *Psychological Medicine*, v. 49, n. 4, p. 559-572, mar. 2019.

HOWLIN, P. *et al.* Social outcomes in mid-to later adulthood among individuals diagnosed with autism and average nonverbal IQ as children. *Journal of the American Academy of Child & Adolescent Psychiatry*, v. 52, n. 6, p. 572-581, 2013.

JENSEN, C. M.; STEINHAUSEN, H. C. Comorbid mental disorders in children and adolescents with attention-deficit/hyperactivity disorder in a large nationwide study. *ADHD Attention Deficit and Hyperactivity Disorders*, v. 7, n. 1, p. 27-38, 2015.

JOSHI, G. *et al.* Psychiatric comorbidity and functioning in a clinically referred population of adults with autism spectrum disorders: a comparative study. *Journal of Autism and Developmental Disorders*, v. 43, n. 6, p. 1314-1325, 2013.

LAI, M. C. *et al.* Prevalence of co-occurring mental health diagnoses in the autism population: a systematic review and meta-analysis. *Lancet Psychiatry*, v. 6, n. 10, p. 819-829, out. 2019.

MAZZONE, L. *et al.* The relationship between sleep problems, neurobiological alterations, core symptoms of autism spectrum disorder, and psychiatric comorbidities. *Journal of Clinical Medicine*, v. 7, n. 5, p. 102, maio 2018.

RUSSELL, A. J. *et al.* Cognitive behavior therapy for comorbid obsessive-compulsive disorder in high-functioning autism spectrum disorders: a randomized controlled trial. *Depression and Anxiety*, v. 30, n. 8, p. 697-708, ago. 2013.

STEWART, M. E. *et al.* Presentation of depression in autism and Asperger syndrome: a review. *Autism*, v. 10, n. 1, p. 103-116, 2006.

VALDERAS, J. M. *et al.* Defining comorbidity: implications for understanding health and health services. *Annals of Family Medicine*, v. 7, n. 4, p. 357-363, jul.-ago. 2009.

WHITE, S. W. *et al.* Anxiety in children and adolescents with autism spectrum disorders. *Clinical Psychology Review*, v. 29, n. 3, p. 216-229, 2009.

YERYS, B. E. *et al.* Attention deficit/hyperactivity disorder symptoms moderate cognition and behavior in children with autism spectrum disorders. *Autism Research*, v. 2, n. 6, p. 322-333, 2009.

ZABLOTSKY, B. *et al.* The co-occurrence of autism spectrum disorder in children with ADHD. *Journal of Attention Disorders*, 2017.

08

FARMACOTERAPIA NO TRANSTORNO DO ESPECTRO AUTISTA AO LONGO DA VIDA

Medicamentos podem ser utilizados no transtorno do espectro autista (TEA) quando identificados sintomas ou comportamentos-alvo que estão interferindo na resposta apropriada a terapias e/ou diante de comorbidades em qualquer etapa da vida. Este capítulo atualiza, brevemente, o papel de substâncias farmacoterápicas no TEA, destacando que a adolescência e a vida adulta relacionam-se, muitas vezes, à emergência de comorbidades psiquiátricas.

CARLOS GADIA E
DEBORAH KERCHES

Carlos Gadia

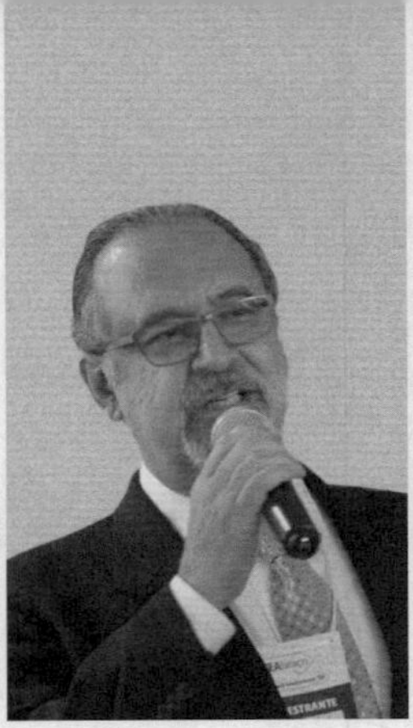

Diretor associado, Dan Marino Center - Nicklaus Children's Hospital, FL, EUA. Professor assistente clínico voluntário, Departamento de neurologia da University of Miami Miller School of Medicine. Professor associado clínico voluntário de Neurologia, Herbert Wertheim College of Medicine - Florida International University. Professor assistente clínico voluntário de pediatria - Dr. Kiran C. Patel College of Medicine - Nova Southeastern University.

Contatos
carlosgadia@gmail.com
Instagram: @eyecontact_by_gadias

Deborah Kerches

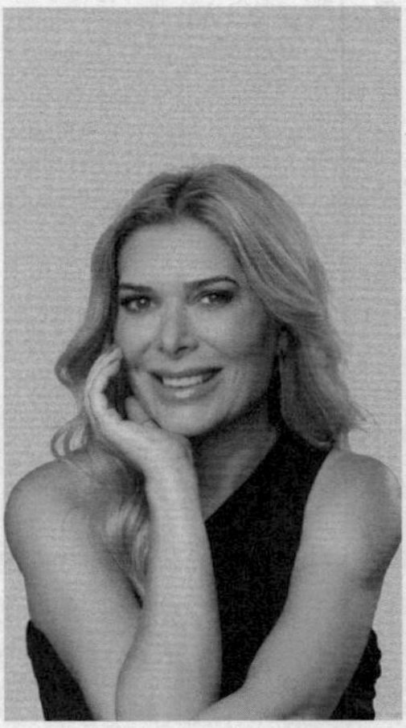

CRM 102717-SP, RQE 23262-1

Neurologista da infância e adolescência. Especialista em transtorno do espectro autista. Mestra em Análise do Comportamento - PUC-SP. Pós-graduada em Psiquiatria. Autora do livro best-seller *Compreender e acolher: transtorno do espectro autista na infância e adolescência* e coordenadora editorial do best-seller *Autismo ao longo da vida*. Coordenadora e professora de pós-graduações do CBI of Miami. Conselheira profissional da REUNIDA (Rede Unificada pelo Autismo). Madrinha do projeto social Capacitar para Cuidar - Angola.

Contatos
dradeborahkerches.com.br
deborahkerches@gmail.com
Instagram: @dradeborahkerches
19 99778 2768

No trajeto do transtorno do espectro autista (TEA), a jornada terapêutica é tão única quanto o próprio indivíduo. À medida que atravessamos as distintas fases da vida, testemunhamos uma complexidade de desafios e evoluções singulares. Nesse contexto, a discussão sobre o uso de medicamentos desempenha um papel importante, embora tenhamos que lembrar que, até o momento, não existem medicamentos específicos para intervir nos comportamentos centrais do autismo. Esses, porém, podem ser utilizados quando forem identificados sintomas ou comportamentos-alvo que possam interferir na resposta apropriada a terapias e na qualidade de vida de modo geral – o que pode se dar em diferentes idades.

A infância, inclusive, palco primordial do desenvolvimento, pode ser o ponto de partida para intervenções medicamentosas. Estudos mostram que entre 50% e 60% das crianças autistas recebem algum medicamento para reduzir comportamentos disruptivos ou para alguma comorbidade, e cerca de 30% a 40% delas usam mais de um medicamento ao mesmo tempo (Pastorino *et al.*, 2020). O controle ou diminuição de sintomas como ansiedade, irritabilidade, hiperatividade, agressividade (hetero ou auto), déficits atencionais e distúrbios do sono, entre outros, podem ser determinantes para uma melhor resposta às intervenções não medicamentosas, quando as terapias não estão sendo suficientes para o manejo desses comportamentos.

Vale destacar, porém, que o tratamento medicamentoso nunca será estático. Trata-se de um processo em constante adaptação, que deve ser guiado por mudanças relacionadas a particularidades, contexto e sintomas específicos ao longo da vida.

Conforme adentramos a adolescência e a vida adulta, um olhar atento à emergência de comorbidades psiquiátricas passa a ser primordial, considerando que autistas são mais suscetíveis a quadros de transtornos de saúde mental, como transtornos ansiosos e depressivos, transtorno obsessivo-compulsivo (TOC), entre outros. As demandas sociais e as pressões do ambiente podem intensificar ou mudar a natureza dos desafios já vivenciados.

Duas abordagens principais têm sido adotadas para desenvolver agentes farmacológicos para o TEA. Uma é redirecionar tratamentos de outros transtornos psiquiátricos que apresentam sintomas em comum com o TEA; a segunda é atingir os supostos processos neurobiológicos subjacentes ao TEA, visando a subpopulações potencialmente mais homogêneas, como aquelas com anormalidades genéticas raras que têm TEA, por exemplo, indivíduos com síndrome de Rett ou síndrome do X frágil.

Nos últimos 20 anos, os antipsicóticos de "segunda geração" têm sido amplamente usados no TEA, especialmente para manejo de comportamentos-problema como auto e heteroagressivos e comportamentos repetitivos que competem com o aprendizado. O uso pode se dar tanto na infância quanto na adolescência e vida adulta. Dados iniciais que sugeriam uma menor frequência de efeitos colaterais em comparação aos das medicações de "primeira geração" foram um dos principais motivos para essa escolha. No entanto, estudos mais recentes sugerem que a diferença entre antipsicóticos típicos e atípicos, em termos de efeitos colaterais, pode não ser tão significativa quanto inicialmente indicado. A risperidona, um dos exemplos desse grupo, foi aprovada em 2002 pela Food and Drug Administration (FDA) e, subsequentemente, pela Agência Nacional de Vigilância Sanitária (Anvisa), para uso no tratamento de irritabilidade e agressividade severas em pacientes autistas, a partir dos cinco anos de idade. No estudo inicial (duplo-cego, randomizado, controlado por placebo), com 101 participantes entre 5 e 17 anos, a risperidona foi usada por oito semanas com uma redução muito significativa da irritabilidade (59% no grupo da risperidona *vs.* 14,1% no grupo placebo). No entanto, efeitos adversos como fadiga e sonolência foram listados, além de um ganho de peso médio de 2,7 kg por paciente após oito semanas de tratamento (McCracken *et al.*, 2002). A risperidona parece ser razoavelmente bem tolerada, mas o uso a longo prazo (6 meses) foi associado a efeitos colaterais persistentes, incluindo aumento do apetite, ganho de peso, sedação leve, hipersalivação e hiperprolactinemia (Luby *et al.*, 2006; Nagaraj *et al.*, 2006). A hiperprolactinemia, potencialmente causada por um bloqueio dos receptores de dopamina no sistema tuberoinfundibular (Howes *et al.*, 2009), pode normalizar a longo prazo (Findling & McNamara, 2004), mas também há evidências de aumento da prolactina após seis meses de tratamento (Luby *et al.*, 2006).

O aripiprazol também é um medicamento aprovado pela FDA (e pela Anvisa) para o tratamento de irritabilidade severa em indivíduos autistas (a partir dos 6 anos). Foi testado em dois estudos duplo-cegos, controlados por placebo, e os resultados mostraram melhora nos aspectos comportamentais. Um efeito colateral de curto e médio prazos associado a esse medicamento pode ser o ganho de peso (estudos iniciais sugeriam que em menor grau do que a risperidona) e a sedação (apesar de que, em alguns casos, possa causar dificuldades para iniciar o sono). Deve-se salientar que nenhum aumento da prolactina sérica foi observado nos estudos com aripiprazol e reduções foram observadas em algumas crianças. Isso sugere que o aripiprazol seria preferível à risperidona em casos com preocupações relacionadas à hiperprolactinemia. Outros efeitos colaterais de maior preocupação, como diabetes, problemas cardiovasculares, discinesia tardia e doenças hepáticas, podem ocorrer com o uso prolongado, particularmente associado a doses elevadas, tanto com risperidona quanto com aripiprazol. Outras medicações dessa geração de antipsicóticos têm sido estudadas, como a quetiapina, a olanzapina e a ziprasidona. Os antipsicóticos de primeira geração, como o haloperidol e a clorpromazina, entre outros, são cada vez menos usados e não são mais considerados a primeira escolha, o que se deve a uma maior incidência de efeitos colaterais (principalmente sedação e reações extrapiramidais).

Inibidores seletivos da recaptação de serotonina (ISRSs) e outros antidepressivos são amplamente prescritos para autistas (Coury *et al.*, 2012) para o manejo de comorbidades psiquiátricas na adolescência ou vida adulta. Entre eles estão: fluoxetina, sertralina e citalopram, ISRSs frequentemente utilizados no tratamento da depressão e que também podem ser considerados para casos de ansiedade; paroxetina, ISRS utilizado no tratamento de depressão, TOC e transtorno de ansiedade social, podendo ser considerada para algumas comorbidades no TEA. Todos esses, se e quando usados, devem ser iniciados em doses baixas, titulados gradualmente e monitorados cuidadosamente quanto a efeitos colaterais.

Quanto a comportamentos obsessivo-compulsivos, vale destacar que dois grandes estudos não relataram efeito dos ISRSs (citalopram e fluoxetina) nos sintomas (Hollander *et al.*, 2005; King *et al.*, 2009). Uma recente revisão sistemática e metanálise da eficácia dos medicamentos disponíveis para o tratamento de comportamentos restritivos/repetitivos no TEA não encontrou diferença significativa entre as substâncias estudadas (fluvoxamina, risperidona, fluoxetina, citalopram, oxitocina, N-acetilcisteína, buspirona) e placebo (Yu *et al.*, 2020).

Problemas de atenção e hiperatividade estão presentes em 30% a 50% das crianças com TEA (Leitner, 2014) e muitas vezes podem persistir ao longo da adolescência e vida adulta. Os psicoestimulantes como o metilfenidato e a lisdexanfetamina são a primeira linha de tratamento. A possível mudança que causam nos níveis de dopamina pode ajudar o paciente a manter o foco e diminuir a hiperatividade/impulsividade. São, assim, o segundo grupo de medicamentos mais usados no TEA, quando há associação com transtorno do déficit de atenção e hiperatividade (TDAH). Estudos duplo-cegos, controlados por placebo, usando derivados de metilfenidato em pacientes com TDAH e TEA foram relatados, com resultados positivos (Sturman *et al.*, 2017). Efeitos adversos como insônia e irritabilidade podem ser observados (Reichow *et al.*, 2013). Há também evidências de que a taxa de resposta ao metilfenidato em indivíduos com TEA e TDAH é menor que em indivíduos com TDAH sem TEA. Um estudo de médio porte relatou uma taxa de resposta de 50% em indivíduos com TEA com sintomas de TDAH (Research Units on Pediatric Psychopharmacology Autism Network, 2005) em comparação com taxas de resposta de 70% a 80% em crianças com TDAH sem TEA (Jensen, 1999). A gravidade dos efeitos colaterais também pode ser maior em indivíduos com TEA e TDAH em comparação com indivíduos com TDAH sem TEA. As taxas de descontinuação por efeitos colaterais foram muito maiores em estudo de TEA com TDAH (18%) em comparação ao estudo com TDAH sem TEA (1,4%). Tomados em conjunto, esses achados sugerem que o metilfenidato pode não ser tão eficaz em pessoas com TEA quanto em pessoas com TDAH, e que autistas são mais propensos a sofrer efeitos colaterais. Alguns não psicoestimulantes também são usados nesse contexto, como a guanfacina e a atomoxetina.

A atomoxetina, em especial, é um medicamento não psicoestimulante, potente inibidor da recaptação de noradrenalina, com eficácia demonstrada em estudos controlados com adultos (Michelson *et al.*, 2003). Chegou recentemente ao Brasil e mostra-se boa escolha terapêutica para indivíduos com a associação de TEA e TDAH, a partir dos 12 anos de idade, que poderiam ter a frequência de comportamentos estereotipados, irritabilidade e ansiedade aumentadas com o uso de psicoestimulantes.

A combinação de medicamentos não é incomum no TEA, porém, é importante ressaltar que uma avaliação adequada pode indicar o medicamento adequado para o paciente naquele momento e o acúmulo de vários medicamentos pode mascarar comportamentos, além de inibir possíveis avanços. A heterogeneidade das características do TEA e das comorbidades associadas pode ser um fator complicador para que estudos com excelência metodológica sejam realizados na busca de novos fármacos.

Tabela 1. Medicações ocasionalmente utilizadas para comorbidades associadas ao transtorno do espectro autista

<table>
<tr><th>Sintoma-alvo</th><th>Nome genérico</th><th>Variação típica de dose</th><th>Classe</th><th>Possíveis efeitos colaterais</th></tr>
<tr><td rowspan="3">Irritabilidade</td><td>Risperidona</td><td>0,5-3,0 mg/dia</td><td rowspan="3">Antipsicóticos de segunda geração</td><td rowspan="5">Ganho de peso, sedação, diabetes, reações alérgicas, boca seca, síndrome metabólica, aumento do risco de doença cardiovascular, hepatopatias e transtornos de movimento “tardios” (p. ex., discinesia tardia).</td></tr>
<tr><td>Queratina</td><td>50-300 mg/dia</td></tr>
<tr><td>Aripiprazol</td><td>2-15 mg/dia</td></tr>
<tr><td rowspan="2">Agressão, autoagressão e estereotipias</td><td>Haloperidol[1]</td><td>0,5-3,0 mg/dia</td><td rowspan="2">Antipsicóticos de primeira geração</td></tr>
<tr><td>Clorpromazina</td><td>50-400 mg/dia</td></tr>
<tr><td rowspan="5">Problemas relacionados à atenção</td><td>Metilfenidato</td><td>5-40 mg/dia</td><td>Neuroestimulante</td><td rowspan="5">Dor de cabeça, dor abdominal, insônia, perda de apetite. Efeitos menos frequentes: taquicardia, aumento significativo da pressão arterial, diminuição do ritmo de crescimento, ansiedade, aumento de comportamentos obsessivo-compulsivos. Efeitos para clonidina e guanfacina: sedação, diminuição da pressão arterial (raramente significativa) e constipação.</td></tr>
<tr><td>Lisdexanfetamina</td><td>10-70 mg/dia</td><td>Neuroestimulante</td></tr>
<tr><td>Clonidina</td><td>0,05-0,4 mg/dia</td><td>Neuroestimulante</td></tr>
<tr><td>Guanfacina[2]</td><td>0,5-1,5 mg/dia</td><td>Não estimulante</td></tr>
<tr><td>Atomoxetina</td><td>0,5-1,2 mg/dia</td><td>Não estimulante</td></tr>
<tr><td rowspan="4">Depressão/ TOC/ ansiedade</td><td>Fluoxetina</td><td>5-200 mg/dia</td><td rowspan="4">ISRSs</td><td rowspan="4">Inquietação, irritabilidade, boca seca e constipação.</td></tr>
<tr><td>Citalopram</td><td>10-40 mg/dia</td></tr>
<tr><td>Paroxetina</td><td>10-50 mg/dia</td></tr>
<tr><td>Sertralina</td><td>50-200 mg/dia</td></tr>
</table>

1 Formas líquidas disponíveis com dosagens diferenciadas.

2 Medicamentos não comercializados no Brasil.

Em todas as etapas da vida, a escolha medicamentosa no TEA deve ser extremamente cuidadosa e necessita ser bem monitorada, considerando possíveis efeitos colaterais e a resposta individual de cada paciente. Além disso, continua sendo essencial a abordagem multidisciplinar, ou seja, a prescrição deverá estar associada a abordagens não medicamentosas, como terapias comportamentais, educacionais e de suporte psicossocial.

Referências

COURY, D. L. *et al.* Use of psychotropic medication in children and adolescents with autism spectrum disorders. *Pediatrics*, v. 130, Supl 2, p. S69-S76, 2012.

FINDLING, R. L.; MCNAMARA, N. K. Atypical antipsychotics in the treatment of children and adolescents: clinical applications. *Journal of Clinical Psychiatry*, v. 65, Supl 6, p. 30-44, 2004.

HOLLANDER, E. *et al.* A placebo controlled crossover trial of liquid fluoxetine on repetitive behaviors in childhood and adolescent autism. *Neuropsychopharmacology*, v. 30, p. 582-589, 2005.

HOWES, O. *et al.* Mechanisms underlying psychosis and antipsychotic treatment response in schizophrenia: insights from PET and SPECT imaging. *Current Pharmaceutical Design*, v. 15, p. 2550-2559, 2009.

KING, B. H. *et al.* Lack of efficacy of citalopram in children with autism spectrum disorders and high levels of repetitive behavior: citalopram ineffective in children with autism. *Archives of General Psychiatry*, v. 66, p. 583-590, 2009.

LEITNER, Y. The co-occurrence of autism and attention deficit hyperactivity disorder in children: what do we know? *Frontiers in Human Neuroscience*, v. 8, p. 268, 2014.

LOY, J. H. *et al.* Atypical antipsychotics for disruptive behavior disorders in children and youths. *Cochrane Database of Systematic Reviews*, v. 8, n. 8, p. CD008559-CD008559, 2017.

LUBY, J. *et al.* Risperidone in pre-school children with autistic spectrum disorders: An investigation of safety and efficacy. *Journal of Child and Adolescent Psychopharmacology*, v. 16, p. 575-587, 2006.

MCCRACKEN, J. T. *et al.* Risperidone in children with autism and serious behavioral problems. *New England Journal of Medicine*, v. 347, n. 5, p. 314-321, 2002.

MICHELSON, D. *et al.* Atomoxetine in adults with ADHD: two randomized, placebo-controlled studies. *Biological Psychiatry*, v. 53, n. 2, p. 112-120, 2003.

NADEAU, J. *et al.* Treatment of comorbid anxiety and autism spectrum disorders. *Neuropsychiatry* (London), v. 1, n. 6, p. 567-578, 2011.

NAGARAJ, R. *et al.* Risperidone in children with autism: randomized, placebo-controlled, double-blind study. *Journal of Child Neurology*, v. 21, p. 450-455, 2006.

PASTORINO, G. M. G. *et al.* Pharmacology in autism spectrum disorder: how, when and why. *Broad Research in Artificial Intelligence and Neuroscience*, v. 11, p. 47-56, 2020.

PATRA, S. *et al.* Atomoxetine for attention deficit hyperactivity disorder in children and adolescents with autism: a systematic review and meta-analysis. *Autism Research*, v. 12, n. 4, p. 542-552, 2019.

REICHOW, B. *et al.* Systematic review and meta-analysis of pharmacological treatment of the symptoms of attention-deficit/hyperactivity disorder in children with pervasive developmental disorders. *Journal of Autism and Developmental Disorders*, v. 43, n. 10, p. 2435-2441, 2013.

SCAHILL, L. *et al.* Extended-release guanfacine for hyperactivity in children with autism spectrum disorder. *American Journal of Psychiatry*, v. 172, n. 12, p. 1197-1206, 2015.

SOUSA, M. L. F. *et al.* Abordagens terapêuticas no transtorno do espectro autista: uma revisão atualizada. *Brazilian Journal of Implantology and Health Sciences*, v. 6, n. 1, p. 139-152, 2024.

STURMAN, N. *et al.* Methylphenidate for children and adolescents with autism spectrum disorder. *Cochrane Database of Systematic Reviews*, v. 11, n. 11, Cd011144, 2017.

YU, Y. *et al.* Pharmacotherapy of restricted/repetitive behavior in autism spectrum disorder: a systematic review and meta-analysis. *BMC Psychiatry*, v. 20, n. 1, p. 121, 2020.

09

IMPACTO MUNDIAL

DÉFICITS EM HABILIDADES SOCIAIS EM PESSOAS COM AUTISMO NA ADOLESCÊNCIA E NA VIDA ADULTA

Com o aumento da prevalência do transtorno do espectro autista (TEA), a preocupação mundial acerca de intervenções comportamentais, pela análise do comportamento, para garantir funcionalidade, autonomia e melhora das habilidades sociais, aumenta de modo exponencial para a população pediátrica, quando comparada a quantidade de artigos mais limitados para o grupo de adolescentes e adultos autistas. Na adolescência, pode haver complicações sociais e comportamentais que dificultarão a transição para a idade adulta, reduzindo o desejo dos adolescentes por uma vida independente e limitando os resultados de educação, emprego e funcionalidades da vida diária. A consequência é um impacto negativo aos cofres públicos, duas a três vezes maior, em bilhões de dólares, comparado à faixa pediátrica, quando não realizado um treino funcional e de habilidades sociais de modo adequado e intensivo.

THIAGO GUSMÃO

Thiago Gusmão

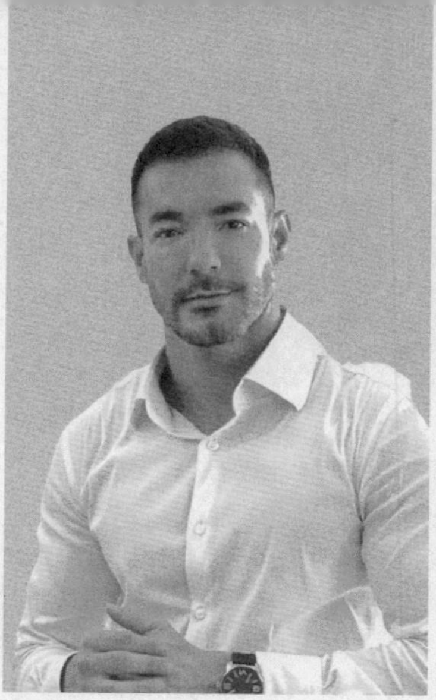

Neurologista da infância e adolescência. Especialista no transtorno do espectro autista (TEA). Título de neurologista infantil pela Universidade Federal Fluminense (UFF). Título de pediatra geral pelo Hospital Infantil Nossa Senhora da Glória (HINSG), Vitória/ES. Mestre em Psicologia Experimental: Análise do Comportamento pela Pontifícia Universidade Católica de São Paulo (PUC-SP). Idealizador, fundador e diretor de neurologia da Casa Ability – a primeira casa do Brasil para treinamento em análise do comportamento aplicada (ABA) para adolescentes e adultos com TEA. Membro associado da Sociedade Brasileira de Neurologia Infantil (SBNI). Neurologista infantil (SBNI). Membro associado da Associação Brasileira de Neurologia e Psiquiatria Infantil e Profissionais Afins (ABENEPI). Neurologista infantil e coordenador do Núcleo de Atendimento ao Autista Suécia Brasil (NASB) da Associação de Pais e Amigos dos Excepcionais (Apae) – Cariacica.

Contatos
gusmaothiago@hotmail.com
contato@casability.onmicrosoft.com
Instagram: @drthiagogusmao/@casa.ability
27 99907 8484 (consultório Dr. Thiago Gusmão) /
27 99953 0088 (Casa Ability)

Os dados de prevalência do TEA, em sua maioria, se baseiam na população pediátrica, com uma carência de dados sobre a prevalência na população adulta. Dietz *et al.* (2020) conduziram estudo de prevalência estimada do TEA em adultos utilizando base de dados da National Survey of Children's Health (NSCH) coletada no ano de 2017, no qual se estima haver 2,2% da população dos Estados Unidos, na faixa entre 18 e 84 anos, no espectro do autismo (quase 5,5 milhões de autistas). Assim como nas estimativas de autismo em crianças em idade escolar nos EUA, a prevalência foi maior em homens do que em mulheres.

A importância desse fato, com dados sobre a população adolescente adulta com autismo, é corroborada por Roux *et al.* (2015). Segundo esses autores, ao longo das próximas décadas, as estimativas sugerem que meio milhão de adolescentes com TEA terminarão o ensino médio e aproximadamente 50 mil indivíduos com TEA completam 18 anos a cada ano nos EUA, a maior parte deles sem apoio para uma vida mais independente e funcional.

Atualmente, a preocupação mundial acerca de adolescentes e adultos com autismo está mais evidente. Quando buscamos na literatura científica, identificamos pesquisadores como Buescher *et al.* (2014), segundo os quais a maioria desses indivíduos continuará a precisar de algum apoio ou serviços adicionais ao longo de sua vida adulta. Isso é particularmente preocupante, uma vez que, nos EUA, o custo aproximado do tratamento para crianças está em torno de 61 a 66 bilhões de dólares anuais, enquanto o custo estimado para adultos está entre 175 a 196 bilhões de dólares.

No período da adolescência e vida adulta, as pessoas com TEA podem apresentar mais comportamentos inadequados, como motivação reduzida para uma vida independente, levando a fortes impactos na formação acadêmica e na empregabilidade, como relatado por Ballaban-Gil *et al.* (1996) e Spain e Blainey (2015).

Outro fator importante nessa fase de vida é a rejeição por seus pares e o consequente isolamento, que podem gerar sofrimento, com aumento da depressão e ansiedade, com prejuízos relacionados às interações sociais no futuro. Autores como Shipman *et al.* (2011) reafirmam esses dados e complementam referindo que esses prejuízos cumulativos interferem de maneira negativa na qualidade de vida, com presença de sofrimento psicossocial e baixa autoestima entre adolescentes com TEA sem déficit intelectual (QI > 70), gerando baixa qualidade de vida durante esse período, assim como alterações de ansiedade e humor.

Tantam (2003) aponta em seu estudo a ausência e, consequentemente, a necessidade de estudos que abarquem o TEA em indivíduos adultos, estudando os efeitos da ausência de suporte na medida em que eles crescem. O autor levanta questões como o sucesso em obter emprego em áreas que envolvem tecnologia, pela baixa interação com pessoas, considerando que a interação face a face é importante para o sucesso nas tarefas sociais em época de redes sociais e que experiências nas fases iniciais de desenvolvimento influenciam no formato final do cérebro.

Com os avanços no que se refere ao diagnóstico e intervenção precoce, muitos indivíduos têm chegado à adolescência e à idade adulta com avanços importantes no desenvolvimento de habilidades de comunicação, acadêmicas e de atividades de autocuidado, embora ainda com dificuldades relevantes na interação social (Fuentes *et al.*, 2021). Essas lacunas em relação às questões das habilidades sociais estão presentes não só no seu desenvolvimento, mas também em pesquisas que buscam preenchê-las, como as pesquisas em análise do comportamento aplicada (ABA), que são amplamente documentadas com validade científica.

Gerhardt e Lainer (2011) abordaram, em sua revisão da literatura sobre programas de intervenção que atendem adolescentes e adultos com TEA, necessidades instrucionais para essa população e taxa de emprego/subemprego. Os autores referem que 70% dos indivíduos atualmente identificados com TEA têm menos de 14 anos de idade e que essa população está se aproximando da vida adulta, representando uma iminente crise para adultos com TEA e sua comunidade, uma vez que instituições como universidades, mercado de trabalho e sistemas de saúde não possuem o preparo e o financiamento para atender tal demanda.

A maior parte das pesquisas sobre o ensino de habilidades sociais usando a ABA tem sido com crianças pequenas, como as em idade pré-escolar

(Gena *et al.*, 1996). Gerhardt e Lainer (2011), em consonância, relatam a escassez de publicações na área de intervenções para o público adulto com TEA usando preceitos da ABA, fato que passa a ser um desafio para aqueles que procuram trabalhar com essa faixa etária.

Portanto, é claro e evidente que o ensino de habilidades sociais e funcionais para adolescentes e adultos é de extrema importância para garantirmos independência, autocuidados e mais autonomia de vida, quando falamos em funcionalidade para pessoas com TEA. Em consonância com autores como Almaqui *et al.* (2021), as intervenções em habilidades sociais para adolescentes com autismo tendem a melhorar o conhecimento social e reduzem as deficiências sociais, e pesquisadores como Rao *et al.* (2008) afirmam também que a participação do treinamento de habilidades sociais no início da vida diminui e possivelmente até previne as dificuldades sociais na adolescência.

O desenvolvimento das habilidades sociais no TEA na adolescência interfere positivamente na vida adulta quanto ao sucesso profissional, garantindo maiores funcionalidade, independência, maturidade e melhora da interação social. A ausência de progresso nesses aspectos ocasionaria, por exemplo, despreparo para lidar com contatos sociais e demandas de interação com colegas de trabalho e/ou clientes, criando empecilhos em oportunidades profissionais. Por fim, sabemos que existem poucos sistemas de apoio especializado para essas pessoas e a maioria depende fortemente do apoio das suas famílias para encontrar emprego ou moradia. O mundo carece de capacitação para o atendimento de adolescentes e adultos com autismo.

Referências

ALMAQUI, I. *et al.* A systematic review of studies on social skills development for adolescents with autism spectrum disorders. *Journal of Quality in Health Care & Economics*, v. 4, n. 1, 2021.

BALLABAN-GIL, K. *et al.* Longitudinal examination of the behavioral, language, and social changes in a population of adolescents and young adults with autistic disorder. *Pediatric Neurology*, v. 15, n. 3, p. 217-223, 1996.

BUESCHER, A. V. *et al.* Costs of autism spectrum disorders in the United Kingdom and the United States. *JAMA Pediatrics*, v. 168, n. 8, p. 721-728, 2014.

DIETZ, P. M. *et al.* National and state estimates of adults with autism spectrum disorder. *Journal of Autism and Developmental Disorders*, v. 50, n. 12, p. 4258-4266, 2020a.

FUENTES, J. *et al.* ESCAP practice guidance for autism: a summary of evidence-based recommendations for diagnosis and treatment. *European Child & Adolescent Psychiatry* v. 30, n. 6, p. 961-984, 2020.

GERHARDT, P. F.; LAINER, I. Addressing the needs of adolescents and adults with autism: a crisis on the horizon. *Journal of Contemporary Psychotherapy*, v. 41, n. 1, p. 37-45, 2011.

GENA, A. *et al.* Training and generalization of affective behavior displayed by youth with autism. *Journal of Applied Behavior Analysis*, v. 29, n. 3, p. 291-304, 1996.

RAO, P. A. *et al.* Social skills interventions for children with Asperger's syndrome or high-functioning autism: a review and recommendations. *Journal of Autism and Developmental Disorders*, v. 38, n. 2, p. 353-361, 2008.

ROUX, A. M. *et al. National Autism Indicators Report:* transition into young adulthood. Philadelphia, PA: Life Course Outcomes Research Program, A.J. Drexel Autism Institute, Drexel University, 2015.

SHIPMAN, D. L. *et al.* Quality of life in adolescents with autism spectrum disorders: reliability and validity of self-reports. *Journal of Developmental and Behavioral Pediatrics*, v. 32, n. 2, p. 85-89, 2011.

SPAIN, D.; BLAINEY, S. H. Group social skills interventions for adults with high-functioning autism spectrum disorders: a systematic review. *Autism*, v. 19, n. 7, p. 874-886, 2015.

TANTAM, D. The challenge of adolescents and adults with Asperger syndrome. *Child and Adolescent Psychiatric Clinics of North America*, v. 12, n. 1, p. 143-163, 2003.

10

USANDO A AVALIAÇÃO DE HABILIDADES FUNCIONAIS DE VIDA PARA AVALIAÇÃO DE HABILIDADES SOCIAIS EM PESSOAS AUTISTAS

Muitos dos instrumentos para avaliação de repertório de habilidades sociais (HS) de pessoas autistas estão em língua inglesa e são de difícil aplicação. Nesse cenário, ferramentas fáceis e que possuam uma linguagem menos técnica podem trazer mais benefícios para pessoas autistas. A Avaliação de Habilidades Funcionais de Vida (AFLS) é um instrumento de avaliação abrangente e garante uma linguagem acessível para profissionais, porém não é específica para a coleta de HS. Este capítulo traz sugestões de como utilizar essa ferramenta para avaliar HS em pessoas autistas.

AÍDA BRITO

Aída Brito

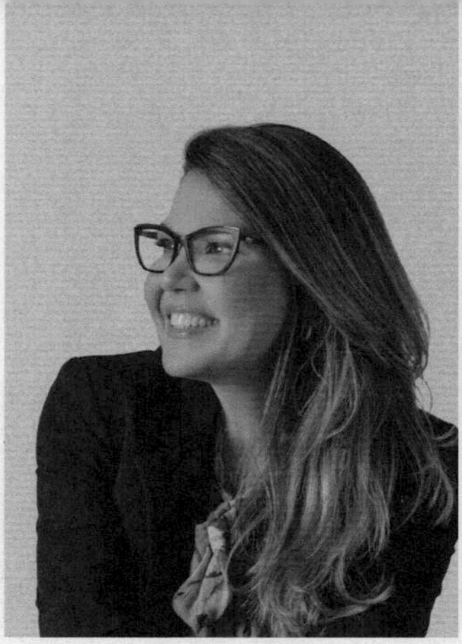

Doutora pelo Programa de Pós-graduação em Educação pela Universidade Federal do Piauí (UFPI). Mestre em Educação, psicóloga clínica, psicopedagoga, especialista em terapia analítico-comportamental infantil. Especialização em Análise do Comportamento Aplicada (ABA) à Educação de Pessoas com Transtorno do Espectro Autista, Atrasos no Desenvolvimento e Outros Problemas de Aprendizagem pela Universidade Federal de São Carlos (UFSCar). Certificada e supervisora pela International Behavior Analysis Organization (IBAO). Especialista em educação especial e inclusiva. Formação em TEACCH, PEC e ABA. Formação em *Canvas: A Behavior Analytic Art Curriculum*. Formação em Arteterapia. Atua como terapeuta ABA desde 2004. Diretora clínica do Grupo Luna ABA. Professora e pesquisadora em avaliação e intervenção ABA.

Contatos
www.lunaaba.com.br
brito.aidateresa@gmail.com
Instagram: @brito.aidateresa

As crescentes demandas na vida adulta compõem um desafio à parte para pessoas autistas. A comunicação, as interações, as tomadas de perspectivas e outras mais que compõem o rol social tornam muitas habilidades difíceis de serem conquistadas, independentemente de em qual ponta do espectro nosso aprendiz esteja, se precisando de mais ou menos suporte. Enfrentar as dificuldades do dia a dia nesse contexto não é tarefa fácil para a pessoa autista nem para sua família.

Muito do trabalho do analista do comportamento reside em buscar a melhor maneira de avaliar o adulto autista e planejar, em meio a tantos alvos, qual o melhor caminho para a aquisição dessas habilidades. Uma boa saída vem da escolha de bons protocolos para buscar esses alvos.

A AFLS (Avaliação de Habilidades Funcionais de Vida, do inglês Assessment of Functional Living Skills), avaliação criada por James Partington e Michael Mueller em 2012, se constitui em um protocolo seguro e de fácil utilização para avaliar repertórios gerais de pessoas autistas de qualquer idade, começando aos dois anos e continuando na idade adulta.

Existem seis grupos funcionais principais nessa avaliação, compondo seis cadernos com muitos critérios de testes de habilidades. Ao todo, centenas de competências podem ser avaliadas em uma unidade.

Cada um dos seis cadernos pode ser analisado individualmente e conectado um ao outro para obter uma visão geral do nível de habilidades para a vida do aprendiz, em habilidades como viver com outras pessoas, refeições e culinária, tarefas domésticas, habilidades organizacionais, gestão pessoal, saúde, segurança, higiene pessoal, compras e outras atividades que são importantes para ganhar independência.

A AFLS não traz um caderno de habilidades sociais (HS) em separado, o que torna o trabalho para captação desses alvos um pouco mais complexo e laborioso, já que a ferramenta não foi especificamente elaborada para esse fim.

Em contraponto, existem algumas ferramentas que avaliam exclusivamente o repertório social, ou oferecem uma análise mais clara da natureza do fenômeno social, como o *Crafting Connections* (Taubman *et al.*, 2011). Assim, para a busca desses alvos na AFLS, é necessário um trabalho mais minucioso de um analista experiente para identificar HS por níveis de complexidade e que se estabeleçam relações entre elas.

Este capítulo tem como objetivo derivar comparações que otimizem a avaliação do analista do comportamento, a partir do cruzamento das informações no que se refere ao conhecimento dos alvos de HS em comum entre o *Crafting Connections* e a AFLS, fornecendo um guia para que se possa convergir para uma compreensão de HS mais eficaz para uma futura intervenção.

A compreensão desses alvos abrange uma ampla gama de conceitos e, embora existam muitas maneiras diferentes de definir HS e estabelecer treinos sociais, em geral muitos se concentram nas regras e comportamentos que ajudam os indivíduos a interagirem uns com os outros de forma superficial, não explorando a complexidade e a profundidade desse fenômeno. Faz-se necessário, portanto, o uso de uma taxonomia mais ampla que ajude a organizar elementos constituintes das HS.

Para Del Prette e Del Prette (2001), "Um comportamento social somente é classificado como habilidade social quando contribui para a competência social em uma tarefa de interação social". A construção de um repertório de HS é, portanto, extremamente necessária para obter competência social. Essa construção pode ainda não ser o suficiente (Trower, 1995) e enriquecer o organismo com habilidades planejadas para esse fim, podendo nos encaminhar para uma intervenção segura.

Esse enriquecimento de HS perpassa um conjunto de alvos sociais em uma taxonomia ampla, cada uma contendo habilidades básicas, intermediárias e avançadas, formada por interação social, relacionamento social, consciência social, comunicação social e aprendizagem social (Taubman, 2011).

A consciência social consiste na discriminação e compreensão de sinais sociais e é crucial para a aquisição desses mesmos sinais em situações interacionais imediatas, no que tange ao reconhecimento de sinais de comunicação social. Para desenvolver competências nessa área, é necessário desenvolver repertório de correspondência, ouvinte, nomeações, ensino de discriminação simples, controle de estímulo etc. Esse conjunto de alvos pode ser encontrado no caderno de Habilidades Básicas da AFLS, na seção de Comunicação Básica, em diversas tarefas de solicitações.

A comunicação social se preocupa com os aspectos sociais da comunicação, quer sejam expressões verbais, quer sejam não verbais. O que é dito, em um sentido figurado ou não, inclui, nessa área, habilidades básicas de conversação, saudações simples, interromper apropriadamente uma conversa, tom e ritmo de uma conversa, perguntas simples, elogiar, receber feedbacks, pedir desculpas etc. Esse grupo de alvos pode ser localizado no caderno de Habilidades Escolares da AFLS, na seção de HS, e pode estar interseccionado a outras áreas, como interação social e relacionamento social.

A interação social se concentra em ensinar as habilidades necessárias para ter sucesso nas trocas sociais. Os alvos nesta área muitas vezes incluem componentes conversacionais, mas os aspectos mais importantes envolvem o processo interacional. Esta área inclui competências básicas, como estar próximo de outras pessoas e responder às suas iniciações, iniciar e manter interações lúdicas, esperar sua vez, participação básica em brincadeiras, responder a dicas e tomada de decisão etc., e pode ser encontrada no caderno de Habilidades Escolares da AFLS, em HS.

A área de aprendizagem social preocupa-se com a capacidade de uma pessoa aprender e ser influenciada pelo seu ambiente social, por meio de imitações, representando um meio para adquirir novas HS. Dela fazem parte as imitações não verbais, aprendizagem incidental, busca de informação e disponibilidade para processos de grupo. Podem ser encontradas em tarefas no caderno de Vida Independente da AFLS, que inclui as atividades de gestão pessoal e resolução de problemas.

A área de relacionamento social preocupa-se com o aspecto afetivo, conectado e relacional do comportamento social. Os alvos na área de relacionamento social envolvem conexões complexas como iniciar e manter relacionamentos, amizades, empatia, reciprocidade social, altruísmo, compaixão etc. Alguns alvos podem ser encontrados no caderno de Vida Independente da AFLS em Conhecimento Social, Interações Sociais, Compartilhar Habitação e Relacionamentos Interpessoais.

Este capítulo não pretende resumir todo o repertório contido na AFLS, mas sim usar essa taxonomia em um esforço que possibilite maior controle por parte dos profissionais em selecionar os alvos mais eficazes possíveis para favorecer o desenvolvimento da competência social, constituindo uma intervenção futura eficaz e bem-sucedida para pessoas autistas.

Referências

DEL PRETTE, A.; DEL PRETTE, Z. A. P. *Psicologia das relações interpessoais*: vivências para o trabalho em grupo. Petrópolis: Vozes, 2001.

DEL PRETTE, A.; DEL PRETTE, Z. A. P. Habilidades sociais: biologia evolucionária, sociedade e cultura. *In*: GUILHARDI, H. J. *et al.* (org.). *Sobre comportamento e cognição*: vol. 8: expondo a variabilidade. Santo André: ESETec, 2001. p. 65-75.

DEL PRETTE, Z. A. P.; DEL PRETTE, A. *Habilidades sociais e análise do comportamento*: proximidade histórica e atualidades. Perspectivas, São Paulo, v. 1, n. 2, p. 104-115, 2010.

PARTINGTON, J. W.; MUELLER, M. *The assessment of functional living skills* [AFLS]. [S.l.]: Pleasant Hill, CA: Behavior Analysts, Inc., 2012.

TAUBMAN, M. T. *et al. Crafting connections*: contemporary applied behavior analysis for enriching the social lives of persons with autism spectrum disorder. New York: DRL Books, 2011.

TROWER, P. Adult social skills: state of the art and future directions. *In*: O'DONOHUE, W.; KRASNER, L. (ed.). *Handbook of psychological skills training:* clinical techniques and applications. New York, NY: Allyn and Bacon, 1995. p. 54-80.

11

REGULAÇÃO EMOCIONAL NO AUTISMO

O fenômeno da regulação emocional é complexo e pode ser compreendido por meio do entrelaçamento de influências filogenéticas, ontogenéticas e culturais. No desenvolvimento atípico, há variáveis neurobiológicas que afetam os mecanismos de regulação emocional. Apresentamos aqui um resumo desses fenômenos e as principais intervenções da área.

NATALIE BRITO ARARIPE

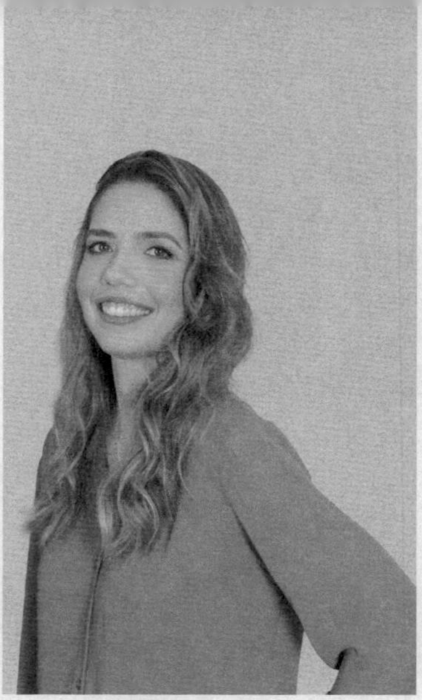

Natalie Brito Araripe

Psicóloga. Analista do comportamento certificada pelo Behavior Analyst Certification Board (BACB) e pelo Qualified Applied Behavior Analysis Credentialing Board (QABA). Mestre em Psicologia pela Universidade Federal do Ceará (UFC) e master em Análise do Comportamento Aplicada (ABA) pela ABA Espanha. Diretora clínica da LUNA ABA. Atua com análise do comportamento aplicada ao autismo há mais de 12 anos.

Contatos
nataliebrito@lunaaba.com
Instagram: @natalie_araripe

O conceito de regulação emocional

Existem várias definições de regulação emocional na literatura. Certamente, a perspectiva teórica é uma grande balizadora da definição e, nesse texto, partiremos de duas perspectivas: a desenvolvimentista e a analítico-comportamental – ambas consideram aspectos neurobiológicos, de história de vida e culturais nesse processo.

Thompson (2011) define regulação emocional como processos intrínsecos e extrínsecos nos quais monitoramos, avaliamos e modificamos a intensidade e a duração das emoções, orientados por alguma meta.

Operacionalizando esse conceito, a classe de comportamentos de regular emoções seria formada por respostas de monitorar, avaliar e modificar a intensidade e a duração de reações emocionais, a depender do contexto. Por exemplo: diante de um acidente de carro, é esperado que tenhamos reações mais intensas, o que não deve ocorrer diante de uma caneta caindo. Ou seja, diante de determinadas situações, nos comportamos avaliando o contexto e modificando nossos comportamentos públicos – tentamos "adequar" o tamanho da nossa reação ao tamanho da situação.

Partindo desse ponto, parece fácil regular emoções. De maneira alguma – a regulação emocional é um fenômeno muito complexo, pois envolve uma combinação complexa de fatores neurobiológicos, de história de vida e culturais. Para começar a entendê-los, pensemos num bebê em seu primeiro ano de vida. Ele começa a se comportar para manter condições agradáveis (p. ex., sorriso social diante a mãe) ou para retirar eventos aversivos (p. ex., chorar com fome). Na medida em que esse bebê amadurece, consegue se atentar mais a estímulos relevantes do ambiente que, por sua vez, fortalecem (reforçam) ou enfraquecem essas respostas.

Essa relação entre fatores biológicos e seleção de comportamentos na história de vida é chamada, em uma lente comportamental, de princípio unificado do reforço. Para esse princípio, os estímulos que funcionam como reforçadores também eliciam uma resposta reflexa (Goulart *et al.*, 2012). No exemplo do bebê, a mãe funcionaria como estímulo reforçador para a resposta de sorrir e, ao mesmo tempo, seria estímulo eliciador para respostas de "prazer".

Após aprender a "regular" seu comportamento diante de consequências simples, como a aproximação da mãe com a comida, por exemplo, o bebê começa a emitir respostas de referenciação social para realizar essa regulação. Diante de uma determinada reação afetiva do outro a um estímulo desconhecido, ele apresenta respostas de afastamento ou aproximação desse estímulo novo, o que também elicia respostas emocionais (p. ex., diante de um determinado estímulo estranho – um inseto – o bebê olha para o rosto do seu cuidador e se afasta ou se aproxima do inseto, chorando ou sorrindo).

A resposta descrita anteriormente, citada na literatura como referenciação social, é considerada uma chave importante para o desenvolvimento da atenção compartilhada, processo complexo que envolve o compartilhamento da resposta de atenção a dois ou mais estímulos (como quando mostramos algo do nosso interesse para alguém ou quando nos atentamos ao assunto ou ao conteúdo de interesse de uma terceira pessoa) (Peláez, 2009).

Os processos citados são aspectos relevantes e que fazem parte do desenvolvimento de respostas de regulação emocional – afinal, como discutido anteriormente, essas respostas também dependem da avaliação que fazemos dos fenômenos ambientais, ou seja, da nossa atenção a esses fenômenos (Thompson, 2011).

Um pouco mais tarde, no segundo ano de vida, o bebê avança nos primórdios de classes de comportamentos de autoconsciência. Começa a sentir culpa, vergonha e orgulho – e as pessoas começam a nomear esses sentimentos para ele. Além disso, os valores socioculturais também vão modelando os contextos nos quais esses sentimentos são considerados apropriados ou não (Thompson, 2011).

Na primeira infância, continuamos a desenvolver respostas de regulação emocional mergulhadas em valores socioculturais – as pessoas vão nos ensinando o tamanho de uma reação apropriada em contextos diversos. Além disso, começamos a compreender as causas e consequências das emoções.

Todo dia, todos nós passamos por situações nas quais regulamos nossas emoções. Por exemplo, quando estamos chateados porque perdemos algo e vamos ouvir uma música, ou quando brigamos com alguém e nos afastamos para não falarmos coisas que podem magoar a pessoa.

Não obstante, regular a própria emoção não é tarefa fácil. Além da gênese complexa, resumida nos parágrafos anteriores, envolve também um extenso treino de identificar a própria emoção, situações que são gatilhos, a própria emoção acelerando ou desacelerando, as consequências de "se deixar levar" e os próprios treinos de tolerar ou mudar o foco.

Abordaremos alguns procedimentos e estratégias levantados na literatura para a modelagem de respostas de regulação emocional, mas, antes disso, discorreremos sobre os impactos das dificuldades de regulação emocional no autismo.

Regulação emocional no autismo

Todos os sintomas centrais do transtorno do espectro autista (TEA) estão ligados à desregulação emocional (Cai *et al.*, 2018). Quando comparamos à população geral, pessoas com autismo têm quatro vezes mais dificuldades de regulação emocional, fator que está diretamente ligado a mais quadros de ansiedade (prevalência de 14% a 84% na população com TEA), depressão (prevalência de 17% a 70% em TEA) e agressividade (White *et al.*, 2020; Cai *et al.*, 2018). Tal fenômeno também está associado a um maior uso de medicação, hospitalização psiquiátrica e intervenções focadas em crise. Além disso, jovens com TEA experimentariam consequências fisiológicas da emoção com menos *insights* (Mazefsky *et al.*, 2013).

Pesquisadores da área (Conner *et al.*, 2022) afirmam que diferenças de expressão e regulação emocional deveriam ser utilizadas como marcadores para identificação precoce do autismo, apesar de não aparecerem como critérios diagnósticos na quinta edição do *Manual diagnóstico e estatístico de transtornos mentais* (APA, 2013). Eles apontam que grupos de bebês posteriormente diagnosticados com autismo, quando comparados a grupos neurotípicos, mostram uma diferença significativa entre a frequência de sorrisos sociais e a intensidade de emoções negativas. Essas diferenças apareceriam ainda, na literatura, correlacionadas a desfechos desfavoráveis (Conner *et al.*, 2022). Por fim, eles destacam que, apesar dessa diferença, as medidas da maioria dos programas de intervenções precoce enfatizam cognição e comunicação, deixando a regulação emocional de lado.

Diferenças no processamento, na atenção e na percepção presentes em bebês autistas podem, em parte, explicar essa dificuldade (Mazefsky *et al.*, 2013). Dissemos, no tópico anterior, que a desregulação emocional se desenvolve a partir da interação entre mecanismos neurobiológicos – como a atenção – e as consequências do meio. Dessa forma, maior ou menor sensibilidade a estímulos sociais ou outros estímulos do meio pode afetar significativamente esse processo, haja vista, por exemplo, a maior dificuldade de bebês autistas em se atentarem a faces humanas e reconhecerem expressões faciais de emoção (Golarai *et al.*, 2006).

Além disso, na população com TEA também encontramos mais quadros de alexitimia – dificuldade para identificar e nomear as próprias emoções (Cai *et al.*, 2018). Esse fenômeno estaria diretamente ligado à dificuldade de regulação emocional, pois um aumento da consciência do próprio estado emocional diminui a excitação emocional, ou seja, pode reduzir a intensidade da emoção.

Apesar de todos esses dados citados, ainda há muito a se pesquisar acerca da causa e das manifestações de desregulação emocional no autismo (Cai *et al.*, 2018). Além do fato de as pesquisas sobre as etiologias do autismo ainda estarem em desenvolvimento, os instrumentos utilizados para identificar sintomas externalizantes e internalizantes nessa população partem de uma população neurotípica e são mais utilizados com amostras masculinas (Cai *et al.*, 2018). Dessa forma, além de não estar claro quais sintomas seriam advindos do próprio autismo ou de uma condição associada (p. ex., uma fobia específica de exaustores), o fato de a amostra ser predominantemente masculina pode subestimar os dados de uma condição fenotípica feminina.

De modo geral, apesar de as pesquisas na área estarem engatinhando, há dados promissores sobre abordagens terapêuticas. As estratégias mais efetivas, apontadas por Cai *et al.* (2018), são: as de atenção plena (que aumentam a percepção de estados emocionais); as que enfatizam flexibilidade psicológica (utilizar diferentes habilidades para selecionar as estratégias e implementá-las de maneira específica em cada contexto); e as que ensinam regulação emocional de estratégias positivas. Abordaremos essas e mais estratégias no próximo tópico.

Estratégias de intervenção para regulação emocional

Há poucas pesquisas que focam explicitamente na desregulação emocional no autismo. Entretanto, quando falamos em condições associadas, como ansiedade e depressão, esse quadro se reverte – há um número robusto de estudos com terapia cognitivo-comportamental para sintomas de ansiedade presentes no autismo. Além disso, procedimentos baseados em *mindfulness,* ou atenção plena, têm emergido no corpo de evidências (White *et al.*, 2020).

Não obstante, quando mudamos o foco de pesquisa de "regulação emocional" para "comportamentos repetitivos e estereotipados", ou ainda para habilidades socioemocionais, o número de estudos com evidência dentro de outras áreas aumenta significativamente. Em revisão realizada por Nichols (2021), as estratégias de intervenção no caso de comportamentos restritos e repetitivos no autismo poderiam ser classificadas em dois grupos: intervenções para comportamentos restritos e repetitivos (CRR) de ordem inferior, que incluem comportamentos repetitivos, como estereotipias, e CRR de ordem superior, como compulsões, rituais ou aderência rígida a algumas regras.

O foco deste capítulo são os CRR de ordem superior, pois envolvem inflexibilidade. Dentre os estudos sobre estratégias para tratamento desses comportamentos, metade deles busca avaliar a função do comportamento antes da intervenção, mostrando que a análise funcional é um dos principais procedimentos de escolha na área.

Além da análise funcional, as principais estratégias utilizadas foram reforçamento diferencial, extinção, ensino de habilidades socioemocionais, uso de dicas, fornecimento de escolhas, automonitoramento e treino de comunicação funcional.

Destacamos também a emergência de evidências das terapias comportamentais contextualistas para intervenção no autismo. Dentre essas terapias, cabe destaque à terapia de aceitação e compromisso (ACT), que busca, por meio de procedimentos de aceitação, desfusão cognitiva, autoconhecimento e outros, construir repertórios de flexibilidade cognitiva (Byrne & O'Mahony, 2020).

Conclusões

Trabalhar com regulação emocional no autismo pode ser uma tarefa difícil. Além da complexidade na gênese e na manifestação do fenômeno, a literatura encontra-se dispersa e somente um terapeuta bastante experiente consegue encontrar diferentes fontes de confiança.

Este capítulo esboçou algumas pinceladas sobre o tema – um pontapé inicial para os terapeutas que estão começando. Recomendamos fortemente que busquem ler as referências utilizadas para a construção deste texto, sempre além de buscar supervisão na área.

Vale, acima de tudo, fazer uma reflexão ética sobre a área: a desregulação emocional causa sofrimento para o sujeito? Ela é fruto de uma dificuldade de o sujeito lidar com as próprias emoções ou é resultado de um julgamento deveras normativo da sociedade? Afinal, muitas vezes o sofrimento de alguém pode estar vinculado a uma imposição ou uma expectativa social de encaixe nos padrões. Como terapeutas/professores/pais, devemos ter ciência quanto aos limites e às expectativas que impomos e saber que muitas vezes elas podem prejudicar muito mais do que ajudar nossos clientes/alunos/filhos!

Por fim, esperamos que a leitura deste capítulo incentive os leitores a realizarem pesquisas na área – além de ser um campo muito escasso de pesquisas em português, tem um valor social imenso: nossos clientes ou alunos e suas famílias agradecem!

Referências

AMERICAN PSYCHIATRIC ASSOCIATION (APA). *Diagnostic and statistical manual of mental disorders*. 5. ed. Washington, DC: American Psychiatric Publishing, 2013.

BYRNE, G.; O'MAHONY, T. Acceptance and commitment therapy (ACT) for adults with intellectual disabilities and/or autism spectrum conditions (ASC): a systematic review. *Journal of Contextual Behavioral Science*, v. 18, p. 247-255, 2020.

CAI, R. Y. *et al*. Emotion regulation in autism spectrum disorder: Where we are and where we need to go. *Autism Research*, v. 11, n. 7, p. 962-978, 2018.

CONNER, C. M., *et al*. Emotion development in autism. *In*: DUKES, D. *et al*. (ed.). *The Oxford Handbook of Emotional Development*. Oxford: Oxford University Press, 2022.

GOLARAI, G. *et al*. Autism and the development of face processing. *Clinical Neuroscience Research*, v. 6, n. 3-4, p. 145-160, 2006.

GOULART, P. R. K. *et al*. Aprendizagem. In: HÜBNER, M. M. C.; MOREIRA, M. B. (orgs.). *Temas clássicos da psicologia sob a ótica da análise do comportamento*. Rio de Janeiro: Guanabara Koogan, 2012. p. 20-31.

MAZEFSKY, C. A. *et al*. The role of emotion regulation in autism spectrum disorder. *Journal of the American Academy of Child and Adolescent Psychiatry*, v. 52, n. 7, p. 679-688, jul. 2013.

NICHOLS, E. *Behavioral interventions for higher-order restricted and repetitive behaviors in autism:* a systematic review and meta-analysis. 2021. Tese (Doutorado em Psicologia) – St. John's University, New York, 2021.

PELÁEZ, M. Joint attention and social referencing in infancy as precursors of derived relational responding. *In*: REHFELDT, R. A.; BARNES-HOLMES, Y. *Derived relational responding*: applications for learners with autism and other developmental disabilities. Oakland, CA: New Harbinger Publications, Inc. 2009. p.63-78.

THOMPSON, R. A. Emotion and emotion regulation: two sides of the developing coin. *Emotion Review*, v. 3, n. 1, p. 53-61, 2011.

WHITE, S. W. *et al*. Clinical update: the implementation of evidence-based emotion regulation treatment for clients with autism, evidence-based practice in child and adolescent mental health. *Evidence-Based Practice in Child and Adolescent Mental Health*, v. 6, n. 1, p. 1-10, 2020.

12

AFETIVIDADE NO TRANSTORNO DO ESPECTRO AUTISTA

RELACIONAMENTO E HABILIDADES SOCIAIS

Este capítulo busca explorar as nuances da afetividade no transtorno do espectro autista (TEA). A afetividade é crucial na conexão humana, mas, para indivíduos com autismo, expressá-la difere da norma cultural. O TEA afeta a comunicação, interação e comportamento, criando desafios no desenvolvimento. Apesar das dificuldades sociais e emocionais, pessoas com TEA podem amar, formar vínculos e demonstrar afeto como qualquer outra pessoa.

VIVIANE MONTAGNINI

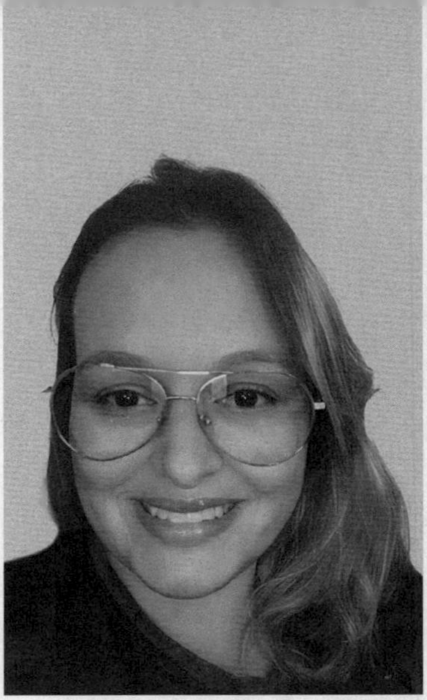

Viviane Montagnini

Pedagoga graduada pela Universidade Anhanguera, graduanda em Fonoaudiologia. Especialista em psicopedagogia clínica e institucional e educação especial e em neurociência aplicada à aprendizagem. Pós-graduada em Análise do Comportamento Aplicada (ABA) para Autismo e Deficiência Intelectual e mestre em Análise do Comportamento pelo Centro Paradigma. Possui extensão acadêmica em Avaliação Comportamental, Conceitos Básicos da ABA e Procedimentos de Ensino pelo Centro Paradigma, além de extensão em Educação Especial e Inclusão Escolar. Possui diversos cursos em análise funcional do comportamento, avaliação por meio do VB-MAPP, PEP-R, IDADI, ABLLS e outros protocolos de avaliação. Cursou, ainda, Capacitação e Aprimoramento em ABA pela UFSCar e Gestão de Comportamentos Inapropriados e Ensino Naturalístico pelo Instituto Farol, além de formação em Gestão do Comportamento em Organizações (OBM). Está em processo de certificação Qualified Behavior Analysis (QBA).

Contatos
viviane_mon@yahoo.com.br
Instagram: @viviane.montagnini
WhatsApp: 11 97775 8950

A afetividade é uma dimensão fundamental da experiência humana, que se expressa por meio de sentimentos, emoções, sensações e afetos. É por meio da afetividade que ocorre a conexão entre as pessoas, sendo estabelecidas relações e construções de vínculos. Segundo Wallon (2008), os fenômenos ligados à afetividade demonstram o modo como os acontecimentos influenciam na natureza humana, indicando, como resultados, um conjunto de reações de diferentes matizes que indicam seu modo de vida.

As ações e reações dos semelhantes se tornam as mais importantes no contexto desses fenômenos inerentes à afetividade, trazendo às relações humanas uma característica dramática, em que passa a ser adequada a compreensão da afetividade como qualidade das relações humanas e das experiências delas derivadas (Wallon, 2008).

No caso das pessoas com autismo, a afetividade pode ser expressa de modo diferente do que é esperado na cultura em que vivem. Isso ocorre porque o autismo é uma condição do neurodesenvolvimento que afeta a comunicação social e a interação social. Importa, nesse contexto, compreender o transtorno do espectro autista (TEA), bem como suas implicações aos indivíduos e à sociedade.

O TEA é um distúrbio do neurodesenvolvimento, caracterizado por uma gama de características que variam de mais sutis a mais intensas. Essas características estão relacionadas aos déficits de comunicação, interações sociais e comportamentos repetitivos. Geralmente se manifesta na infância e pode resultar em desafios significativos ao desenvolvimento.

As características principais de uma pessoa com TEA incluem interações sociais singulares, formas de aprendizagem não convencionais, interesse intenso em assuntos específicos, tendência a seguir rotinas, dificuldades na comunicação típica e processamento sensorial peculiar (ONU, 2018).

Além dos aspectos citados, o indivíduo autista pode ter dificuldade em compreender e interpretar as emoções dos outros, bem como expressar suas próprias emoções. Isso pode dificultar a construção de relacionamentos e a participação em atividades sociais. No entanto, é importante ressaltar que a afetividade é uma dimensão complexa e que pode ser expressa de diversas formas. As pessoas com autismo podem experimentar e expressar a afetividade de modo diferente, mas isso não significa que elas sejam incapazes de amar, sentir empatia ou formar relacionamentos significativos.

Podem-se ilustrar tais considerações a partir da afirmação de Hobson (2002), de que algumas crianças autistas apresentam dificuldades significativas no contato interpessoal e nas trocas emocionais desde o nascimento. Essas dificuldades podem ser observadas na dificuldade de estabelecer proximidade com os pais, na troca de gestos emocionais e no uso de palavras ou símbolos com intenção emocional.

As habilidades sociais são as competências necessárias para se comunicar e interagir de maneira eficaz com os outros. As pessoas autistas podem ter dificuldade em desenvolver essas habilidades, o que pode prejudicar sua capacidade de estabelecer e manter relacionamentos. O treinamento em habilidades sociais pode ajudar a melhorar sua capacidade de comunicação, compreensão e interação social. Esse treinamento pode ser feito de maneira individual ou em grupo, e deve ser adaptado às suas necessidades específicas.

Sabe-se que o contato interpessoal e a responsividade emocional são fundamentais para a formação do pensamento simbólico. Isso ocorre porque as relações interpessoais permitem a troca das experiências subjetivas de uma pessoa com as experiências da outra. A falta de engajamento social com os outros pode ser uma das causas dos prejuízos de comunicação associados ao autismo. Crianças autistas podem se relacionar com as pessoas como se elas fossem objetos ou coisas, dando pouca atenção à presença dos outros e não se engajando social e afetivamente com elas (Hobson, 2002). Contudo, podem formar relacionamentos significativos com familiares, amigos, colegas e parceiros românticos. No entanto, esses relacionamentos podem ser desafiadores para ambas as partes. Essas pessoas podem precisar de apoio para compreender e responder às necessidades sociais de seus parceiros. Os parceiros, por sua vez, também podem precisar aprender a lidar com comportamentos considerados incomuns ou desafiadores.

As dificuldades que se relacionam à interação social dizem respeito a diversos aspectos, como a própria discriminação, que, entre outros pontos, atua como obstáculo aos relacionamentos da pessoa autista.

É compreensível que o autismo também afete o desenvolvimento emocional-sexual, principalmente em adolescentes e adultos. O TEA, entendido como uma alteração no neurodesenvolvimento, pode se apresentar com desenvolvimento psicoafetivo mais tardio (Hervás, 2016). Isso significa que as pessoas com autismo podem apresentar um desenvolvimento psicoafetivo mais tardio e marcado por uma diminuição de relações afetivo-sexuais. No entanto, isso não significa que as relações que eles estabelecem sejam insatisfatórias.

Em geral, apesar das limitações, a literatura parece concluir que a grande maioria das pessoas com autismo tem as mesmas necessidades emocionais e sexuais que pessoas da mesma idade fora do espectro. No entanto, o autismo afeta sua capacidade de desenvolvê-las de maneira eficaz e satisfatória.

Outro fator a ser entendido é a expressão da dificuldade quanto aos comportamentos da capacidade de atenção conjunta. Tal dificuldade se evidencia notadamente diante da ausência do uso do gesto declarativo de mostrar e apontar. Essas condições, no entanto, evidenciam outros déficits, como a demonstração de afeto.

Pessoas no espectro podem apresentar dificuldades no relacionamento interpessoal, na troca de gestos emocionais e para usar palavras ou símbolos com intenção emocional. Essas dificuldades podem ser observadas desde o nascimento, antes mesmo do aparecimento da fala. Nesse contexto, importa compreender a relevância dos aspectos intrínsecos à sexualidade das pessoas autistas. Estudos desenvolvidos com autistas (Sala, 2020) mostram que, mesmo que elas tenham um desenvolvimento sexual semelhante ao da população em geral, também apresentam características únicas que devem ser consideradas. Não nos alongaremos nesse assunto, haja vista que neste livro existe um capítulo dedicado exclusivamente ao tema, no qual cabe maior aprofundamento acerca da sexualidade.

Ao pensarmos em todas as nuances de dificuldades apresentadas anteriormente, cabe citar algumas estratégias que podem favorecer o desenvolvimento da afetividade:

- Usar recursos visuais ou quadros de comunicação para auxiliar na expressão e compreensão de emoções pode ser útil como suporte, favorecendo a criação de estratégias de antecipação para auxílio com situações sociais e/ou sentimentos desconhecidos.

- Interagir com animais pode ajudar a pessoa a se sentir mais confortável com o contato físico e emocional.
- A terapia ocupacional envolve a pessoa em atividades sensoriais e motoras que possam ajudar a regular suas emoções e aumentar a consciência corporal, o que pode influenciar positivamente as interações sociais.
- Participar de jogos ou atividades estruturadas exige cooperação ou turnos na conversa, facilitando a compreensão das emoções e perspectivas dos outros.
- Sessões estruturadas para ensinar explicitamente habilidades sociais, como reconhecer expressões faciais, trocar de turno na conversa e compreender pistas sociais.
- A terapia comportamental é muito útil para reforçar comportamentos sociais desejados, como elogiar interações sociais bem-sucedidas para encorajar a repetição, até que essa habilidade se torne reforçadora por si só.
- Levar em consideração interesses, preferências e necessidades específicas da pessoa com autismo torna a intervenção mais eficaz.

É importante lembrar que as intervenções devem ser adaptadas às necessidades de cada pessoa. Além disso, o apoio da família e dos cuidadores é fundamental para facilitar o desenvolvimento da efetividade e das habilidades sociais.

A título de conclusão, pode-se afirmar que a afetividade é uma componente essencial da vida humana, essencial para os relacionamentos e para o bem-estar. No entanto, as pessoas com TEA podem ter dificuldade em compreender e expressar emoções, o que pode dificultar a construção de relacionamentos significativos.

Os desafios da afetividade no TEA podem ser divididos em três categorias principais, que incluem as dificuldades na comunicação social, pois as pessoas com TEA podem ter dificuldade em compreender e usar a linguagem verbal e não verbal, o que pode dificultar a compreensão das emoções dos outros. Além disso, pessoas com TEA podem ter dificuldade em iniciar e manter interações sociais, o que pode limitar suas oportunidades de aprender sobre as emoções dos outros. Por exemplo, podem ter dificuldade em iniciar uma conversa, manter o foco na conversa ou entender as sutilezas da linguagem corporal. Essas pessoas podem ter sensibilidades sensoriais que podem dificultar a compreensão e a expressão das emoções. Por exemplo, podem ser hipersensíveis a sons, luzes ou cheiros, o que pode causar desconforto ou estresse. Podem também ser hipossensíveis a essas mesmas sensações, o que pode dificultar a percepção do mundo ao seu redor.

De modo geral, as dificuldades na construção de relacionamentos das pessoas com TEA podem incluir familiares, amigos e parceiros românticos. Além disso, as dificuldades na participação social das pessoas com TEA incluem as atividades sociais, o que pode limitar suas oportunidades de socialização e aprendizagem. As dificuldades na saúde mental podem causar, nesse público, ansiedade, depressão e transtornos diversos.

Referências

HERVÁS, A. Un autismo, varios autismos. Variabilidad fenotípica en trastornos del espectro autista. *Revista de Neurología*, v. 62, Supl 1, p. S9-14, 2016.

HOBSON, P. *The cradle of thought.* London: Macmillan, 2002.

ONU. *Chefe da ONU pede empoderamento de mulheres e meninas com autismo*. Organização das Nações Unidas. 2018. Disponível em: https://nacoesunidas.org/chefe-da-onu-pede-empoderamento-de-mulheres-e-meninas-com-autismo/. Acesso em: 14 dez. 2023.

SALA, G. *et al.* As diverse as the spectrum itself: trends in sexuality, gender and autism. *Current Developmental Disorders Reports* [online]. v. 7, n. 6, p. 59-68, 2020.

WALLON, H. *Do ato ao pensamento:* ensaio de psicologia comparada. Petrópolis: Vozes, 2008.

13

DEPRESSÃO E SUICÍDIO NO PACIENTE ADULTO COM AUTISMO

O paciente adulto com diagnóstico de autismo muitas vezes é negligenciado quanto a outros sintomas psiquiátricos e de sofrimento que possam estar presentes, visto que, até profissionais especializados, por vezes, podem não reconhecer sintomas depressivos e ideações suicidas nesses pacientes, pois os sintomas podem estar mascarados pelas dificuldades de expressão e demonstração de sentimentos que os pacientes autistas podem ter. Porém, ultimamente, muitas pesquisas e dados clínicos têm nos alertado sobre a importância de estarmos atentos para reconhecer possíveis sintomas depressivos e ideações suicidas em indivíduos autistas adultos. O tratamento deve ser instituído o quanto antes, com o intuito de proteger o indivíduo e prevenir possíveis desfechos ruins na vida do paciente autista e de seus familiares.

GRACIELA MARASCA RIBEIRO

Graciela Marasca Ribeiro

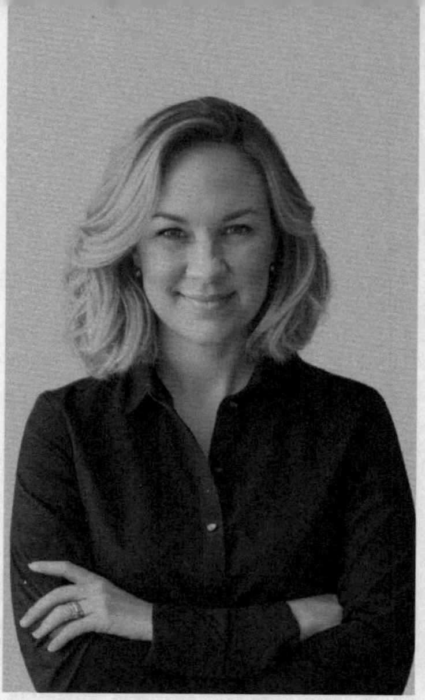

Médica formada pela Faculdade Federal de Santa Maria (UFSM) - RS. Médica psiquiatra e psicoterapeuta de orientação analítica formada pela Faculdade Federal de Pelotas (UFPEL) - RS. Possui aperfeiçoamento em psicanálise e poesia. Já atuou como psiquiatra colaboradora do Instituto de Psiquiatria do Hospital das Clínicas - USP. Trabalhou como Médica psiquiatra em Centros de Atendimento Psicossocial (CAPS) no estado de São Paulo por dez anos. Atualmente, é professora de Psiquiatria do curso de Medicina da Universidade Anhembi Morumbi (UAM) - Piracicaba/SP. Médica psiquiatra interconsultora em Hospital Geral e médica psiquiatra diretora da Clínica Marasca, na cidade de Piracicaba/SP.

Contatos
www.gracielamarasca.com.br
contato@gracielamarasca.com.br

Quando recebi o convite para escrever este capítulo – e desde já agradeço imensamente esta oportunidade de poder falar sobre o autismo no adulto de maneira clara e objetiva – imediatamente lembrei-me de uma paciente, a jovem K., que um dia adentrou meu consultório com um olhar curioso, espantado e, ao mesmo tempo, desconfiado, no auge dos seus 22 anos, perguntando-me se ela era autista. A jovem, de estatura baixa, magrinha, tinha os cabelos lisos e negros e os olhos pretos. A pele era branquinha, como a de quem não sai muito ao sol; dizia que trabalhava como costureira, ajudando sua mãe. Após uma longa conversa com K., uma avaliação com sua mãe e aplicação de escalas, realmente pude confirmar que ela preenchia critérios para o diagnóstico de transtorno do espectro autista (TEA). Quando mencionei e confirmei o diagnóstico, K. baixou a cabeça e chorou. Pareceu-me um choro de alívio, misturado com tristeza e muito sofrimento.

Ter atendido K. foi um *start* para que eu refletisse como deve ser difícil ser diferente dos outros sem saber o porquê. Passar anos da infância e adolescência se sentindo estranho, sem tantos amigos como todos os coleguinhas da escola, com restrições cotidianas de hábitos e, muitas vezes, alimentos, limitações a estímulos ambientais etc. Após tantos e tantos outros atendimentos de pacientes com casos parecidos ao de K., que receberam o diagnóstico de TEA na idade adulta, é perceptível que, para muitos, notar a não tão grande adaptabilidade à sociedade e às normas culturais triviais do dia a dia é um sofrimento sem fim. Devemos levar em conta que, na sociedade, sempre há uma expectativa para que os deveres e obrigações impostos pelas pessoas sejam cumpridos com excelência. No adulto autista, por suas características, os desafios da vida adulta se tornam difíceis; com isso, eles experimentam participação social limitada, baixas taxas de emprego e falta de independência (Helles *et al.*, 2017; Howlin & Magiati, 2017; Shattuck *et al.*, 2012; Taylor *et al.*, 2011).

Ou seja, pacientes com TEA sofrem com depressão, e aqueles que estão na fase adulta ou que receberam o diagnóstico tardiamente tendem a ser os mais suscetíveis a desenvolver episódios depressivos graves. Episódios depressivos graves, quando não percebidos ou tratados adequadamente, tendem a evoluir para ideação suicida. Alguns estudos nos últimos anos têm demonstrado que são significativas as taxas de depressão e suicídio em pacientes autistas. Quanto maior a idade, maior a chance de o paciente autista ter depressão e pensar em suicídio. Dados sugerem que indivíduos brancos com diagnóstico de autismo tendem a ter níveis mais elevados de depressão que indivíduos não brancos. Porém, esses dados podem ser explicados como fruto de uma sociedade em que pessoas não brancas têm maiores dificuldades econômicas e de acesso a tratamentos e diagnósticos.

O indivíduo com TEA, em comparação com indivíduos que não possuem o diagnóstico, tem uma chance quatro vezes maior de sofrer de depressão no decorrer da vida. A perturbação depressiva é talvez a doença psiquiátrica mais frequente nos indivíduos adultos com TEA. As taxas, segundo estimativas, variam entre 4% e 48% das pessoas com TEA que podem ter depressão. Alguns autores inclusive mencionam que a depressão é uma das condições de saúde mental mais prevalentes em autistas, afetando até 50% dos indivíduos durante a vida (Hofvander *et al.*, 2009). Ou seja, metade dos pacientes com TEA pode sofrer de depressão em algum momento de suas vidas. Na maioria dos casos, os episódios depressivos tendem a ser recorrentes, ou seja, vão e vêm, podem ser prolongados e graves, sintomas esses que prejudicam ainda mais a socialização e a vida do paciente autista.

Em relação à incidência nos gêneros, Ruggieri (2020) cita, por meio de uma revisão, que a depressão é mais comum em mulheres com TEA e que isso provavelmente está relacionado ao maior *insight*, ou seja, à maior percepção das próprias dificuldades sociais e à tendência de camuflar seus sintomas para se adequar melhor socialmente.

Os adultos com autismo podem vivenciar sentimentos de tristeza, apesar de a forma como expressam esses sentimentos ser diferente das pessoas sem esse diagnóstico. Porém, o humor deprimido é descrito como o sintoma de apresentação mais frequente. Apesar de esse sintoma poder ser descrito pelo próprio paciente, estudos têm mostrado que, na maioria dos casos, essa informação é fornecida por intermédio de um familiar ou é observada por alterações sugestivas do comportamento. Ou seja, alguém muito próximo ou que conviva diariamente com o paciente pode perceber os sinais depressivos, mesmo que ele não os perceba. Para alguns autores, os indivíduos com TEA que possuem um elevado nível de funcionamento cognitivo e social, ou seja, cujos prejuízos de aprendizado e convívio social não sejam tão graves, são mais propensos a apresentar queixas depressivas. Essa impressão é apoiada por relatos de que os indivíduos com TEA com inteligência normal (anteriormente chamados de "Aspergers") consideram a si próprios menos competentes e tendem a ter menor autoestima. Isso pode ser explicado pelo fato de as capacidades de raciocínio e aprendizagem mais elevadas facilitarem a comparação com os outros, assim como a percepção de suas próprias limitações.

A depressão na população geral tende a cursar com diminuição do interesse por atividades antes prazerosas, sentimentos de tristeza e de culpa, isolamento social, ideias de que o futuro não será algo bom, baixa autoestima, alteração do sono e apetite, sensação de cansaço, diminuição de concentração e energia. A depressão no paciente com TEA tem alguns sintomas um pouco diferentes, pois tende a cursar com inquietude e insônia, e não com sentimentos de tristeza tão evidentes como o que costuma ocorrer na maioria das pessoas no geral. Não podemos nos esquecer de que o paciente autista possui ou pode possuir dificuldades em demonstrar sentimentos. O retraimento social, a dificuldade para dormir e a falta de expressão de afeto podem estar associados com a depressão e o autismo. Características como crises de choro, humor deprimido persistente e perturbações do sono e do apetite também podem estar presentes.

O diagnóstico de depressão em indivíduos com autismo de baixo grau de funcionamento, ou seja, pessoas com comprometimento mais severo de suas funções, se embasa basicamente na presença de sintomas vegetativos, como o aumento de apetite e as alterações do peso e do sono, e não necessariamente na presença de humor deprimido. Também são manifestações sugestivas de depressão no TEA alterações do nível prévio de funcionamento, com perda de capacidades previamente adquiridas, como a continência urinária, e, em alguns casos, sintomas catatônicos (o paciente fica parado, não come e não reage aos estímulos, ou mesmo apresenta comportamentos agressivos). Muitas vezes, o paciente pode regredir em comportamento e piorar condutas que já tinham sido aprendidas, como urinar, ir ao banheiro sozinho, entre outras. Por mais desajustadas, estranhas ou agressivas que possam ser, as alterações do comportamento podem ser a única forma pela qual esses indivíduos conseguem manifestar o sofrimento que sentem e não compreendem.

A depressão é um grande fator de risco para ideação suicida em adultos com TEA. Algumas pesquisas indicam que indivíduos com TEA constituem entre 7,3% e 15% de toda a população que apresenta comportamentos suicidas (Hofvander *et al.*, 2009). Apesar de os autistas representarem cerca de apenas 1% da população geral, esses dados são alarmantes.

Outro estudo norte-americano, realizado em 2019, trouxe o dado de que a incidência de suicídio em pacientes autistas é maior que na população em geral. O risco aumenta em se tratando de mulheres autistas, ou seja, nelas o risco de cometer suicídio foi três vezes maior que em mulheres não autistas.

Indivíduos autistas com deficiência intelectual tiveram chances significativamente maiores de tentativa de suicídio e lesão autoinfligida. Idade, sexo, emprego e doenças psiquiátricas concomitantes são fatores que influenciam maior à ideação suicida na população geral, porém a associação do diagnóstico de TEA e suicídio é fator relevante e mencionado em muitos estudos. O isolamento social e a solidão são importantes fatores de risco para depressão e suicídio. Níveis mais baixos de apoio social, menores níveis de satisfação com o apoio social e a gravidade dos traços do TEA foram associados à depressão e ideação suicida. Em contrapartida, foram considerados fatores de proteção contra depressão e ideação suicida o indivíduo ter apoio social, estar envolvido em alguma atividade e ter uma relação íntima/amorosa. Ou seja, pacientes que possuem mais cuidados familiares e sociais tendem a ter uma proteção maior contra ideação suicida, no que se assemelham à população geral. Além disso, sabe-se que pacientes com altos níveis de traços autistas têm um risco aumentado de suicídio se tiverem níveis mais altos de dificuldade de demonstrar emoções (alexitimia).

Alguns pesquisadores sugerem que, quanto mais tardiamente é feito o diagnóstico do TEA, maiores os índices de suicídio nesses pacientes.

Todas essas características e dados nos trazem a necessidade de investigarmos mais a fundo sintomas depressivos e ideação suicida nas populações infantil e adulta com autismo, visto que o diagnóstico de TEA pode mascarar outros sintomas de humor que possam estar presentes no paciente. Muitas vezes, o TEA, por ser uma condição de variadas apresentações e com graus variados de comprometimento verbal, social e de comportamento, pode acabar por rotular o paciente e, diante disso, outros diagnósticos e sofrimentos podem passar despercebidos, inclusive pelos profissionais capacitados em lidar com essa condição, como se tudo fosse justificado pelo diagnóstico principal de TEA.

Referências

HELLES, A. *et al.* Asperger syndrome in males over two decades: quality of life in relation to diagnostic stability and psychiatric comorbidity. *Autism*, v. 21, n. 4, p. 458-469, 2017.

HOEFELMANN, C. P. *et al.* Revisões de artigos qualitativos por meta-síntese. In: SARAY, G.D.; MORETTI-PIRES, R. O. (org.). *Métodos e técnicas de pesquisa quantitativa aplicada à educação física*. Florianópolis: Tribo da Ilha, 2012.

HOFVANDER, B. *et al.* Psychiatric and psychosocial problems in adults with normal-intelligence autism spectrum disorders. *BMC Psychiatry*, v. 9, n. 1, p. 1-9, 2009.

HOWLIN, P.; MAGIATI, I. Autism spectrum disorder: outcomes in adulthood. *Current Opinion in Psychiatry*, v. 30, n. 2, p. 69-76, 2017.

RUGGIERI, V. Autismo, depresión y riesgo de suicidio. *Medicina (Buenos Aires)*, v. 80, p. 12-16, 2020.

SHATTUCK, P. T. *et al.* Postsecondary education and employment among youth with an autism spectrum disorder. *Pediatrics*, v. 129, n. 6, p. 1042-1049, 2012.

TAYLOR, J. L.; SELTZER, M. M. Employment and post-secondary educational activities for young adults with autism spectrum disorders during the transition to adulthood. *Journal of Autism and Developmental Disorders*, v. 41, n. 5, p. 566-574, 2011.

Sugestões de leitura

HEDLEY, D. *et al.* Domains of the autism phenotype, cognitive control, and rumination as transdiagnostic predictors of DSM-5 suicide risk. *PLoS One*, v. 16, n. 1, p. e0245562, 2021.

HEDLEY, D. *et al.* Risk and protective factors underlying depression and suicidal ideation in autism spectrum disorder. *Depression and Anxiety*, v. 35, n. 7, p. 648-657, 2018.

HOOIJER, A. A.; SIZOO, B. B. Temperament and character as risk factor for suicide ideation and attempts in adults with autism spectrum disorders. *Autism Research*, v. 13, n. 1, p. 104-111, 2020.

MOSELEY, R. L. *et al.* The relevance of the interpersonal theory of suicide for predicting past-year and lifetime suicidality in autistic adults. *Molecular Autism*, v. 13, n. 1, p. 1-17, 2022.

OLIVEIRA, L. G. de; MAIA, J. L. F. Depression and suicide in adults with autism spectrum disorder: A systematic review. *Research, Society and Development*, v. 11, n. 15, p. e255111537265, 2022.

RADOEVA, P. D. *et al.* Brief report: risk and protective factors associated with depressive symptoms among autistic adults. *Journal of Autism and Developmental Disorders*, v. 52, n. 6, p. 2819-2824, 2022.

RAI, D. *et al.* Association of autistic traits with depression from childhood to age 18 years. *JAMA Psychiatry*, v. 75, n. 8, p. 835-843, 2018.

RAMOS, J. *et al.* Perturbações do espectro do autismo no adulto e suas comorbilidades psiquiátricas. *Psilogos*, v. 10, n. 2, 2012.

RICHARDS, G. *et al.* Autistic traits in adults who have attempted suicide. *Molecular Autism*, v. 10, n. 1, p. 1-10, 2019.

ROBISON, J. E. Autism prevalence and outcomes in older adults. *Autism Research*, v. 12, n. 3, p. 370-374, 2019.

WEINER, L. *et al.* A case study of suicidality presenting as a restricted interest in autism spectrum disorder. *BMC Psychiatry*, v. 19, n. 1, p. 1-5, 2019.

14

A IMPORTÂNCIA DA EVIDÊNCIA CIENTÍFICA NA MEDICINA E PSICOLOGIA NO TRATAMENTO DO AUTISMO E TDAH

O transtorno de déficit de atenção e hiperatividade (TDAH) tem ganhado destaque mundialmente. Segundo o Ministério da Saúde do Brasil (2022), a prevalência global é de 5% a 8%, com cerca de 2 milhões de pessoas afetadas no país. Há uma interconexão entre TDAH e outras condições, como no caso de indivíduos no espectro do autismo, em que a incidência de TDAH é aumentada (Chiodi *et al.*, 2023), evidenciando a complexidade do tratamento para pacientes com ambas as condições. Este capítulo focará na compreensão do TDAH, suas características e abordagens de tratamento personalizadas.

LUANA MIRANDA NEVES

Luana Miranda Neves

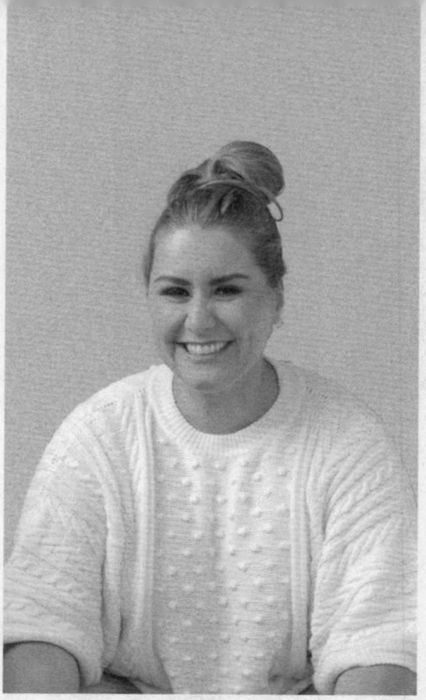

Psicóloga atípica (TDAH), especialista em análise do comportamento aplicada, sócia fundadora do Instituto de Desenvolvimento Atípico, certificada no *Program for the Education and Enrichment of Relational Skills* (PEERS®) - UCLA Clinic para adolescentes e jovens adultos, foco em autonomia e desenvolvimento de habilidades sociais. Palestrante com foco em capacitação de autistas para o mercado de trabalho / treinamento empresarial para acolhimento de novos colaboradores neurodivergentes. Professora de pós-graduação – Instituto Singular. Cursando especialização em Análise do Comportamento Aplicada para Autismo. Estudante QASP-S ® e idealizadora do grupo infantil de habilidades sociais Crescendo Juntos e fundadora da plataforma de treinamento em saúde WebCare.

Contatos
contato@desenvolvimentoatipico.com.br
Instagram: @desenvolvimento_atipico
11 97510 7054

Etiologia do transtorno

O método científico, fundamental em qualquer ciência, exige pesquisas rigorosas e validadas, conforme destacado por Baer *et al.* (1968). Na análise do comportamento aplicada (ABA), esse rigor é crucial, como estabelecido por Baer, Wolf e Risley na primeira edição do *Journal of Applied Behavior Analysis* (JABA), em 1968. A precisão e a eficácia dos métodos de tratamento do TDAH são essenciais para o sucesso terapêutico.

Barkley *et al.* (2012) notaram que o TDAH foi inicialmente documentado em 1775, com avanços significativos no entendimento do transtorno no início do século XIX, principalmente no King's College Hospital, Londres, em 1902. A terminologia e descrição do TDAH evoluíram ao longo do tempo, passando por diversas nomenclaturas, como descrito por Caliman (2010). Em 1937, descobriu-se a eficácia das anfetaminas no tratamento do TDAH, numa época em que eram usadas militarmente para estimular atividade intelectual (Domitrovic e Caliman, 2017).

Na década de 1940, a relação do TDAH com condições neurofisiológicas ganhou destaque, introduzindo o termo **déficit neurofisiológico** e ampliando o foco diagnóstico para incluir tanto a hiperatividade quanto a desatenção (Caliman, 2010). Essa evolução reflete o progresso no entendimento do TDAH e sua relação com a neurociência. Castro e Lima (2018) reiteram que a origem do TDAH é multifatorial, envolvendo uma combinação de fatores genéticos e ambientais, conforme delineado na quinta edição do *Manual diagnóstico e estatístico de transtornos mentais (DSM-5)*:[1]

- Baixo peso ao nascer (menos de 1,5 kg): risco 2 a 3 vezes maior para TDAH.
- Exposição a neurotoxina.
- Infecções ou exposição intrauterina ao álcool.

1 *Manual diagnóstico e estatístico de transtornos mentais*, criado pela Associação Americana de Psiquiatria (APA) para padronizar os critérios de diagnósticos das desordens que afetam a mente e as emoções.

- Parentes biológicos de primeiro grau com o transtorno ou outro transtorno do neurodesenvolvimento e, de acordo com Faraone *et al.* (2015), também há relação com gene 5-HTTLPR (*serotonin-transporter-linked promoter region*).

Conforme o DSM-5 (APA, 2013), o TDAH é um transtorno do neurodesenvolvimento que geralmente se manifesta antes da escolaridade, afetando negativamente o desenvolvimento em áreas pessoais, sociais, acadêmicas e/ou ocupacionais. Esse transtorno pode afetar funções como atenção, memória, percepção, linguagem, solução de problemas e habilidades sociais. O TDAH apresenta-se de três formas: predominantemente desatento, predominantemente hiperativo/impulsivo, ou uma combinação de ambos.

A avaliação do TDAH, com sintomas como falta de atenção ou esquecimento, exige critérios específicos quanto a persistência, intensidade e manifestação precoce. Esses sintomas devem ser observados em várias áreas da vida, não apenas no contexto acadêmico. Para Moraes *et al.* (2007), é fundamental reconhecer a semelhança dos sintomas do TDAH com outros transtornos psiquiátricos, como depressão e ansiedade.

Segundo Pliszka (2000), o diagnóstico do TDAH pode ser dificultado por estilos de vida desorganizados e uso de substâncias, com 30% dos adolescentes com TDAH e agressividade abusando de substâncias psicoativas. Pereira (2021) enfatiza a necessidade de um discernimento cuidadoso na avaliação do TDAH, considerando sua sobreposição com outros quadros clínicos e possíveis fatores externos, reforçando a importância de uma abordagem holística na identificação e no tratamento do transtorno.

O diagnóstico é eminentemente clínico, incumbido a profissionais especializados como o neuropsicólogo (um psicólogo especialista em neuropsicologia) ou o psiquiatra. Esses especialistas conduzem uma bateria de testes destinados à quantificação de dados subjetivos, permitindo a mensuração de aspectos como atenção, memória de curto e médio prazo, funções executivas, entre outros. A transformação desses dados em valores quantitativos possibilita a geração de um escore, o qual é então comparado à média da população para estabelecer um diagnóstico positivo para o TDAH (Haase *et al.*, 2012).

Um componente adicional no processo diagnóstico é o teste terapêutico, no qual o paciente inicia um tratamento com medicamentos para TDAH com base em um resultado neuropsicológico hipotético para essa condição. Se o paciente demonstrar resposta positiva à medicação, é altamente indicativo de que ele seja portador do TDAH (Graeff e Vaz, 2008).

Neurofisiopatologia do TDAH

A neurobiologia do TDAH indica que dois sistemas cerebrais são particularmente afetados, destacando-se a disfunção no córtex pré-frontal (Mill; Petronis, 2019). A Tabela 1 apresenta uma visão simplificada desses sistemas cerebrais e suas funções relacionadas ao TDAH.

Tabela 1.

Sistema de recompensas	Sistema cognitivo
• Maior interesse por "recompensas" rápidas/de curto prazo (déficit dopaminérgico no córtex pré-frontal, disfunção de sistema dopaminérgico de dopamina tônica), pouco interesse em realizar tarefas que tenham recompensas tardias, procrastinação extrema + dificuldade em controlar a atenção + maior impulsividade + hiperatividade. A busca incessante por atividades reforçadoras faz com que o TDAH não consiga sustentar a atenção para uma simples leitura ou atividade cotidiana.	• Perda na memória de trabalho (memória operacional, imediata) • Dificuldade no controle inibitório (*goal direct behavior*) • Dificuldade grande em planejamento • Dificuldade em planejamento e gestão de tempo

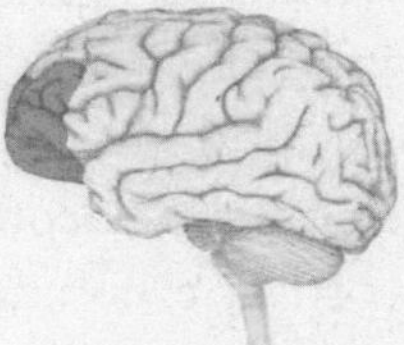

Figura 1. *Esta organização facilita a compreensão das áreas cerebrais envolvidas no TDAH e suas respectivas funções (em cinza, córtex pré-frontal).*

De acordo com Possa *et al.* (2005), é comum que o TDAH esteja relacionado a outros transtornos psiquiátricos, como transtorno de conduta e transtorno opositor desafiador, além de maior risco para abuso ou dependência de substâncias psicoativas e dificuldade significativa em manter o tratamento.

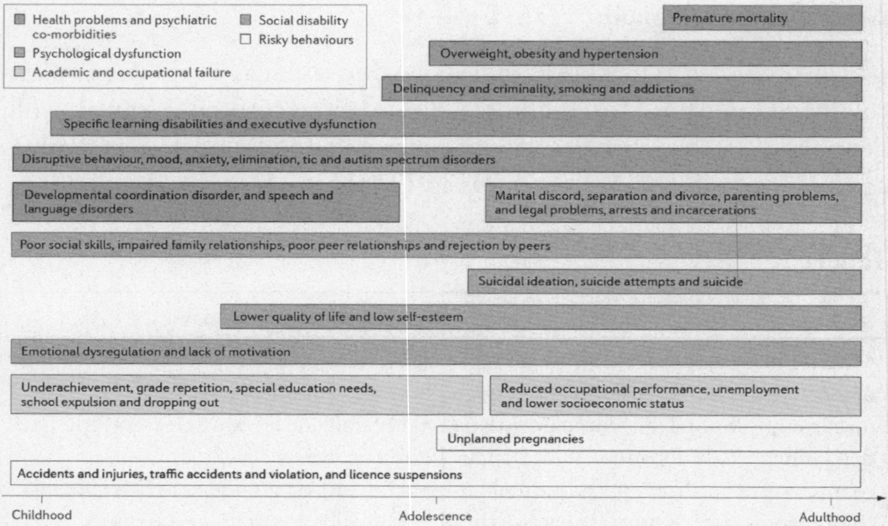

Figura 2. Qualidade de vida e transtorno de déficit de atenção e hiperatividade. Ao longo da vida do paciente, os prejuízos do TDAH se manifestam na forma de comorbidades psiquiátricas, problemas de saúde, disfunções psicológicas, fracasso escolar e ocupacional, incapacidade social e comportamentos de risco.
Fonte: Faraone *et al.* (2015, p. 15).

TDAH na adolescência e vida adulta

Até o momento, permanece ausente a identificação de marcadores periféricos para o TDAH por meio de exames físicos. Entretanto, observam-se alterações nas concentrações de enzimas sanguíneas, como monoaminoxidase, noradrenalina e cortisol, em indivíduos com TDAH. Essas modificações, correlacionadas com a gravidade dos sintomas, apresentam semelhanças notáveis com perfis bioquímicos associados à depressão (Scassellati *et al.*, 2012).

A elevação dos níveis de cortisol e noradrenalina sugere uma relação intrínseca entre o TDAH e o eixo hipotálamo-hipófise-adrenal, central na resposta ao estresse. Esse achado adiciona complexidade à compreensão das origens do TDAH, evidenciando as intrincadas interações entre processos neuroendócrinos e as manifestações clínicas do transtorno.

De acordo com Butman e Allegri (2002), o desenvolvimento cerebral, notadamente do córtex pré-frontal – uma das últimas regiões a atingir a maturidade –, desempenha um papel crucial. Esse processo contribui para modulações nas áreas de recompensa e sistema cognitivo. Uma distinção notável entre o TDAH em adultos e crianças reside na internalização da hiperatividade à medida que o indivíduo amadurece. Essa internalização, presente na neurobiologia do transtorno, impõe desafios à capacidade de relaxamento e representa uma marcante divergência comportamental entre diferentes faixas etárias afetadas pelo transtorno.

Tratamento

O tratamento do TDAH, por ser um transtorno que afeta diferentes esferas da vida, requer três pilares de atenção:

1) Psicoeducação do transtorno	Conhecer o transtorno e seus sintomas
2)Psicoterapia cognitivo-comportamental	• Envolve a psicoeducação. • Controle de comportamento (recompensas a curto e longo prazos). • Controle de sono. • Rotina. • Percepção de autoeficácia. • Autoestima. • Gestão de tempo. • Autogerenciamento.
3) Medicamentoso	• Estimulantes: Ritalina (metilfenidato), Venvanse (lisdexanfetamina), entre outros. • Não estimulantes.

TDAH e procrastinação

A procrastinação, um sintoma comum no TDAH, varia em prevalência de 15% a 20% em adultos (Harriott; Ferrari, 1996) e até 50% em adolescentes (Day *et al.*, 2000), refletindo a interação entre o desenvolvimento cerebral e os desafios cognitivos do transtorno. Rozental e Carlbring (2014) destacam a importância de uma análise detalhada desse fenômeno e seu impacto comportamental.

Ao longo da vida

Indivíduos com TDAH não tratado podem enfrentar diversos desafios ao longo da vida, incluindo problemas de atenção, desregulação emocional, dificuldades acadêmicas e sociais, além de comorbidades como ansiedade e transtorno obsessivo-compulsivo (Mattos *et al.*, 2007).

Segundo o CDC[2] (2023), o tratamento do TDAH abrange todas as faixas etárias e inclui avaliação contínua para possíveis ajustes terapêuticos. É fundamental o envolvimento dos pais no manejo comportamental, estabelecimento de rotinas, habilidades organizacionais, controle do uso de telas, comunicação eficaz e adesão ao plano terapêutico e educacional. Estratégias como reforço positivo e treinamento de habilidades deficitárias são essenciais para sustentar a autoestima e a saúde mental e física.

Ao enfrentar os desafios do TDAH, é essencial buscar diagnóstico e tratamento precoces. O apoio profissional pode transformar dificuldades em oportunidades, melhorando significativamente a qualidade de vida. Encorajamos aqueles afetados pelo TDAH a dar esse passo importante, abrindo caminho para um futuro mais promissor e enriquecedor.

Referências

AMERICAN PSYCHIATRIC ASSOCIATION (APA). *Diagnostic and statistical manual of mental disorders*. 5. ed. Washington, DC: American Psychiatric Publishing, 2013.

BAER, D. M. *et al.* Some current dimensions of applied behavior analysis. *Journal of Applied Behavior Analysis*, v. 1, n. 1, p. 91-97, 1968.

BARKLEY, R. A.; PETERS, H. The earliest reference to ADHD in the medical literature? Melchior Adam Weikard's description in 1775 of "attention deficit" (Mangel der Aufmerksamkeit, Attentio Volubilis). *Journal of Attention Disorders*, v. 16, n. 8, p. 623-630, 2012.

BRASIL. Ministério da Saúde. Secretaria de Atenção Especializada à Saúde. Secretaria de Ciência, Tecnologia, Inovação e Insumos Estratégicos em Saúde. Portaria Conjunta n. 14, de 29 de julho de 2022. Aprova o protocolo clínico e diretrizes terapêuticas do transtorno do déficit de atenção com hiperatividade. Disponível em: https://www.gov.br/saude/pt-br/assuntos/pcdt/arquivos/2022/portaria-conjunta-no-14-pcdt-transtorno-do-deficite-de-atencao-com-hiperatividade.pdf. Acesso em: 30 jan. 2024.

BUTMAN, J.; ALLEGRI, R. F. A cognição social e o córtex cerebral. *Psicologia: Reflexão e Crítica*, v. 14, n. 2, p. 275-279, 2001.

2 Centro de Controle e Prevenção de Doenças norte-americano. Mais informações: https://chadd.org/for-parents/treatment-overview/.

CALIMAN, L. V. Notas sobre a história oficial do transtorno do déficit de atenção/hiperatividade TDAH. *Psicologia: Ciência e Profissão*, v. 30, n. 1, p. 46-61, 2010.

CASTRO, C. X. L.; LIMA, R. F. Consequências do transtorno do déficit de atenção e hiperatividade (TDAH) na idade adulta. *Revista Psicopedagogia*, v. 35, n. 106, p. 61-72, 2018.

CENTERS FOR DISEASE CONTROL AND PREVENTION (CDC). Attention-deficit/hyperactivity disorder (ADHD). *Treatment of ADHD*. Disponível em: https://www.cdc.gov/ncbddd/adhd/treatment.html. Acesso em: 30 jan. 2024.

CHIODI, S. L. *et al.* Questionário de Capacidades e Dificuldades (SDQ): predição do TDAH e TEA em crianças. *Psico-USF*, v. 28, n. 2, p. 211-224, 2023.

DAY, V. *et al.* Patterns of academic procrastination. *Journal of College Reading and Learning*, v. 30, p. 120-134, 2000.

DOMITROVIC, N.; CALIMAN, L. V. As controvérsias sócio-históricas das práticas farmacológicas com o metilfenidato. *Psicologia & Sociedade*, v. 29, e163163, 2017.

FARAONE, S. V. *et al.* Attention-deficit/hyperactivity disorder. *Nature Review Disease Primers*, v. 6, n. 1, p.15020, 2015.

GRAEFF, R. L.; VAZ, C. E. Avaliação e diagnóstico do transtorno de déficit de atenção e hiperatividade (TDAH). *Psicologia USP*, v. 19, n. 3, p. 341-361, 2008.

GUYATT G. *et al.* Evidence-based medicine: a new approach to teaching the practice of medicine. *JAMA*, v. 268, n. 17, p. 2420-2425, 1992.

HAASE, V. G. *et al.* Neuropsicologia como ciência interdisciplinar: consenso da comunidade brasileira de pesquisadores/clínicos em Neuropsicologia. *Neuropsicologia Latinoamericana*, v. 4, n. 4, p. 1-8, 2012.

HARRIOTT, J. S.; FERRARI, J. R. Prevalence of procrastination among samples of adults. *Psychological Reports*, v. 78, p. 611-616, 1996.

MATTOS, P.; COUTINHO, G. Qualidade de vida e TDAH. *Jornal Brasileiro de Psiquiatria*, v. 56, suppl 1, p. 50-52, 2007.

MILL, J.; PETRONIS, A. Pre- and peri-natal environmental risks for attention-deficit hyperactivity disorder (ADHD): the potential role of epigenetic processes in mediating susceptibility. *Journal of Child Psychology and Psychiatry*, v. 49, n. 10, p. 1020-1030, 2008.

MORAES, C. *et al.* Diagnóstico e tratamento de transtorno bipolar e TDAH na infância: desafios na prática clínica. *Jornal Brasileiro de Psiquiatria*, v. 56, suppl 1, p. 19-24, 2007.

PEREIRA, J. D. S. *Altas habilidades ou superdotação e o TDAH:* avaliação multidimensional para identificação de indicadores de dupla excepcionalidade. Tese (Doutorado em Educação Especial) – Universidade Federal de São Carlos, São Carlos, 2021.

PLISZKA, S. R. Patterns of psychiatric comorbidity with attention-deficit/hyperactivity disorder. *Child and Adolescent Psychiatric Clinics of North America*, v. 9, n. 3, p. 525-540, vii, 2000.

POSSA, M. A. *et al.* Comorbidades do transtorno de déficit de atenção e hiperatividade em crianças escolares. *Arquivos de Neuro-Psiquiatria*, v. 63, n. 2b, p. 479-483, 2005.

ROZENTAL, A.; CARLBRING, P. Understanding and treating procrastination: a review of a common self-regulatory failure. *Psychology*, v. 5, p. 1488-1502, 2014.

SCASSELLATI, C. *et al.* Biomarkers and attention-deficit/hyperactivity disorder: a systematic review and meta-analyses. *Journal of the American Academy of Child and Adolescent Psychiatry*, v. 51, n. 10, p. 1003-1019.e20, 2012.

15

FONO
COMO POSSO MELHORAR A COMUNICAÇÃO FUNCIONAL DE ADOLESCENTES E ADULTOS AUTISTAS?

Neste capítulo, você encontrará uma breve explicação sobre a diferença entre linguagem, fala e comunicação, quais comportamentos de comunicação são mais valorizados na sociedade atual, motivos para considerar formas alternativas e aumentativas de comunicação, cuidados para escolher uma boa intervenção para melhorar a comunicação funcional na fonoaudiologia para pessoas autistas e como melhorar a comunicação funcional de pessoas autistas.

LETÍCIA DA SILVA SENA

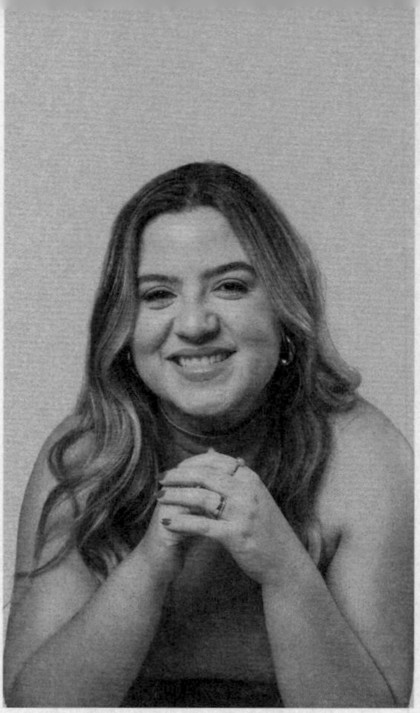

Letícia da Silva Sena

Fonoaudióloga. Analista do comportamento aplicada com foco no transtorno do espectro do autista (TEA) e desenvolvimento atípico, pelo Paradigma Centro de Ciências e Tecnologia do Comportamento. Doutoranda pela Universidade Federal de São Paulo e terapeuta certificada para a realização dos métodos de terapia baseados em Prompt, PECS, PODD e CORE WORDS. Especializanda em Terapia da Aceitação e do Compromisso pelo Centro Brasileiro de Ciência Comportamental Contextual. Fundadora do Instituto Índigo, clínica que realiza avaliação e intervenção de crianças e adolescentes com TEA e outros transtornos do neurodesenvolvimento, da linguagem e da fala, além de transtornos motores e alimentares. Empresária, esposa, professora e escritora. Realiza supervisões de outros casos clínicos, treinamento de terapeutas, clínicas e orientações parentais dentro e fora do Brasil. Seu diferencial é o engajamento intenso e precoce nessas intervenções e seu amor pelo desenvolvimento da comunicação infantojuvenil.

Contatos
www.indigoinstituto.com.br
silva.leticiasena@gmail.com
Instagram: @fga_leticiasena
11 98670 7701

O título deste capítulo deve ser, com toda certeza, a pergunta que mais assombra a fonoaudiologia no século XXI, sempre que nós, fonoaudiólogos, deparamos com um pré-adolescente, adolescente ou mesmo um adulto autista que precisa da nossa prestação de serviços.

Atualmente, a fonoaudiologia não tem uma proposta de protocolo de avaliação validado em português brasileiro para uma boa avaliação da comunicação pelo meio oral quando a linguagem já é mais avançada ou uma boa proposta de protocolo de avaliação da comunicação por meio alternativo ou aumentativo de comunicação também quando mais avançada, para crianças maiores de seis anos ou para casos em que a criança simplesmente possui comportamentos de comunicação mais avançados e refinados antes dos 6 anos, mas ainda precisa de intervenção fonoaudiológica porque ainda não se comunica de forma satisfatória, mesmo com repertório significativo.

A partir dos seis anos de idade ou quando os comportamentos que envolvem comunicação são avançados, a fonoaudiologia tem se direcionado muito na prática clínica para a avaliação e intervenção da linguagem escrita, ou seja, se dedica a entender e intervir em como a pessoa lê e escreve. Assim, quando nós fonoaudiólogos nos deparamos com demandas diretas de comunicação, muitas vezes precisamos nos basear em queixas dos cuidadores ou queixas levantadas pela própria pessoa autista para montar seu plano terapêutico individualizado e esse profissional acaba avaliando esse pré-adolescente, adolescente ou adulto de maneira informal, ou seja, a partir de uma avaliação baseada na observação clínica e no julgamento clínico, sem um protocolo norteador a partir dessa idade de 6 anos para avaliar a comunicação oral.

Mas para a gente entender a importância e a relevância que isso tem, é fundamental entender o que é comunicação. Comunicação é a ação de conseguir emitir uma "mensagem" a outro interlocutor que comunica algo e essa mensagem precisa comunicar algo de forma efetiva. A comunicação é multimodal, ou seja, pode acontecer a partir de diferentes meios de comunicação, seja pela fala, seja por sons, por expressões faciais, físicas, entonação, por meio da escrita, por troca de figuras, a partir de um dispositivo de voz eletrônica etc. Em resumo, tudo o que fazemos, desde nosso olhar até nossa postura corporal, pode ser um meio de comunicação e, na maioria das vezes, é uma forma de comunicação. Vale ressaltar que a comunicação surge sempre da interação de uma pessoa com o meio em que ela vive, portanto, está sempre em constante mudança e construção.

Na fonoaudiologia, separamos o conceito de linguagem, de fala e de comunicação bem claramente. Visto que agora já sabemos o que é comunicação, vamos entender o que é linguagem e o que é fala: a linguagem se refere ao comportamento de processar palavras e frases, escolher palavras e frases e entender para comunicar. A fala se refere ao comportamento de falar respectivamente, atendo-se apenas à forma de produção e de execução dos sons efetivamente.

Logo, é possível entender que uma pessoa poderia, por exemplo, não pontuar absolutamente nada em protocolos de avaliação da linguagem e da fala formais, mas ainda assim pontuar muita coisa no quesito comunicação, já que ela se desenvolve pela relação da pessoa com o ambiente e, enquanto estivermos em constante interação, diversos comportamentos podem apresentar ou adquirir função de comunicação, mesmo que alguns "códigos" não sejam inteligíveis para todos ou universais. Por exemplo, um adolescente não vocal e que não tem um meio funcional de comunicação, que apresenta o comportamento de se morder quando lhe é recusado algo que quer e também quando precisa fazer algo de que não gosta e também quando precisa esperar. Note que, nesse exemplo, o mesmo comportamento de se morder apresenta pelos menos três funções de comunicação diferentes: solicitar algum item, se recusar a fazer algo de que não gosta ou não quer e se recusar a esperar. Apesar de o comportamento de se morder não ser um comportamento universal de comunicação, ou seja, apesar de não ser facilmente compreendido e ser altamente prejudicial, ele ganha diferentes funções de comunicação, na falta de recursos adequados de fala, linguagem ou qualquer outro recurso de comunicação, para essa pessoa se comunicar de forma efetiva.

Não é à toa que os repertórios considerados mais significativos e valorizados pela sociedade são associados à comunicação a partir da fala, que se faz essencial para a interação nas relações sociais, na aquisição de habilidades acadêmicas, quando vamos à escola ou quando nos engajamos em um trabalho, na conversação e na promoção de autonomia de todas as pessoas inseridas em um grupo social ou uma cultura (Sundberg *et al.*, 2007).

No entanto, formas alternativas ou aumentativas (nos casos em que a pessoa usa o recurso alternativo de comunicação para complementar sua comunicação vocal) de comunicação são formas absolutamente válidas, apresentam linguagem universal por meio de códigos visuais facilmente compreendidos em diferentes contextos, funcionam e podem melhorar muito a qualidade de vida de uma pessoa com necessidades especiais de comunicação e de um grupo de pessoas que convive com ela.

E como isso se comporta na prática? Uma pessoa autista pode ter um transtorno leve da linguagem e grave da fala, ou um transtorno moderado da linguagem e leve da fala, por exemplo. Precisamos sempre ficar atentos a essas diferenças para escolher bem o tratamento mais adequado porque, por exemplo, uma pessoa com uma linguagem pouco desenvolvida tolerará menos repetições, menos tarefas, menos exercícios e poderá não entender como fazer alguns exercícios para melhora da fala, por ter uma linguagem empobrecida e uma comunicação disfuncional. Quanto mais escassa a comunicação funcional, menor a motivação em comunicar e menos a tolerância para lidar com circunstâncias não desejáveis, por falta de repertório para demonstrar frustrações e sinalizar necessidades básicas. Além disso, uma pessoa que não sabe comportamentos de comunicação universais é mais dependente e pode acabar desenvolvendo outros transtornos (Iacono *et al.*, 2008) por não interpretar e entender situações que envolvam a linguagem que está por todo lado e não terá boas perspectivas para o aumento da autonomia, se não apresenta uma forma funcional de comunicação. Desta forma, não é viável manter uma pessoa sem treino de comunicação funcional com meios alternativos e aumentativos de comunicação, mesmo que haja perspectiva e desejo de treinar a comunicação por meio da fala, é inviável. Precisamos garantir o direito de todos se comunicarem, previsto inclusive no artigo 19º da Declaração Universal dos Direitos Humanos, por quaisquer meios, sem fronteiras.

Por fim, o que podemos fazer para melhorar os aspectos de comunicação funcional de um adolescente ou adulto autista? Principalmente em meio a tantas dificuldades avaliativas na área da fonoaudiologia, quem é o principal profissional responsável por treinos de comunicação?

A resposta é: depende. Escute os profissionais que acompanham seu(sua) filho(a) e estude. É preciso ter muito bom senso e correr para bem longe de profissionais que emitem jargões terapêuticos como: para fazer terapia com fono, a pessoa precisa se comportar bem e ter pré-requisitos; a pessoa não vai desenvolver fala, então não precisa de fono; a pessoa não apresenta trocas na fala, então não precisa de fono. Na realidade, para precisar de fonoterapia, você só precisa ter alguma dificuldade de comunicação, seja ela qual for.

É fundamental ter consciência do nível de suporte e prognóstico para o desenvolvimento da fala como único meio de comunicação desse adolescente ou adulto, para dar o recurso de comunicação e o treino de comunicação funcional que ele precisa. Conhecer a fundo as dificuldades que impedem que uma forma funcional de comunicação ocorra (desafios comportamentais, alterações motoras e práxicas específicas da fala e/ou globais, dificuldades específicas de aprendizagem, presença de outras comorbidades etc.) é essencial para dar o suporte necessário e até escolher o meio pelo qual a comunicação vai acontecer de modo funcional, seja por meio vocal, seja por um meio alternativo ou aumentativo de comunicação.

Após escolhido o meio em que a comunicação acontecerá, é necessário prover terapias que sejam integradas, de preferência baseadas em análise do comportamento aplicada (que é a ciência com o maior número de procedimentos validados cientificamente para ensinar comportamentos e modificar comportamentos de pessoas autistas) e que proporcionem contextos de comunicação que façam parte da realidade desse adolescente ou adulto. Para desenvolver a comunicação funcional, é preciso trabalhar com estímulos de comunicação sobre resolução de problemas, atividades de vida diária que promovam independência, utilização de estratégias que aumentem a tolerância à frustração com problemas reais e de grande relevância social para essa pessoa, tomada de perspectiva e utilizar estratégias que aumentem a motivação e o engajamento para a realização de trocas sociais diversas, desde uma pergunta, uma conversa, a um passeio.

A escolha do contexto para realizar os treinos de comunicação é fundamental. É comum ser necessário realizar treinos de comunicação funcional em ambientes mais controlados, como uma sala de terapia, a partir de dramatizações, cartões, vídeos, perguntas e reprodução de eventos passados de forma direcionada e também é comum a realização desses treinos de comunicação em ambientes naturais e menos controlados, como acompanhar seu cliente em um passeio ou em uma saída social, para promover a generalização do uso de expressões idiomáticas, piadas, entonações diferentes, realizações de perguntas, como analisar o interesse e expressões faciais de outras pessoas e puxar assuntos diferentes em uma conversa de forma natural, enquanto é preciso lidar com variáveis imprevisíveis como o barulho ambiental, interrupção de outras pessoas e interesses inesperados em comum, e que não são opostos, em uma conversa do dia a dia.

As terapias para pessoas autistas, independentemente da área de atuação, devem aderir a objetivos e estímulos que proporcionem sempre o aumento da autonomia e da qualidade de vida, não importando se a comunicação ocorre a partir da fala ou de maneira alternativa de comunicação.

Escolher estímulos que têm validade social para a pessoa autista, escolher estratégias e procedimentos terapêuticos que convergem com seu nível de comunicação e, sobretudo, respeitar a individualidade, a necessidade, a vontade e a opinião dessas pessoas são as chaves do sucesso para uma intervenção individualizada e eficaz, que melhora a comunicação funcional.

Referências

IACONO, T. *et al.* Supporting the participation of adolescents and adults with complex communication needs. In: *Autism spectrum disorders and AAC*. Baltimore: Brookes Publishing, 2008. p. 443-478.

SUNDBERG, M. L. *et al.* The role of automatic reinforcement in early language acquisition. *The Analysis of Verbal Behavior*, v. 13, p. 21-37, 1996.

16

COMUNICAÇÃO EM ADOLESCENTES COM TRANSTORNO DO ESPECTRO AUTISTA

CARACTERIZAÇÃO E POSSIBILIDADES DE TRATAMENTO

As dificuldades de comunicação dos adolescentes com transtorno do espectro autista (TEA) geram impacto em sua inserção social. A partir da análise da comunicação, é possível compreender como o indivíduo utiliza a linguagem. Este capítulo tem o objetivo de descrever as características de comunicação de adolescentes, assim como relatar possibilidades de avaliação e intervenção.

ANA LUCIA ARTONI KOZONARA E HELEN BARBOSA

Ana Lucia Artoni Kozonara

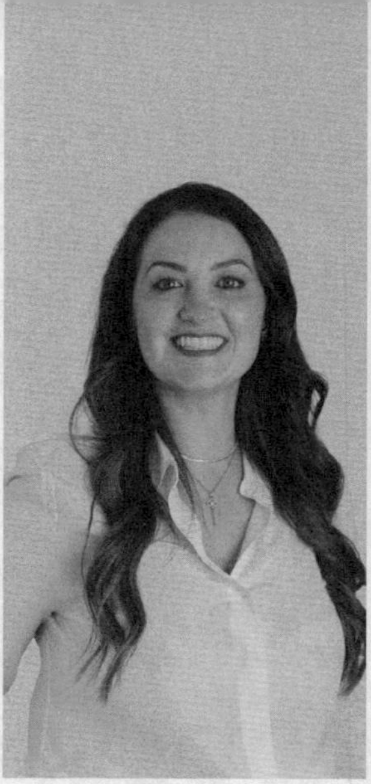

Fonoaudióloga. Doutoranda em Ciências da Comunicação Humana pela Universidade Federal de São Paulo. Mestre e especialista em Ciências da Comunicação Humana pela Universidade Federal de São Paulo. Diretora clínica da Equipe ALK – Fonoaudiologia Infantil.

Contatos
www.analuciakozonara.com.br
alk.fono@gmail.com
Instagram: @analuciakozonara
11 99282 6798

Helen Barbosa

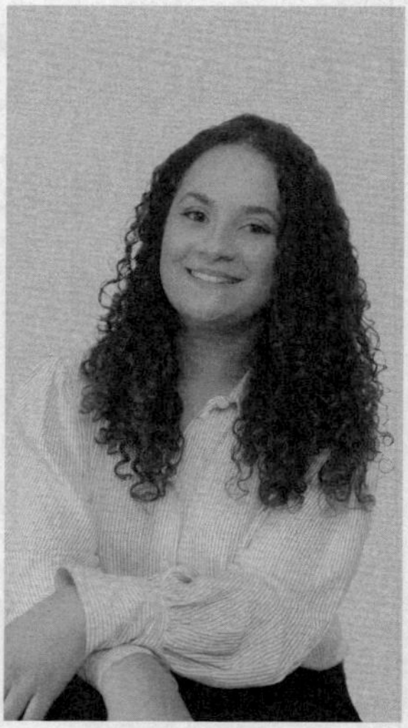

Fonoaudióloga formada pela Universidade Federal de São Paulo – Escola Paulista de Medicina (UNIFESP – EPM) Pós-graduação *lato sensu*, Especialização Multidisciplinar em Psiquiatria Infantil e Adolescência – Formação em Saúde Mental, pelo Instituto de Psiquiatria da Faculdade de Medicina da Universidade de São Paulo (IPq – HCFMUSP). Fonoaudióloga – equipe Ana Lucia Kozonara.

Contatos
fonohelenbarbosa@gmail.com
Instagram: @fonohelenbarbosa
11 95718 4857

A competência comunicativa é definida como a habilidade de fazer uso da linguagem como um instrumento interativo em diversos contextos (Cardoso *et al.*, 2006). Uma comunicação funcional depende de habilidades de linguagem bem desenvolvidas, principalmente no subsistema pragmático.

A intenção e a função comunicativa são conceitos diferentes. A intenção refere-se ao desejo de se comunicar e a função refere-se ao objetivo do indivíduo com aquele ato comunicativo (fala, gesto, símbolo) e o efeito que causa no ouvinte.

Por volta dos nove anos, as crianças compreendem a linguagem figurada, habilidade sedimentada aos 11 anos. Na fase da adolescência, as funções comunicativas estão consolidadas e a linguagem é compreendida e usada em sua forma abstrata, surgindo espontaneamente o sarcasmo, o duplo sentido e o humor, aproximando-se do domínio do adulto (Almeida *et al.*, 2007).

As alterações de linguagem pragmática podem levar a falhas de comunicação funcional e são uma característica central do perfil comunicativo de indivíduos com transtorno do espectro autista (TEA) (Cardillo *et al.*, 2021).

De acordo com o DSM-5 (APA, 2013), os critérios diagnósticos para TEA envolvem déficits persistentes na comunicação e interação social dentro dos critérios, sendo o critério A o prejuízo persistente na comunicação social recíproca e na interação social.

Na literatura, temos estudos que investigam a relação entre linguagem e competências sociais. Um deles investigou se as alterações de linguagem (semântica, sintática e pragmática) estariam associadas às competências sociais. Os autores chegaram à conclusão de que os domínios de linguagem pragmática, semântica e sintática previram cada um, independentemente, as habilidades sociais (Levinson *et al.*, 2020). As alterações de linguagem na primeira infância evoluem na adolescência para dificuldades com maior impacto social, conforme cresce a demanda linguística.

Avaliação de linguagem pragmática em adolescentes com transtorno do espectro autista

A avaliação das habilidades comunicativas para descrever o perfil comunicativo dos indivíduos é importante no diagnóstico diferencial dos transtornos do neurodesenvolvimento e psiquiátricos na adolescência.

No Brasil temos cinco protocolos baseados em pesquisas para avaliação de adolescentes (ABFW, HCV, Pragmatic Profile, PAHPEA, CCC-2); destes, apenas quatro se encontram disponíveis para utilização. O Children's Communication Checklist-2 (CCC-2) foi adaptado para o português brasileiro; no entanto, ainda não foi disponibilizado para uso (Costa *et al.*, 2021).

O Protocolo de Pragmática – ABFW (Andrade *et al.*, 2004) considera os meios comunicativos verbais (VE), vocais (VO) e gestuais (G), e são pontuadas 20 funções comunicativas.

O protocolo The Pragmatic Profile of Everyday Comunication Skills in Children foi adaptado por Almeida e Rocha em 2009 e consiste em um questionário preenchido a partir de entrevista com os pais e educadores, com 33 perguntas, divididas em quatro sessões: 1) funções comunicativas; 2) resposta à comunicação; 3) interação e conversação; e 4) variação contextual.

O Protocolo de Habilidades Comunicativas Verbais (HCV), adaptado por Abe (2013), avalia a comunicação verbal e pode ser preenchido pelos responsáveis ou por um avaliador em situações de jogo com o paciente. O checklist é composto por 25 categorias de habilidades comunicativas verbais, divididas em quatro grupos: 1) habilidades dialógicas; 2) habilidades de regulação; 3) habilidades narrativo-discursivas; e 4) habilidades verbais não interativas.

O PAHPEA – Protocolo de Avaliação de Habilidades Pragmáticas de crianças com transtornos do espectro do autismo (Fernandes, 2021) é um checklist de funções pragmáticas de crianças diagnosticadas com TEA entre 2 e 12 anos que deve ser respondido pelo terapeuta.

Nenhum desses protocolos foi validado para adolescentes. Na prática clínica, podemos usar esses protocolos de acordo com o nível de linguagem do indivíduo, de maneira adaptada, ou classificar a comunicação pontuando as funções comunicativas presentes.

A avaliação dos adolescentes com TEA também deve englobar todos os subsistemas de linguagem (semântico, fonológico, morfossintático e pragmático) em seus aspectos receptivos e expressivos para compreender o perfil de comunicação de maneira íntegra.

Acompanhamento e seguimento terapêutico de adolescentes

É importante que o adolescente seja visto individualmente, reconhecendo seus potenciais e limitações, dentro do amplo espectro do autismo. Partindo desse princípio, decidimos discutir aqui sobre necessidades mais específicas dessa faixa etária, pensando nos pacientes que atingiram o ensino médio e precisam ser inseridos socialmente.

No Brasil, há poucas informações sobre adolescentes com TEA, assim como recursos disponíveis para a inclusão do indivíduo, preparando-o para a vida adulta. Por isso, eles são expostos a uma série de ambientes novos, em razão das necessárias transições do desenvolvimento. Nem sempre os ambientes apoiam essas transições. Políticas públicas que facilitem a adaptação para a inclusão são necessárias, para apoio dos profissionais que trabalham com adolescentes com TEA, pois podem ajudá-los a criar ambientes favoráveis ou a eliminar os desfavoráveis.

Adolescentes com TEA também têm menor índice de sucesso no ensino médio e superior, no trabalho, nas relações sociais e para adquirir as competências necessárias para viver de modo independente (Howlin & Moss, 2012; Zager; Alpern, 2010), ocasionando elevadas taxas de desemprego e subemprego (Taylor & Seltzer, 2011; Shattuck *et al.*, 2012). Destaca-se a necessidade de apoio contínuo, facilitando a evolução bem-sucedida para a vida adulta, com o planejamento da transição do ensino médio para o superior, para além do ensino. Esse planejamento envolve o paciente como principal participante do processo (Wehman, 2006), para promover a autonomia e a independência. A família também deve participar do processo, fornecendo informações valiosas sobre as necessidades do paciente.

Apenas as habilidades pragmáticas não garantem comunicação eficiente na vida adulta. Incluir a abordagem dos aspectos da teoria da mente no processo terapêutico se torna essencial.

De acordo com a definição de Wimmer e Perner (1983), a teoria da mente (ToM, do inglês *Theory of Mind*) é a capacidade sociocognitiva de atribuir estados mentais a si próprio e aos outros. É a capacidade de antecipar a conduta alheia. A habilidade de entender que os outros possuem sentimentos, desejos e crenças sustenta todos os relacionamentos sociais.

As crianças com TEA apresentam mais dificuldade do que seus pares com desenvolvimento típico, tanto na ToM como em funções executivas. Quando se considerou o papel da ToM e das funções executivas na linguagem pragmática, verificou-se que apenas a ToM contribuiu significativamente para a relação entre o grupo e a linguagem pragmática (Cardillo *et al.*, 2021). Realizar o treino para fazer inferências sobre o estado mental do outro, durante a interação comunicativa, se faz necessário para que o adolescente consiga se desenvolver nas relações, ou para ter um bom desempenho em uma entrevista de emprego (e para mantê-lo). Outra pauta importante nesse sentido é que o bullying é um problema frequente para os adolescentes com TEA, inclusive pelas dificuldades já mencionadas na teoria da mente. Faz-se necessário fornecer a eles explicitamente informações sobre as políticas antibullying e dicas práticas de como identificar que estão sendo vítimas da prática.

Como vimos anteriormente, a dificuldade de linguagem pragmática em adolescentes com TEA gera impacto na inserção social. Intervenções pragmáticas personalizadas têm o potencial de reduzir esses impactos no cotidiano (Parsons *et al.*, 2017).

A intervenção deve considerar as particularidades de linguagem do indivíduo, o ambiente e a família. Devemos estimular a linguagem, tanto receptiva quanto expressiva, em diversos contextos e ambientes, de modo verbal e não verbal, construindo contextualização de situações comunicativas do cotidiano, enfatizando o uso de todas as funções comunicativas que são desafiadoras para o sujeito.

Para adolescentes com TEA e necessidades complexas de comunicação, podemos garantir o direito à comunicação elaborando um sistema de CAA (comunicação alternativa e aumentativa). A intervenção da CAA pode ampliar o uso das funções pragmáticas e aumentar a intenção comunicativa (Holyfield *et al.*, 2017).

Referências

ABE, C. M. *Elaboração de um checklist de habilidades comunicativas verbais para levantamento do perfil pragmático infantil em Fonoaudiologia.* 2013. Dissertação (Mestrado em Fonoaudiologia) – Faculdade de Odontologia de Bauru, Universidade de São Paulo, Bauru, 2013.

AMERICAN PSYCHIATRIC ASSOCIATION (APA). *Manual diagnóstico e estatístico de transtornos mentais* – DSM V-TR: texto revisado. Porto Alegre: Artes Médicas, 2013.

ANDRADE, C. R. *et al. ABFW:* teste de linguagem infantil nas áreas de fonologia, vocabulário, fluência e pragmática. Carapicuíba: Pró-Fono, 2000.

CARDILLO, R. *et al.* Pragmatic language in children and adolescents with autism spectrum disorder: do theory of mind and executive functions have a mediating role? *Autism Research*, v. 14, n. 5, p. 932-945, 2021.

CARDOSO, C.; FERNANDES, F. D. M. Relação entre os aspectos sócio cognitivos e perfil funcional da comunicação em um grupo de adolescentes do espectro autístico. *Pró-Fono Revista de Atualização Científica*, Barueri (SP), v. 18, n. 1, p. 89-98, jan.-abr. 2006.

ÇIRAY, R. O. *et al.* The association between pragmatic language impairment, social cognition and emotion regulation skills in adolescents with ADHD. Nordic Journal of Psychiatry, v. 76, n. 2, p. 89-95, 2022.

COSTA, V. B. S. da *et al.* Tradução e adaptação transcultural para o português brasileiro do teste Children's Communication Checklist-2. *CoDAS*, v. 25, n. 2, p. 115-119, 2013.

DEWART, H.; SUMMERS, S. *The pragmatics profile of everyday communication skills in children*. Disponível em: http://www.complexneeds.org.uk/modules/Module-2.4-Assessment-monitoring-and-evaluation/All/downloads/m08p080c/the_pragmatics_profile.pdf. Acesso em: 12 fev. 2024.

FERNANDES, F. D. M. Protocolo de avaliação de habilidades pragmáticas de crianças com transtornos do espectro do autismo. *Audiology - Communication Research*, v. 26, 2021.

HOLYFIELD, C. *et al.* Systematic review of AAC intervention research for adolescents and adults with autism spectrum disorder. *Augmentative and Alternative Communication*, v. 33, n. 4, p. 201-212, 2017.

HOWLIN, P.; MOSS, P. Adults with autism spectrum disorders. *The Canadian Journal of Psychiatry*, v. 57, n. 5, p. 275-283, 2012.

LEVINSON, S. *et al.* Brief report: Predicting social skills from semantic, syntactic, and pragmatic language among young children with autism spectrum disorder. *Journal of Autism and Developmental Disorders*, v. 50, n. 11, p. 4165-4175, 2020.

PARSONS, L. *et al.* A systematic review of pragmatic language interventions for children with autism spectrum disorder. *PLoS One*, v. 12, n. 4, 2017, e0172242–.

ROCHA, J.; ALMEIDA, J. Caracterização do perfil pragmático em crianças em idade pré-escolar e escolar. *Cadernos de Comunicação e Linguagem*, [*S. l.*], p. 69-86, 13 fev. 2024.

SHATTUCK, P. T. *et al.* Postsecondary education and employment among youth with an autism spectrum disorder. *Pediatrics*, v. 129, n. 6, p. 1042-1049, 2012.

TAYLOR, J. L.; SELTZER, M. M. Employment and post-secondary educational activities for young adults with autism spectrum disorders during the transition to adulthood. *Journal of Autism and Developmental Disorders*, v. 41, p. 566-574, 2011.

WEHMAN, P. *Life beyond the classroom:* transition strategies for young people with disabilities. Baltimore: Paul H Brookes Publishing, 2006.

WIMMER, H.; PERNER, J. Beliefs about beliefs: representation and constraining function of wrong beliefs in young children's understanding of deception. *Cognition*, v. 13, n. 1, p. 103-128, 1983.

WOOD, L. A.; SMITH, B. R. *Working with pragmatics:* a practical guide to promoting communicative confidence. London: Speechmark, 1997.

ZAGER, D.; ALPERN, C. S. College-based inclusion programming for transition-age students with autism. *Focus on Autism and Other Developmental Disabilities*, v. 25, n. 3, p. 151-157, 2010.

17

ALTERAÇÕES DE PROSÓDIA E SUA INFLUÊNCIA NA COMUNICAÇÃO FUNCIONAL DO ADOLESCENTE E DO ADULTO AUTISTA

O presente capítulo aborda as características prosódicas no contexto do transtorno do espectro autista (TEA), destacando a importância da prosódia na comunicação e na linguagem. Exploramos padrões como monotonia na entonação, ritmo atípico e variação limitada na intensidade, identificando como tais características afetam a expressividade vocal e as interações sociais. A persistência desses padrões ao longo do tempo ressalta a necessidade de intervenções específicas, visando aprimorar as habilidades prosódicas e promover uma comunicação mais efetiva. Compreender esses desafios abre perspectivas para estratégias terapêuticas e educacionais inclusivas, contribuindo para melhor qualidade de vida dos indivíduos no espectro autista.

KARLA ANDREA CORRENTE DE FRANÇA

Karla Andrea Corrente de França

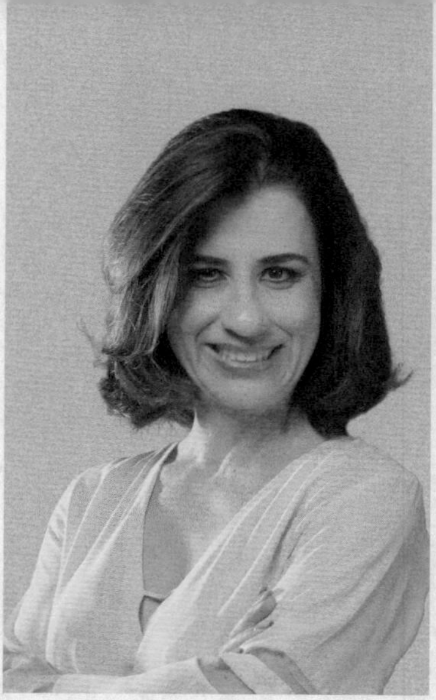

Fonoaudióloga formada há 25 anos. Especialista em Linguagem, analista do comportamento aplicada ao transtorno do espectro autista (TEA) e deficiência intelectual pelo CBI of Miami. Terapeuta em intervenção precoce naturalista intensiva pelo Instituto Farol/Modelo Denver. Empreendedora, esposa, mãe da Maria Valentina. Terapeuta certificada para a realização nos métodos PROMPT e POOD. Hoje, atua no espaço que ela mesma idealizou, dedicando-se ao atendimento de crianças e adolescentes com TEA e outros transtornos do neurodesenvolvimento. Seu espaço é referência para atendimentos interdisciplinares e conta com diversos profissionais das áreas de fonoaudiologia, psicologia e psicopedagogia. Além dos atendimentos, supervisiona e orienta a equipe.

Contatos
karla@karlacorrentefono.com.br
Instagram: @karlacorrentecomportamental
19 99494 8403

Linguagem e prosódia

A relação entre linguagem e prosódia é essencial para a compreensão plena da expressão e significado na comunicação oral. A prosódia, que engloba aspectos como ritmo, entonação e ênfase na fala, desempenha um papel crucial na transmissão de nuances emocionais, intenções comunicativas e estrutura linguística.

Esse aspecto da linguística desempenha um papel fundamental na expressão da intenção do falante. Variações na entonação podem indicar ironia, sarcasmo, dúvida ou confiança, adicionando camadas de significado além das palavras utilizadas.

A entonação, por exemplo, é um elemento poderoso para expressar emoções na linguagem falada. Variações na entonação, ritmo e ênfase podem indicar sentimentos como alegria, tristeza, surpresa ou irritação. A entonação ascendente frequentemente denota perguntas, enquanto uma entonação descendente indica afirmação.

Além disso, a prosódia possibilita destacar partes específicas do discurso para indicar sua importância. A ênfase em determinadas palavras ou frases pode modificar o significado da mensagem, direcionando a atenção do ouvinte para elementos cruciais para a compreensão.

O ritmo prosódico contribui para a fluidez da fala e auxilia na segmentação de unidades linguísticas, como palavras e frases. Esse ritmo adequado é essencial para a compreensão do significado e para a organização lógica da informação.

No contexto do aprendizado da língua, a prosódia é uma parte integral do processo. Em línguas tonais, por exemplo, a capacidade de captar e reproduzir entonações corretas é crucial para uma comunicação eficaz.

Os distúrbios prosódicos podem afetar significativamente a comunicação. Dificuldades na modulação da entonação, ritmo irregular ou ênfase inadequada podem levar a mal-entendidos e dificuldades de comunicação.

Aspectos fonéticos no transtorno do espectro autista

O transtorno do espectro autista (TEA) é caracterizado por peculiaridades comunicativas, incluindo atraso ou ausência na aquisição e desenvolvimento da linguagem vocal, dificuldades em iniciar ou manter interações, linguagem idiossincrática e irregularidades nos níveis prosódicos, pragmáticos e metalinguísticos. Essas alterações não se limitam apenas a aspectos morfossintáticos, semânticos e fonêmicos, mas também afetam aspectos prosódicos, resultando em prejuízos pragmáticos.

Desde a descrição inicial do TEA, a literatura aponta alterações na prosódia desses indivíduos. No entanto, a compreensão da percepção da prosódia por parte desses sujeitos e os aspectos específicos de suas produções prosódicas que causam estranheza nos interlocutores ainda são pouco conhecidos.

As características da qualidade vocal, que engloba a prosódia, identificadas em pessoas com TEA, incluem fala monótona ou com padrão robotizado, alterações no uso de *pitch* (frequência) ou controle de volume (intensidade). Essas dificuldades são observadas especialmente em falantes nível 1 de suporte. Vale ressaltar que essas diferenças prosódicas persistem ao longo do tempo, mesmo quando outros aspectos da linguagem mostram melhorias.

Estudos como os de Gaines *et al.* (2021) indicam que a prosódia está comprometida em diferentes níveis em grupos de sujeitos autistas, mesmo considerando casos em que as habilidades cognitivas são preservadas ou até acima da média.

A prosódia, responsável por organizar a fala, envolve parâmetros acústicos como *pitch* (sensação de som grave ou agudo e suas escalas), duração, volume e qualidade de voz. Esses parâmetros têm correlatos físicos específicos, como frequência fundamental, duração, intensidade e características da vibração das pregas vocais. A análise desses correlatos permite compreender aspectos prosódicos, que diferenciam asserções de perguntas, e variações na fala que indicam emoção, atitude ou função linguística.

Apesar da relevância da prosódia na expressão e compreensão da linguagem, especialmente em indivíduos autistas, há uma carência de estudos específicos conduzidos por linguistas e/ou fonoaudiólogos, o que sugere a necessidade de uma abordagem mais abrangente, considerando aspectos fonológicos além dos dados acústicos. O presente capítulo pretende somar à literatura existente uma contribuição para uma compreensão mais aprofundada da aquisição e desenvolvimento atípicos da linguagem em indivíduos com TEA.

O estudo dos aspectos fonéticos da fala é crucial para compreender a aquisição e o processamento da linguagem. Pesquisas indicam que bebês conseguem distinguir entre línguas com propriedades rítmicas diferentes, utilizando o ritmo específico delas, nos primeiros meses de vida. Por volta dos dez meses, começam a produzir sons incorporando o acento e contorno entonacional de sua língua. A entonação, organizada na cadeia da fala por padrões de variação de graves e agudos, desempenha papel fundamental. Estudos experimentais da entonação, baseados na análise da curva de frequência fundamental (F0), permitem identificar modalidades de fala, como assertiva ou interrogativa. A entonação também sinaliza ironia, emoções e aspectos interacionais relevantes na comunicação, e, no caso de autistas, é algo que precisa ser treinado em virtude dos déficits de linguagem.

Assim, não apenas a entonação, mas todos os aspectos prosódicos, incluindo ritmo e intensidade, são de interesse nos estudos linguísticos. Essa compreensão é essencial para analisar as relações entre prosódia e sintaxe, significado, discurso, processamento, aquisição/desenvolvimento, expressividade e características individuais, enriquecendo nossa compreensão da linguagem.

Alterações de prosódia: impacto na comunicação funcional de adolescentes e adultos autistas

As alterações de prosódia desempenham um papel significativo na comunicação funcional de adolescentes e adultos com TEA. Essas diferenças prosódicas têm sido identificadas como uma característica distintiva nos padrões de fala desses indivíduos, influenciando a forma como se expressam e interagem no ambiente social.

Um dos aspectos mais notáveis das alterações prosódicas em autistas é a presença de uma entonação atípica. Muitas vezes a fala pode parecer monótona, carente da variação natural que acompanha a expressão emocional na voz. Essa limitação na entonação pode dificultar a comunicação efetiva das emoções, tornando desafiador para os interlocutores interpretar o tom emocional subjacente.

A capacidade de modular a entonação é fundamental para a transmissão adequada de sentimentos, intenções e nuances na comunicação. Nos autistas, a falta de variação na entonação pode levar a mal-entendidos e dificuldades na expressão e interpretação de emoções durante as interações sociais. Isso, por sua vez, pode afetar a qualidade da comunicação funcional, especialmente em contextos nos quais a compreensão emocional é crucial.

Outro aspecto relevante das alterações prosódicas está relacionado ao ritmo e à intensidade da fala. Em alguns casos, indivíduos com TEA podem apresentar padrões rítmicos distintos, como fala acelerada ou pausada, o que afeta a fluidez da comunicação. A variação inadequada na intensidade da voz também pode prejudicar a ênfase em palavras-chave, com impacto na clareza da mensagem transmitida.

Esses desafios na dinâmica da fala podem influenciar a eficácia da comunicação funcional, especialmente em situações que demandam rápida adaptação e compreensão mútua. A falta de modulação no ritmo e na intensidade pode criar barreiras na interação social, prejudicando a capacidade de estabelecer e manter relações significativas.

Compreender as alterações de prosódia em adolescentes e adultos autistas é crucial para desenvolver intervenções específicas e abordagens personalizadas. Terapias que visam melhorar a expressividade da fala, a variação na entonação e a modulação do ritmo e intensidade podem desempenhar um papel fundamental na promoção da comunicação funcional.

Abordagens terapêuticas centradas na individualidade, levando em consideração as preferências comunicativas e estilos de aprendizado de cada um, são essenciais. Além disso, a sensibilidade à comunicação não verbal e a adaptação de estratégias para atender às necessidades específicas de cada indivíduo autista são elementos-chave para promover uma comunicação funcional eficaz.

Em síntese, o reconhecimento e a compreensão das alterações de prosódia em autistas proporcionam *insights* valiosos para aprimorar a comunicação funcional, contribuindo para uma participação mais efetiva e significativa desses indivíduos na sociedade.

Características da prosódia no transtorno do espectro autista

Monotonia na entonação

- **Padrão monótono:** indivíduos com TEA frequentemente apresentam uma modulação vocal monótona, com pouca variação na entonação ao longo da fala.
- **Expressão emocional limitada:** a monotonia dificulta a transmissão de emoções por meio da voz, afetando a capacidade de expressar sentimentos durante a comunicação.

Ritmo atípico

- **Fala rítmica distinta:** alguns autistas podem demonstrar padrões rítmicos únicos, como fala acelerada ou pausada, afetando a cadência natural da comunicação.
- **Variação no ritmo:** a variação no ritmo pode influenciar a fluidez da fala, tornando-a menos previsível para os interlocutores.

Variação limitada na intensidade

- **Modulação reduzida:** dificuldade em modular a intensidade da voz, resultando em uma fala com intensidade constante, independentemente do contexto ou da ênfase necessária.
- **Impacto na expressividade:** a falta de variação na intensidade pode afetar a expressividade vocal, limitando a capacidade de destacar palavras ou conceitos importantes.

Dificuldade na entonação interrogativa

- **Curva ascendente comprometida:** desafios ao empregar uma curva ascendente na entonação em frases interrogativas, o que pode dificultar a clareza da intenção interrogativa.
- **Acentuação inadequada:** a acentuação inadequada em perguntas pode influenciar a percepção do significado das frases.

Padrões de estresse peculiares

- **Utilização de padrões atípicos:** alguns indivíduos com TEA podem empregar padrões de estresse incomuns, afetando a ênfase em sílabas ou palavras de maneira não convencional.
- **Dificuldade em seguir padrões convencionais:** a adesão limitada a padrões prosódicos convencionais pode dificultar a compreensão da mensagem.

Persistência ao longo do tempo

- **Estabilidade nas características prosódicas:** as características prosódicas tendem a permanecer relativamente constantes ao longo do tempo, mesmo quando outras questões da linguagem apresentam evolução satisfatória.

- **Desafios persistentes:** a persistência desses padrões destaca a necessidade de abordagens específicas para melhorar as habilidades prosódicas.

Barreiras na comunicação social

A falta de variação prosódica cria barreiras na comunicação social, dificultando a expressão e interpretação adequadas de emoções durante as interações.

- **Desafios na conexão social:** as dificuldades na prosódia podem contribuir para a complexidade das interações sociais.

Desafios na expressividade vocal

- **Limitações na expressão emocional:** a dificuldade em expressar nuances emocionais por meio da voz resulta em limitações na capacidade de transmitir sentimentos e intenções de maneira vocalmente expressiva.
- **Importância da intervenção:** estratégias de intervenção devem visar melhorar a expressividade vocal para enriquecer a comunicação funcional no contexto do TEA.

Conclusão

As características prosódicas no TEA desempenham um papel crucial na compreensão da comunicação desses indivíduos. A monotonia na entonação, ritmos atípicos, variação limitada na intensidade e outros padrões específicos afetam significativamente a expressividade vocal e a capacidade de transmitir nuances emocionais.

A persistência dessas características ao longo do tempo destaca a necessidade de abordagens personalizadas na intervenção, visando não apenas aprimorar as habilidades prosódicas, mas também promover uma comunicação mais efetiva e enriquecedora. A compreensão desses desafios contribui para a construção de estratégias de apoio que considerem as particularidades da prosódia autista.

A importância da prosódia transcende as fronteiras da linguagem, afetando diretamente as interações sociais e a qualidade de vida dos indivíduos com TEA. Estratégias terapêuticas e educacionais que abordam essas características prosódicas oferecem perspectivas promissoras para melhorar a comunicação funcional, promovendo uma participação mais efetiva desses indivíduos na sociedade.

Em última análise, o entendimento aprofundado da prosódia no TEA não apenas lança luz sobre os desafios enfrentados, mas também abre caminho para uma abordagem compassiva e inclusiva, visando a uma comunicação mais rica, expressiva e conectada com as necessidades individuais de cada pessoa no espectro autista.

Referências

AMERICAN PSYCHIATRIC ASSOCIATION (APA). *Manual diagnóstico e estatístico de transtornos mentais:* DSM-5. Porto Alegre: Artmed, 2014.

BRITO, M. C.; MISQUIATTI, A. R. N. *Transtornos do espectro do autismo e fonoaudiologia:* atualização multiprofissional em saúde e educação. Curitiba: CRV, 2020.

CARVALHO, T. M. *et al.* Fonoaudiologia e desenvolvimento infantil: sinais de risco e preditores importantes para a habilidade de fala em crianças autistas. *Revista Interface – Integrando Fonoaudiologia e Odontologia*, v. 1, n. 2, jul./dez. 2020.

GAINES, M. *et al.* A meta-analysis of prosody in autism, Williams syndrome, and Down syndrome. *Journal of Communication Disorders*, v. 89, 2021.

GOYOS, C *Aba*. Ensino da fala para pessoas com autismo. São Paulo: Edicon, 2018.

LISBOA, L.; ROBERTO, T. M. G. Estudos sobre prosódia e autismo pela abordagem da análise acústica: uma revisão narrativa. *Journal of Speech Science*, Campinas, v. 12, e023002, 2023.

MARTIN, G. *Modificação de comportamento:* o que é e como fazer. 8. ed. São Paulo: Roca, 2009.

OLIVATI, A. G. *et al.* Análise acústica do padrão entoacional da fala de indivíduos com transtorno do espectro autista. *CoDAS*, v. 29, n. 2, 2017.

ZUANETTI, P. A. *et al.* Características da prosódia emissiva de crianças com transtorno do espectro autista. *Revista CEFAC*, v. 20, n. 5, set.-out. 2018.

18

COMUNICAÇÃO ALTERNATIVA AMPLIATIVA COMO UM MEIO DE APOIO AO PACIENTE ADULTO

Este capítulo enfatiza a comunicação alternativa ampliativa (CAA), especialmente em populações de adultos não verbais ou pouco verbais. Destaca também a redução de comportamentos inadequados e o aumento de atos comunicativos. Considera seu potencial significativo para aprimorar a comunicação em todas as suas funções. E conclui apontando a importância contínua da CAA na vida de indivíduos no espectro, promovendo uma comunicação mais eficiente.

FERNANDA REIS E
MARIELAINE GIMENES

Fernanda Reis

Fernanda Reis Merli é fonoaudióloga formada pela PUC de São Paulo há 15 anos; Mestre, também, pela PUC de São Paulo; especialista em Linguagem pelo Conselho Federal de Fonoaudiologia; analista do comportamento, certificação internacional do Modelo Denver de Intervenção Precoce (*Early Start Denver Model*) pelo Mind Institute. Nível introdutório PROMPT. Diretora clínica da Comunicare e supervisora de setor.

Contatos
https://clinicacomunicare.com.br
comunicareclin@outlook.com
Instagram: clinica_comunicare
11 2849 4843

Marielaine Gimenes

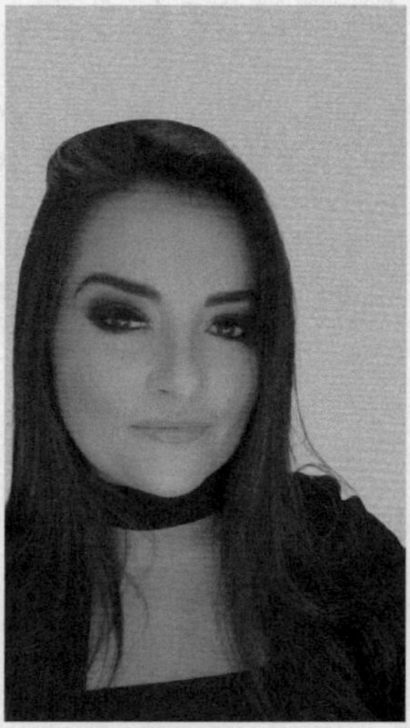

Marielaine Martins Gimenes é fonoaudióloga formada pela PUC de São Paulo há 21 anos. Mestre, também, pela PUC de São Paulo. Especialista em Linguagem pelo Conselho Federal de Fonoaudiologia. Analista do comportamento. Certificação internacional do Modelo Denver de Intervenção Precoce (*Early Start Denver Model*) pelo Mind Institute. Nível *bridging* PROMPT. Diretora clínica da Comunicare e supervisora de setor.

Contatos
https://clinicacomunicare.com.br
comunicareclin@outlook.com
Instagram: clinica_comunicare
11 2849 4843

Ao iniciar este capítulo, poderíamos partir de uma série de pontos de vista, porém, arriscamo-nos a iniciar falando sobre a linguagem, esse sistema tão complexo de comunicação que nós, seres humanos, utilizamos para expressar nossas ideias, sentimentos e pensamentos.

Existem algumas vertentes para explicar o conceito de linguagem. Para Chomsky (1997), a linguagem é inata e está contida na biologia humana. Diante de seu olhar, todo ser humano possui uma gramática universal, fornecendo as estruturas fundamentais subjacentes a todas as línguas. Segundo o autor, mesmo tendo a competência, nem todos apresentam bom desempenho na aplicação prática dessa capacidade.

Já Saussure (1974), como um grande influenciador da linguística, foi o responsável por realizar a distinção entre a língua e a fala. Por fim, mencionamos o terceiro nome de importância dentre outros, que se trata de Vygotsky. Esse autor é um psicólogo e teórico do desenvolvimento que enfatiza a importância das interações sociais e culturais no desenvolvimento cognitivo e linguístico das crianças.

Passado o olhar direcionado para os três principais nomes que explicam o que é a linguagem, podemos direcionar para o espectro autista. Parte do diagnóstico desse distúrbio, em seu critério A, aponta para "Déficits persistentes na comunicação e interação social em vários contextos" (APA, 2013).

Dessa forma, os atrasos significativos no desenvolvimento da linguagem constituem uma parte importante do espectro. Klin (2006) apresenta uma estimativa de que 20% a 30% das pessoas com autismo não apresentam a linguagem verbal para fim comunicativo. Dos que falam, muitos apresentam atipicidades como inversões pronominais, dificuldades de prosódia e ecolalias (Macedo e Orsati, 2011).

Para além da linguagem verbal com função social, Mongillo *et al.* (2008) sugerem dificuldades na linguagem compreensiva relacionadas ao transtorno, o que vem ao encontro dos estudos de Baron-Cohen (1990) e Klin (2006), que apontam para dificuldade de compreender expressões faciais e identificar emoções em tons de voz, bem como elementos sutis de comunicação.

Diante dessa realidade, pelos prejuízos na comunicação tanto expressiva quanto receptiva, essa população é forte candidata ao uso da comunicação alternativa ampliativa (CAA); que visa tanto substituir a fala como suplementar as funções de fala.

De modo geral, três sistemas têm se destacado nos últimos anos: sinais manuais, sistemas pictográficos assistidos de baixas tecnologias e os sistemas de alta tecnologia. Dentre os sistemas pictográficos estão o AMI (*Aided Modeling Intervention*) e o PECS (*Picture Exchange Communication System*).

O AMI adota estratégias de ensino naturalístico com foco na dimensão pragmática da linguagem, unindo os pressupostos do behaviorismo com as teorias interacionistas do desenvolvimento infantil (Drager, 2009). Esse modelo possui elementos que incluem: envolvimento com parceiros sociais significativos; uso de reforçadores, levando em consideração as preferências e motivações individuais; ensino ao longo das atividades cotidianas e em ambientes naturais (Drager, 2009; Prizant e Wetherby, 1998).

O PECS é um sistema de comunicação por troca de figuras e foi desenvolvido em 1994 por Bondy e Frost. Esse sistema de comunicação com pressupostos teóricos apoiados na análise do comportamento possui seis fases, auxiliando e capacitando o paciente a se expressar por meio de um sistema pictográfico. Fidalgo *et al.* (2008) apontam para o favorecimento do aprendizado diante de um sistema estruturado e com estímulos concretos. Apoiado nesses sistemas, outros se mostraram presentes a fim de facilitar a comunicação expressiva dos pacientes com transtorno do espectro autista (TEA) e a compreensão das rotinas.

Em uma pesquisa de 2001 (Frea *et al.*), foi utilizado um sistema de comunicação por troca de figuras baseado no PECS para reduzir os comportamentos inadequados; na pesquisa, um garoto de quatro anos de idade aprendeu a solicitar itens preferidos por meio dos pictogramas, reduzindo os comportamentos desadaptativos, o que confirma a pesquisa de 1994 de Bondy e Frost sobre a redução de comportamentos agressivos mediante o uso de um sistema de CAA.

No Brasil, há poucos estudos robustos sobre o uso do PECS ou outros protocolos que ensinem a comunicação por trocas de figuras. O mesmo ocorre quando apontamos para a população adulta.

Encontramos estudos com uma amostra populacional pequena. Em um estudo de 2010 (Walter e Almeida), três mães foram capacitadas para utilizar CAA, baseada no PECS adaptado, com os filhos adolescentes autistas. O uso reduziu comportamentos inadequados e aumentou atos comunicativos, bem como foi possível obter maior clareza nas situações de comunicação entre mães e filhos. Já um estudo mais recente (Ferreira *et al.*, 2011) associou o PECS adaptado, associado a fala sinalizada (uso associado da fala e de um gesto correspondente). Os resultados apontam para aumento no número de atos comunicativos e funções comunicativas de um adulto com TEA.

As pesquisas apresentadas, mesmo que com uma população pequena, demonstram resultados promissores no uso de protocolos que utilizam sistemas assistidos por parceiros sociais, assim como programas com mecanismos de troca de figuras.

Nesse cenário, diante dessas pesquisas, olhamos para nossa população, que cresce em quantidade e em idade. Com um percentil tão alto, como já citado, com uma estimativa de 20% a 30% de pacientes não verbais (Klin, 2006) e muitos dos verbais com alterações na função comunicativa, questionamos por que tanto se ignora ou se posterga o uso das comunicações alternativas.

Fato é que, independentemente da escolha de um sistema por troca de pictogramas ou AMI, com pacientes na adolescência e sobretudo na fase adulta, é preciso respaldá-los e balizá-los a se comunicarem de maneira eficiente, tanto com os pares quanto com seus familiares.

Como aparelhos de alta tecnologia, temos os dispositivos de geração de fala (DGFs), com uso de tecnologia eletrônica ou de computador, apresentando uma série de soluções, incluindo comunicação eletrônica dedicada (comunicadores/vocalizadores), processadores de texto com voz sintetizada e dispositivos móveis multifuncionais associados a *softwares* e/ou aplicativos de comunicação alternativa.

O uso de alta tecnologia aumentou significativamente nos últimos anos diante da acessibilidade às tecnologias móveis, como celulares e tablets, possibilitando agilidade na inserção de figuras e responsividade ao toque, além de custo menor que o dos tradicionais DGFs (Kagohara *et al.*, 2013; Light & McNaughton, 2012, 2013; Caron *et al.*, 2019).

Outro ponto que se faz importante mencionar é que nem tudo na rotina de vida diária se faz com pedidos (ou mandos). Clinicamente, percebemos que muito se foca nos pedidos, mas não se pode retirar o olhar sobre as demais funções comunicativas, como: informativa (transmitir eventos ou fatos); expressiva ou emotiva (expressar sentimentos e emoções); apelativa (influenciar ou persuadir); metalinguística (esclarecer significados); e fática (estabelecer, manter ou encerrar a comunicação), dentre outras funções (Benveniste, 1989).

Dessa forma, ao olhar para nossa população crescida de TEA, seja com olhar de terapeuta, seja com olhar de mãe/pai/cuidador, precisamos nos recordar que a CAA se faz necessária a cada passo dado e a cada ano conquistado, seja para as funções básicas, seja para suplementar e contribuir para uma linguagem mais robusta, para reduzir os comportamentos inadequados ou para recontar algo que trouxe alegria no dia. O importante é se comunicar.

Referências

AMERICAN PSYCHIATRIC ASSOCIATION (APA). *Diagnostic and statistical manual of mental disorders*. 5. ed. Washington: American Psychiatric Publishing, 2013.

BARON-COHEN, S. Autismo: uma alteração cognitiva específica de "cegueira mental". *Revista Portuguesa de Pedagogia*, v. 24, p. 407-430, 1990.

BENVENISTE, É. *Problemas de linguística geral I*. Campinas: Pontes, 1988.

BENVENISTE, É. (1989) *Problemas de linguística geral II*. Campinas: Pontes, 1989.

BONDY, A. S.; FROST, L. A. The picture exchange communication system. *Focus on Autistic Behavior*, v. 9, n. 3, p. 1-19, 1994.

CARON, J. *et al.* Effects of dynamic text in an AAC app on sight word reading for individuals with autism spectrum disorder. *Augmentative and Alternative Communication*, v. 34, n. 2, p. 143-154, 2018.

CHOMSKY, N. Chomsky no Brasil. *D.E.L.T.A.* (São Paulo), v.13, n. esp., 1997.

DRAGER, K. D. Aided modeling interventions for children with autism spectrum disorders who require augmentative and alternative communication. *Perspectives on Augmentative and Alternative Communication*, v. 18, p. 114-120, 2009.

FERREIRA, P. R. *et al.* Relato de caso: descrição da evolução da comunicação alternativa na pragmática do adulto portador de autismo. *Revista CEFAC: Atualização Científica em Fonoaudiologia e Educação*, v. 13, n. 3, p. 559-567, 2011.

FIDALGO, A. P. *et al.* Análise de um procedimento de comunicação funcional alternativa (Picture Exchange Communication System). *Revista Brasileira de Terapia Comportamental e Cognitiva*, v. 10, n. 1, p. 51-66, 2000.

FREA, W. D. *et al.* A demonstration of the effects of augmentative communication on the extreme aggressive behavior of a child with autism within an integrated preschool setting. *Journal of Positive Behavior Interventions*, v. 3, p. 194-198, 2001.

KAGOHARA, D. M. *et al.* Using iPodsand iPadsin teaching programs for individuals with developmental disabilities: a systematic review. *Research in Developmental Disabilities*, v. 34, p. 147-156, 2013.

KLIN, A. Autismo e síndrome de Asperger: uma visão geral. *Revista Brasileira de Psiquiatria*, v. 28, n. 1, p. 3-11, 2006.

LIGHT, J.; MCNAUGHTON, D. Putting people first: re-thinking the role of technology in augmentative and alternative communication intervention. *Augmentative and Alternative Communication*, v. 29, n. 4, p. 299-309, 2013.

LIGHT, J.; MCNAUGHTON, D. The changing face of augmentative and alternative communication: past, present, and future challenges. *Augmentative and Alternative Communication*, v. 28, n. 4, p. 197-204, 2012.

MACEDO, E. C.; ORSATI, F. Comunicação alternativa. In: SCHWARTZMAN, J. S.; ARAÚJO, C. A. (orgs.). *Transtornos do espectro do autismo*. São Paulo: Memnon, 2011. p. 244-254.

MONGILLO, E. A., *et al.* Audiovisual processing in children with and without autism spectrum disorders. *Journal of Autism and Developmental Disorders*, v. 38, p. 1349-1358, 2008.

PRIZANT, B.; WETHERBY, A. Understanding the continuum of discrete-trial traditional behavioral to social-pragmatic developmental approaches in communication enhancement for young children with autism/PDD. *Seminars in Speech and Language*, v. 19, p. 329-353, 1998.

SAUSSURE, F. *Curso de linguística geral*. São Paulo: Cultrix, 1974.

WALTER, C.; ALMEIDA, M. A. Avaliação de um programa de comunicação alternativa e ampliada para mães de adolescentes com autismo. *Revista Brasileira de Educação Especial*, v. 16, n. 3, p. 429-446, 2010.

19

DIFICULDADES MOTORAS INVISÍVEIS E IMPACTOS NA VIDA DO ADOLESCENTE E ADULTO AUTISTA

Este capítulo reforça a presença significativa de dificuldades motoras (especialmente as menos perceptíveis) no transtorno do espectro autista (TEA) e aborda as consequências diretas e indiretas da falta de estimulação motora entre esses indivíduos, contextualizadas pelos desafios inerentes à adolescência e à vida adulta.

CIBELE KÁTIA FARIA CALZA

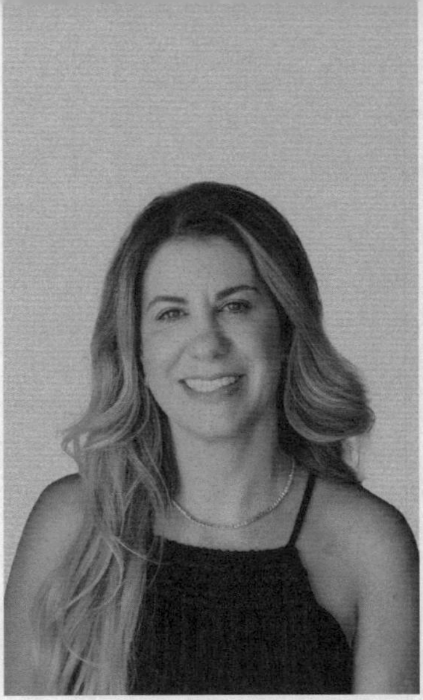

Cibele Kátia Faria Calza

Mestranda em Análise do Comportamento Experimental pela PUC-SP, pós-graduada em Análise do Comportamento Aplicada pelo Núcleo Paradigma, formação avançada no *Early Start Denver Model* pelo Mind Institute, bacharel em Fisioterapia pela Unicastelo e licenciada plena em Pedagogia pelas Universidades COC, CEO da rede de clínicas Tehabilitar, um centro de excelência em neurodesenvolvimento infantil com ampla experiência e dedicação. Mãe atípica do Dudu, um adolescente no espectro do autismo, nível 3 de suporte.

Contatos
cibelecalza@gmail.com
Instagram: @tehabilitar.multiprofissional
11 98584 4819

A presença de alterações motoras em indivíduos autistas é tão significativa que vários pesquisadores (Liu, 2013; Papadopoulos *et al.*, 2012; Whyatt & Craig, 2012) têm discutido a necessidade de incluí-la como parte dos critérios diagnósticos para o transtorno do espectro autista (TEA) no *Manual diagnóstico e estatístico de transtornos mentais* (DSM), reconhecendo ainda a importância de identificar as características das habilidades motoras das crianças autistas como um caminho para orientar intervenções precoces que poderiam minimizar dificuldades cognitivas e sociais (Lloyd *et al.*, 2013) ao longo da vida.

As principais alterações motoras no TEA relacionam-se a tônus muscular, marcha, equilíbrio e coordenação motora fina e grossa (Lopes *et al.*, 2022).

No livro anterior, tratamos exatamente da importância da estimulação motora para crianças autistas, e quais prejuízos elas poderiam ter futuramente se permanecessem sem tratamento adequado. Neste capítulo, vamos um pouco além, falando sobre as consequências da falta da estimulação motora especialmente na adolescência e na vida adulta – que incluem aspectos não só físicos, mas também psicossociais, de maneira interligada.

Para que possamos contextualizar, devemos começar pelas alterações motoras visíveis. As maneiras como uma pessoa se movimenta, caminha e executa tarefas são facilmente observadas por outros indivíduos. E quando elas se apresentam evidentes, como no caso da marcha na ponta dos pés ou mesmo em uma curvatura acentuada da coluna, os cuidadores e profissionais envolvidos certamente reconhecem a necessidade de uma intervenção específica de fisioterapia. Os maiores desafios, portanto, estão nas alterações não perceptíveis para observadores externos, os quais muitas vezes não estão atentos à qualidade dos movimentos.

A fisioterapia, vale lembrar, ainda não integra as terapias indicadas pela maioria dos médicos, muitas vezes por não haver reconhecimento de quais são as dificuldades motoras específicas de um indivíduo autista, especialmente quando essas não são altamente visíveis. Muitos autistas transitam, assim, para a adolescência e vida adulta sem o reconhecimento dessas características e sem intervenções adequadas – o que nos permite refletir sobre o quanto essas alterações "invisíveis" podem ter consequências que vão além do que se pode ver! Temos, inclusive, uma lacuna na literatura referente às implicações das dificuldades motoras nessas etapas da vida de maneira mais aprofundada.

Entre tais alterações invisíveis, podemos considerar, por exemplo, o transtorno do desenvolvimento da coordenação (TDC), que afeta a coordenação motora dos indivíduos, interferindo no desempenho de suas atividades ocupacionais (APA, 2014; Okuda *et al.*, 2010). É caracterizado por dificuldades significativas nas habilidades motoras, mas que podem não ser imediatamente perceptíveis, podendo incluir coordenação fina e grossa comprometida, dificuldades no equilíbrio, desafios no planejamento e realização de movimentos suaves e coordenados.

O TDC relaciona-se diretamente a desafios com atividades físicas ou esportes, como andar de bicicleta e agarrar a bola, entre outras atividades que requerem mudança constante na posição do corpo e apresentam elementos dinâmicos (no futebol, beisebol, tênis). No entanto, também tende a afetar desde as atividades diárias (amarrar os sapatos, abotoar a roupa, realizar tarefas domésticas) até as interações sociais. Pode haver postura ou equilíbrio pobre, fazendo que alguns indivíduos pareçam "desajeitados" ou "descoordenados" em seus movimentos, com maior tendência a trombar e derrubar coisas, além de essas características poderem gerar estigma.

No TDC, costuma haver queda no desempenho em atividades que precisam de repetição, alta tensão corporal e excesso de atividade muscular na execução de tarefas motoras, fazendo que sejam mais imprecisas. O cansaço e o fracasso que se dão repetidas vezes podem fazer que esses indivíduos evitem participar de tarefas motoras, com possíveis questões emocionais secundárias, como baixa tolerância à frustração, autoestima diminuída e falta de motivação.

As alterações na marcha também devem ser consideradas. Referem-se a diferenças no padrão de movimento ao caminhar e nem sempre se apresentam de maneira tão evidente a observadores externos, porém podem gerar prejuízos significativos para o próprio indivíduo, relacionados a mobilidade, independência e participação social.

A hipotonia, que é a diminuição do tônus e redução da força muscular, está muitas vezes presente e contribui para a fadiga excessiva no contexto do TEA, influenciando as mais diversas atividades diárias (domésticas, de autocuidado, alimentação), acadêmico-profissionais e interações, bem como a mobilidade de uma forma geral. No contexto escolar ou profissional, por exemplo, pode haver fadiga rápida ao escrever ou segurar um lápis; pode haver dificuldades para esse indivíduo permanecer sentado e engajado (se ele precisar ficar o tempo todo "ajustando sua postura"). Esse adolescente/adulto com alteração de tônus pode ainda ter dificuldade de manter a atenção em um diálogo, o que vem a somar desafios nas relações interpessoais.

As dificuldades motoras também podem influenciar a comunicação vocal e não vocal de adolescentes e adultos no espectro autista. Algumas, relacionadas à coordenação dos músculos faciais e da boca, por exemplo, podem afetar a clareza da articulação, resultando em uma fala menos compreensível. Expressões faciais, bem como gestos, movimentos corporais e postura – todos componentes importantes na comunicação não vocal – também podem ser prejudicados. Isso tende a afetar a percepção de uma comunicação fluida e natural e a maneira como esse indivíduo é observado pelos outros, muitas vezes levando a estigmas sociais.

Todas essas dificuldades motoras (menos ou mais visíveis) estão interligadas de maneira muito individualizada e podem ter consequências psicossociais especialmente na adolescência e na vida adulta, como maiores desafios para a autonomia e independência, diminuição da autoestima, maior isolamento social, bullying, entre outras.

Adolescência e vida adulta

Levando em conta essas possíveis dificuldades motoras, podemos considerá-las prejudiciais a ponto de levar um adolescente ou adulto autista a se sentir "inferior" a outras pessoas?

A resposta é sim, pois prejuízos motores funcionam como uma cascata que impossibilita a qualidade da resposta de um indivíduo em tarefas simples e cotidianas, como o ato de tomar banho, bem como influencia as mais diversas experiências psicossociais.

É essencial, ainda, considerar os desafios inerentes a essas etapas da vida. Na adolescência, as interações sociais tornam-se mais complexas, existe maior desejo de pertencimento, as atividades recreativas assumem papel importante e aumenta-se a carga acadêmica. Além disso, há um foco crescente no desenvolvimento da independência, em explorar interesses e habilidades vocacionais.

Quanto aos desafios acadêmicos, podem não ser devidamente reconhecidas dificuldades motoras que afetam negativamente a permanência nas aulas, a participação espontânea em atividades de grupo e as aulas de educação física, levando à esquiva de atividades e a maior isolamento. O bullying pode ser uma consequência dessas situações. Tudo isso pede atenção, especialmente para aqueles que se encontram no nível 1 de suporte – que, diante de características "menos notáveis", podem sofrer bullying sem compreender "o que há de errado com eles".

A adolescência associa-se ainda ao desenvolvimento da autoaceitação e, para alguns adolescentes autistas, prevê, então, o entendimento de como tais características motoras influenciam suas interações em diferentes contextos. As questões de saúde mental também podem tornar-se mais proeminentes, com risco aumentado para esses adolescentes autistas, que podem ter as dificuldades motoras afetando negativamente a autoestima e a participação social.

As dificuldades motoras tendem a continuar tendo impactos em diferentes aspectos da funcionalidade e participação do adulto autista, como sua capacidade de viver de maneira autônoma e independente, visto que tarefas cotidianas, domésticas e até de autocuidado podem ser desafiadoras. Podem ainda afetar a realização de tarefas específicas relacionadas ao trabalho, assim como a falta de reconhecimento dessas características pode levar à falta de acessibilidade e compreensão no ambiente profissional.

Ao longo da vida adulta, as questões de saúde mental tendem a se tornar mais complexas. Frustração, ansiedade e sentimentos de inadequação podem surgir ou ser intensificados em decorrência das dificuldades enfrentadas, tudo isso com potencial de afetar também as relações interpessoais (inclusive as românticas).

Conclusão

A resposta para todos esses desafios é almejarmos que os autistas sejam avaliados precocemente com a devida atenção às alterações motoras. Que não só alertem e integrem, em um futuro próximo, os critérios diagnósticos para o TEA, mas, principalmente, que as pessoas com autismo possam ser alvo das intervenções precoces, para que tais alterações, especialmente as invisíveis ou "menos notáveis", sejam trabalhadas, a fim de minimizar os impactos na adolescência e na vida adulta.

Levando em conta os muitos casos nos quais não foi possível abordar precocemente as alterações motoras, fica o alerta sobre a importância da identificação e do tratamento adequados se darem em qualquer outro estágio da vida. Estratégias personalizadas podem ser desenvolvidas para abordar os desafios específicos enfrentados por cada adolescente/adulto autista.

Esse entendimento, dentro da abordagem multidisciplinar esperada no acompanhamento do TEA, compõe o caminho para que o indivíduo no espectro autista tenha verdadeiras oportunidades de atingir seu pleno potencial, transitando pela vida com mais autoconfiança, independência e participação na sociedade.

Referências

AMERICAN PSYCHIATRIC ASSOCIATION (APA). *Manual diagnóstico e estatístico de transtornos mentais*: DSM-5. Porto Alegre: Artmed, 2014.

BHAT, A. N. Motor impairment increases in children with autism spectrum disorder as a function of social communication, cognitive and functional impairment, repetitive behavior severity, and comorbid diagnoses: A SPARK study report. *Autism Research*, v. 14, n. 1, p. 202-219, jan. 2021.

CATELLI, C. L. R. Q. *et al.* Aspectos motores em indivíduos com transtornos do espectro autista: revisão de literatura. *Cadernos de Pós-Graduação em Distúrbios do Desenvolvimento*, v. 16, n. 1, 2016.

DA SILVA SANTOS, G. T. *et al.* A contribuição da fisioterapia no desenvolvimento motor de crianças com transtorno do espectro autista. *Cadernos de Pós-Graduação em Distúrbios do Desenvolvimento*, v. 21, n. 1, p. 129-143, 2021.

GALVÃO, B. A. P. *et al.* Transtorno do desenvolvimento da coordenação e senso de auto-eficácia: implicações para a prática da terapia ocupacional. *Revista de Terapia Ocupacional da Universidade de São Paulo*, v. 19, n. 1, p. 12-19, 2008.

LICARI, M. K. *et al.* Prevalence of motor difficulties in autism spectrum disorder: analysis of a population-based cohort. *Autism Research*, v. 13, n. 2, p. 298-306, fev. 2020.

LIU, T. Sensory processing and motor skill performance in elementary school children with autism spectrum disorder. *Perceptual and Motor Skills*, v. 116, n. 1, p. 197-209, fev. 2013.

LLOYD, M. *et al.* Motor skills of toddlers with autism spectrum disorders. *Autism*, v. 17, n. 2, p. 133-146, mar. 2013.

LOPES, A. *et al.* Guia prático das principais alterações motoras no autismo. *Apae Ciência*, v. 17, n. 1, p. 28-33, 2022.

LÓPEZ-ESPEJO, M. A. *et al.* Motor disturbances in children with autism spectrum disorder. *Andes Pediatrica: Revista Chilena de Pediatría*, v. 93, n. 1, p. 37-42, 2022.

OKUDA, P. M. M. *et al.* Caracterização do perfil motor de escolares com transtorno autístico *Revista Educação Especial,* v. 23, n. 38, p. 443-454, 2010.

PAPADOPOULOS, N. *et al.* An investigation of upper limb motor function in high functioning autism and Asperger's disorder using a repetitive Fitts' aiming task. *Research in Autism Spectrum Disorders*, v. 6, n. 1, p. 286-292, 2012.

WHYATT, C. P.; CRAIG, C. M. Motor skills in children aged 7-10 years, diagnosed with autism spectrum disorder. *Journal of Autism and Developmental Disorders*, v. 42, n. 9, p. 1799-1809, 2012.

20

ALTERAÇÕES POSTURAIS NO TRANSTORNO DO ESPECTRO AUTISTA

Segundo o *DSM-5*, o transtorno do espectro autista é caracterizado por alterações comportamentais/sociais e padrões repetitivos e restritivos de interesse. Pouco se fala de alterações motoras e menos ainda das alterações posturais, as quais são pouco estudadas. Porém, em avaliações, verificamos um grande número de crianças, adolescentes e adultos com alterações significativas em sua postura, afetando sua qualidade de vida e independência.

CAROLINA QUEDAS

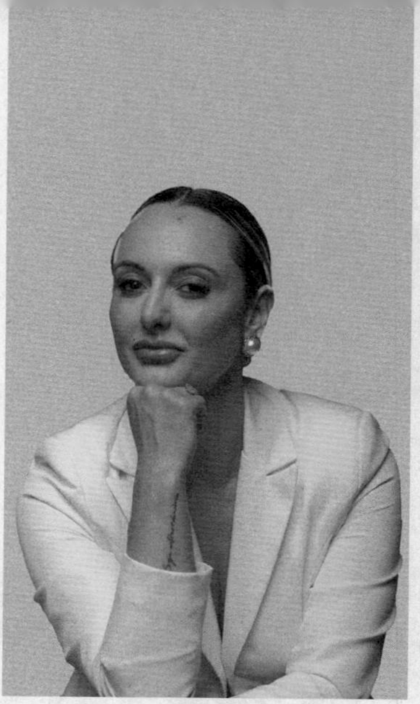

Carolina Quedas

Pós-doutorado pela Universidade Estadual de Campinas (Unicamp). Doutora e mestre em Distúrbios do Desenvolvimento pela Universidade Presbiteriana Mackenzie. Pós-graduada em Psicomotricidade. Pós-graduada em Análise do Comportamento Aplicada. Terapeuta Denver pelo Instituto Mind, da Califórnia. Fisioterapeuta, profissional de educação física e pedagoga. Supervisora e coordenadora de equipes motoras pelo Brasil. Idealizadora e coordenadora do projeto social TEA em Movimento.

Contatos
dracarolinaquedas@gmail.com
Instagram: @dracarolinaquedas

As alterações nos aspectos motores no transtorno do espectro autista (TEA) já estão evidenciadas em diversos estudos (de Sá *et al.*, 2024; Quedas *et al.*, 2021; Bhat, 2021; Licari *et al.*, 2020). Essas alterações estão predominantemente em habilidades de equilíbrio, atividades de manipulação, destreza manual e coordenação motora global.

A hipotonia é uma alteração-chave em todo o processo de desenvolvimento motor de pessoas com autismo. Segundo Ming *et al.* (2007), cerca de 63% de crianças de até 6 anos com TEA possuem hipotonia classificada de leve a moderada; e, acima dos 7 aos 18 anos, 38% continuam com essa hipotonia. Já o estudo de Lopez-Espejo *et al.* (2021) traz um dado extremamente importante, de que 34% das crianças com TEA até 6 anos possuem hipotonia generalizada, a qual é ocasionada por atrasos na aquisição de marcha e maior frequência de estereotipias.

Muitos me perguntam como avaliar a hipotonia, pois não há uma escala própria para avaliar em pessoas com autismo. A Tabela 1 apresenta algumas características clínicas que podem ser identificadas na literatura.

Tabela 1. Características clínicas identificadas na literatura

Característica clínica	Autor(es)
Maior flexibilidade	Martin *et al.*
Resistência diminuída ao movimento passivo	Bodensteiner, Leyenaar *et al.*, Gowda *et al.*
Habilidades motoras atrasadas	Martin *et al.*, Harris, Richter *et al.*, Paine
Apoiando-se em suportes externos	Martin *et al.*
Tolerância à atividade diminuída	Martin *et al.*
Posturas sentadas "W" ou "M"	Carboni *et al.*
Dificuldade em posturas prona ou supina	Bodensteiner, Martin *et al.*, Leyenaar *et al.*, Harris, Gowda *et al.*, Curran e Jardine
Asa de escápula	Carboni *et al.*
Reflexos diminuídos ou ausentes	Bodensteiner, Leyenaar *et al.*, Harris, van Toon, Johnston
Articulações hipermóveis	Martin *et al.*, Pilon *et al.*, Paine
Posturas como sapo	Gowda *et al.*, van Toon

Fonte: Naidoo (2013).

Outro estudo dentro da área da pediatria traz elementos a serem considerados sobre a hipotonia, mesmo sem citar o autismo no documento. Traz informações importantes sobre o que a hipotonia pode influenciar com base na Classificação Internacional de Funcionalidade (CIF), como mostrado na Figura 1.

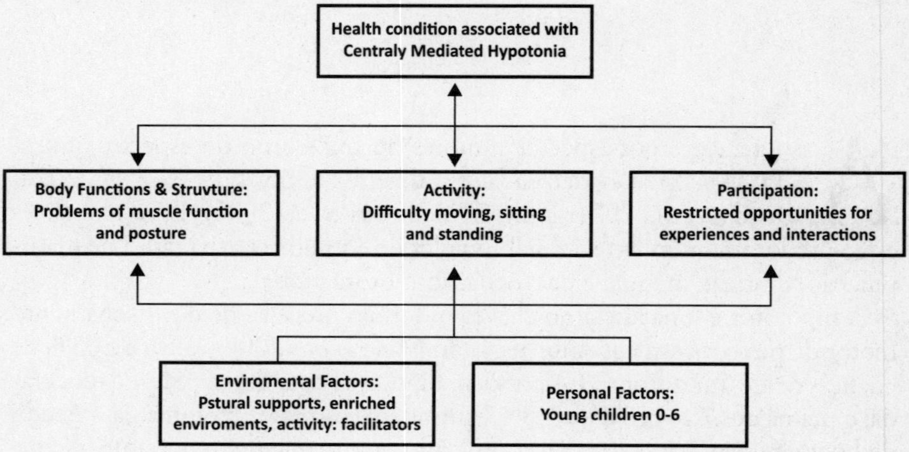

Figura 1 (Fonte: Paleg *et al.*, 2022).

Alterações posturais

Cifuentes *et al.* (2010) realizaram estudos sobre transtornos de desenvolvimento motor nos primeiros meses de vida, analisando o sentar, o engatinhar, o ficar em pé e o andar. Encontraram, já nessa fase, padrões de assimetria de movimento e alguns reflexos ainda não inibidos na idade apropriada em desenvolvimento, enquanto outros não apareceram quando deveriam, como os reflexos de proteção ao cair, além de atraso no desenvolvimento dos estágios de caminhar e posicionamento anormal de marcha. Essas normalidades foram atribuídas à retenção anormal do reflexo primitivo, decorrente de um sistema neural imaturo.

As alterações posturais aparecem de maneira mais evidente na pré-adolescência e vão se acentuando ainda mais na adolescência. A má postura é uma das condições que podem causar escolioses e cifoses, entre outras alterações. Porém, a hipotonia é um fator importante do agravamento do quadro clínico.

O alinhamento adequado dos ossos e articulações é essencial para estabilizar o movimento do corpo durante a posição em pé e a caminhada. Pessoas com

TEA têm uma percepção reduzida do movimento ou mudança do corpo em relação à sua própria orientação postural e equilíbrio. Isso ocasiona problemas como fadiga, descoordenação e instabilidade nas articulações do pé, tornozelo e quadril (Lim *et al.*, 2017).

A função motora adequada e a capacidade de manter uma postura corporal ereta são cruciais para o equilíbrio e a participação em atividades físicas: crianças com melhor estabilidade postural são mais propensas a participar de atividades físicas e têm menos probabilidade de viver um estilo de vida sedentário (Lim *et al.*, 2017).

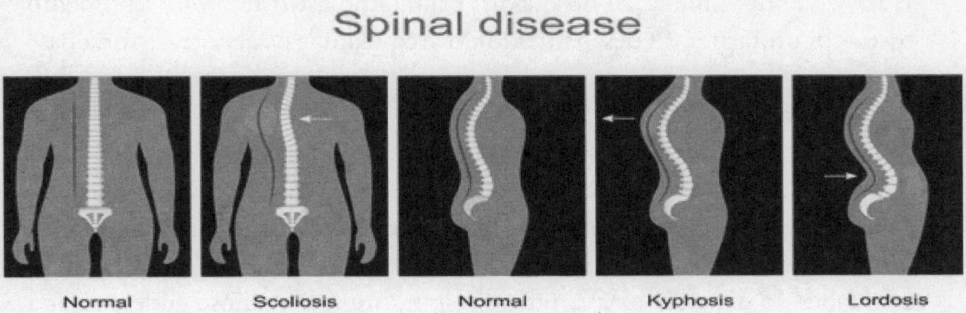

Imagem adquirida pela autora.

Checklist para avaliação

- Procurar um profissional capacitado.
- Verificar por meio de fotos e vídeos e analisar as posições.
- Radiografia de coluna é recomendável.
- Verificar tônus.
- Amplitude de movimento (ADM).

Oliveira *et al.* (2017) afirmam que muitas pessoas com autismo apresentam alterações motoras. Essas alterações podem ser sutis ou muito limitantes, tendo impactos no desenvolvimento ao longo de todo o ciclo de vida. Autistas podem apresentar alterações de postura e equilíbrio, incoordenação motora global e fina, hipotonia, dificuldades no controle e na integração visuomotora, dificuldades no sequenciamento motor e em lidar com objetos.

No estudo realizado por da Silva *et al.* (2023) com crianças autistas com média de idade de 61,5 meses, 60% do sexo masculino e 40% do sexo feminino, foi possível observar que as crianças avaliadas apresentaram várias alterações posturais, dentre elas hiperlordose lombar, pé equino e pé plano.

Há muito poucos estudos relacionados ao tema de alterações posturais no TEA, porém são clinicamente evidentes as alterações em nossos pacientes, as quais influenciam diretamente na aprendizagem de novas habilidades motoras e em seu desempenho escolar. São exemplos as habilidades acadêmicas de escrita, recorte e colagem, atividades que precisam de um posicionamento adequado durante o treino. Além disso, outras características são observadas nas crianças autistas com hipotonia, como preferência pela postura sentada em "W" e desabamento do arco plantar.

No primeiro caso, há diminuição de força de várias musculaturas envolvidas, risco de subluxação do quadril e alteração estrutural do crescimento ósseo com rotações. O desabamento do arco plantar pode interferir na base de apoio e no equilíbrio, com instabilidade de tornozelo, joelho e quadril, mudando a mecânica da marcha (Rosario *et al.*, 2018).

Como essas alterações podem interferir na qualidade de vida de uma pessoa com TEA? Muitas delas trazem desconforto, dores e alterações osteoarticulares. Além disso, muitas vezes interferem na mecânica respiratória em razão das alterações no tórax, gerando maior gasto energético para executar atividades do dia a dia e desconforto respiratório. A escoliose pode chegar à intervenção cirúrgica caso não haja um trabalho significativo para ajuste e alinhamento postural; com isso, o pós-operatório fica bem difícil e intenso, podendo ocasionar alterações comportamentais e sensórias importantes, que podem prejudicar a qualidade de vida do paciente.

Contudo, é importante a avaliação de um profissional capacitado na área da fisioterapia no TEA, que entenda os atrasos do neurodesenvolvimento dessa população e que consiga avaliar, fazer um diagnóstico fisioterapêutico e intervir da melhor maneira possível, utilizando as práticas baseadas em evidência, para que essa pessoa com autismo tenha independência e qualidade de vida.

Referências

BHAT, A. N. Is motor impairment in autism spectrum disorder distinct from developmental coordination disorder? A report from the SPARK Study. *Physical Therapy*, v. 100, n. 4, p. 633-644, mar. 2020.

CIFUENTES, C. *et al.* Análise teórica e computacional da marcha normal e patológica: uma revisão. *Revista Med*, Bogotá, v. 18, n. 2, dez. 2010.

DA SILVA, J. B. *et al.* Avaliação postural de crianças com Transtorno do Espectro Autista: uma série de casos. *Observatório de la Economía Latinoamericana*, v. 21, n. 10, p. 17835-17853, 2023.

DE SÁ, K. S. G. *et al.* Desempenho motor de crianças com TEA durante o teste TGMD-3. *Retos: Novas Tendências em Educação Física, Esporte e Recreação*, n. 51, 136-140, 2024.

LICARI, M. K. *et al.* Prevalência de dificuldades motoras no transtorno do espectro do autismo: análise de uma coorte de base populacional. *Autism Research*, v. 13, n. 2, p. 298-306, 2020.

LIM, Y. H. *et al.* Standing Postural Control in Individuals with Autism Spectrum Disorder: Systematic Review and Meta-analysis. *Journal of autism and developmental disorders* vol. 47,7 (2017): 2238-2253. DOI:10.1007/s10803-017-3144-y.

LOPEZ-ESPEJO, M. A. *et al.* Clinical characteristics of children affected by autism spectrum disorder with and without generalized hypotonia. *European Journal of Pediatrics*, v. 180, p. 3243-3246, 2021.

MING, X. *et al.* Prevalence of motor impairment in autism spectrum disorders. *Brain and Development*, n. 29, v. 9, p. 565-570, 2007.

NAIDOO, P. Current practices in the assessment of hypotonia in children. *South African Journal of Occupational Therapy*, v. 43, p. 12-17, 2013.

OLIVEIRA, B. D. C. *et al.* Políticas para o autismo no Brasil: entre a atenção psicossocial e a reabilitação. *Physis: Revista de Saúde Coletiva*, v. 27, p. 707-726, 2017.

PALEG, G. *et al.* Central hypotonia. *AACPDM Care Pathways*, set. 2019, rev. 2022. Disponível em: https://www.aacpdm.org/UserFiles/file/care-pathways-central-hypotonia-print.pdf. Acesso em: 23 fev. 2024.

QUEDAS, C. L. R. *et al.* MABC-2 transcultural adaptation and evaluation of children aged 7 to 10 years with autistic spectrum disorder. *Revista Contexto & Saúde*, v. 21, n. 44, p. 183-197, 2021.

ROSARIO, M. G. *et al.* Proprioception and vestibular alterations affect postural control in children with mild autism: a pilot study. *F1000Research*, v. 7, n. 305, p. 305, 2018.

21

O ADOLESCENTE AUTISTA NA ESCOLA

DESAFIOS E POSSIBILIDADES MEDIADAS PELO ACOMPANHANTE TERAPÊUTICO

Este capítulo tem como objetivo explicitar os desafios enfrentados pelos adolescentes autistas no contexto escolar e a importância do trabalho mediado pelo acompanhante terapêutico na transição para a vida adulta.

ELAINE MIRANDA

Elaine Miranda

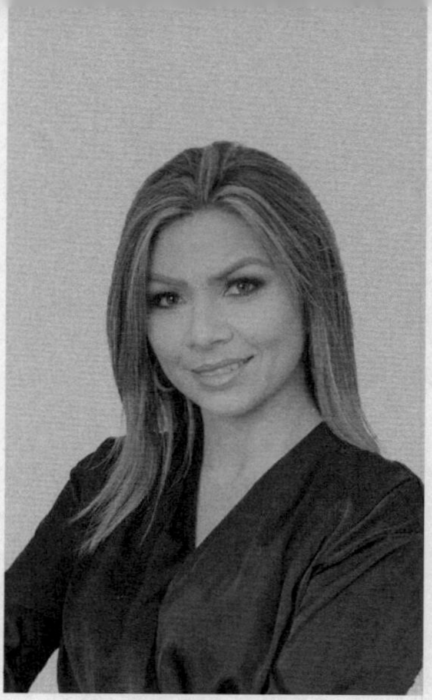

Pedagoga. Graduanda em Psicologia. Pós-graduada em Psicopedagogia Clínica e Institucional, Neuropsicopedagogia, Gestão Escolar, Educação Especial e Inclusiva, Autismo, Deficiência Intelectual, Análise do Comportamento Aplicada (ABA), Intervenção Precoce, Treinamento Profissional. Em processo de certificação QASP e certificação internacional ESDM. Coordenadora editorial do livro *Educação inclusiva e a parceria da família: uma dimensão terapêutica*, coautora dos livros *Autismo ao longo da vida*, *Essência humana: um mergulho no ser* e *Ampliando olhares: preconceitos, prevenções e cuidados*. Idealizadora de um grupo de mães de crianças com autismo. Ministra capacitação a profissionais da saúde, além de educação e treinamento de acompanhantes terapêuticos e treinamento de pais. Voluntária em projeto social de orientação parental.

Contatos
Facebook: Elaine Miranda
Instagram: @elainemirandaautismo

A adolescência é um período de ponte para a vida adulta, um caminho a trilhar de novas descobertas, desafios e possibilidades. Dependendo do nível de suporte de seu filho, é certo que um dia ele vai viver de maneira independente; assim, existem muitas oportunidades de viabilizar essa vida, embora existam o real e o ideal diante de uma intervenção de sucesso para a aquisição de novas habilidades e o objetivo de promover autonomia e independência ao indivíduo. Quando a criança tem a oportunidade de se beneficiar da intervenção precoce, maior a probabilidade de alcançar esse objetivo.

O autismo não escolhe classe social e sabemos que, no Brasil, o acesso a terapias via SUS é uma realidade distante. Ressalto a eficácia de uma intervenção precoce com base em evidência científica, pois é nessa fase que a neuroplasticidade cerebral se faz mais presente e há as chamadas janelas de oportunidades. Infelizmente, quando falamos de escola, nem sempre temos boas experiências, pois, ao se tratar de inclusão, nos deparamos com desafios desde a primeira infância.

A legislação brasileira entende que a adolescência ocorre entre os 12 e os 17 anos. Em relação ao autismo na adolescência, é necessário saber se o aluno ainda vai precisar de algum profissional com ele e, em caso afirmativo, saber qual é a real necessidade. A lei Berenice Piana, como é conhecida a Lei n. 12.764/2012, assegura que, quando comprovada a necessidade, o aluno tem direito ao acompanhante especializado, que é a figura do professor especialista, porém não especifica qual especialidade, deixando assim uma brecha na lei e abrindo precedentes. Dessa forma, a escola disponibiliza o profissional, chamado de mediador, tutor, cuidador ou auxiliar de sala.

Pois é, eu sei que há várias nomenclaturas – explicarei melhor quais atribuições e como podemos saber se o aluno precisa ou não desse profissional. Aqui teremos uma breve explanação para saber quem é quem e o que cada um desenvolve com o aluno. O acompanhante terapêutico é um profissional vindo da clínica e trabalha sob supervisão na perspectiva da análise do comportamento aplicada (ABA). O mediador é um profissional de apoio, podendo ser auxiliar de sala, entre outros, pois cada região adota um nome. Nem todos vão precisar desse apoio, pois a avaliação é individual, cada ser é único e precisamos respeitar sua singularidade.

A avaliação é realizada por meio de um protocolo validado e de observação direta, e não com base em achismos. Não é porque o adolescente tem o diagnóstico de transtorno do espectro autista (TEA) que ele precisa do acompanhante terapêutico (AT); por meio de uma avaliação, vamos mensurar a real necessidade. Alguns adolescentes precisam de maior suporte, tanto nas habilidades acadêmicas quanto nas habilidades sociais. Em sua grande maioria, os déficits não são pedagógicos, mas sim nas habilidades sociais. No entanto, tudo depende do nível de suporte, e é onde o AT realiza a mediação, trabalhando o comportamento, em momentos tanto dentro da sala de aula como em outros ambientes da escola, como o pátio e a quadra na hora do lanche. É nesse intervalo que os adolescentes se reúnem para conversar e a maior barreira para esses alunos dentro do espectro, o coração do autismo, é a interação social, uma habilidade que é aprendida. Assim, com a ajuda do AT, o aluno é encorajado a tomar iniciativa por meio da modelagem.

Ressalto que o AT não torna o aluno dependente, pois, por meio da supervisão, o AT aplica técnicas para que o aluno encontre recursos internos e consiga percorrer diversos ambientes e assuntos que não sejam somente do seu interesse, ampliando assim seu repertório e deixando-o mais à vontade diante de um ambiente que para ele é mais aversivo. Desfazendo equívocos, AT não é cuidador e ABA é ciência.

O ambiente mais rico em oportunidades de aprendizagem e habilidades sociais é o contexto escolar e é sobre essa temática que vamos conversar por aqui. Toda criança cresce e, com ela, também cresce a preocupação dos pais. Quando as pessoas falam em autismo, na maioria das vezes falam sobre crianças e quase nada sobre a adolescência, fase em que os desafios dos pais ficam bem diferentes: os interesses mudam, assim como o corpo e a rotina, e a pergunta é: até quando meu filho vai precisar da ajuda de um profissional na escola? Aqui, em especial, estamos falando da prática do AT escolar.

Crianças crescem e, com elas, os desafios; para muitos autistas adolescentes, a escola pode ser um ambiente muito divertido e para outros nem tanto. Eles podem ter comportamentos bem extremos ou simplesmente passar despercebidos; no geral, nessa fase da juventude, alguns comportamentos aparecem com mais frequência:

- Dificuldade de se expressar.
- Falta de compreensão (entender e ser entendido).
- Visão de mundo literal, enxergando as situações sociais de maneira mais direta e menos intuitiva ou abstrata.
- Inflexibilidade cognitiva.
- Altos índices de depressão, ansiedade e suicídio.
- Sexualidade aflorada.
- Transtorno do processamento sensorial (TPS).

É sempre importante lembrar que o espectro é amplo e cada experiência individual é única. Tudo pode se acumular às novidades que vêm com essa fase da vida.

A Política Nacional de Educação Especial, na perspectiva da educação inclusiva, tem como objetivo o acesso à participação e a aprendizagem dos alunos com deficiência, transtornos globais do desenvolvimento e altas habilidades/superdotação nas escolas regulares, orientando os sistemas de ensino para promover as respostas às necessidades educacionais especiais, garantindo transversalidade da educação especial desde a educação infantil até a educação superior e atendimento educacional especializado.

O ideal seria que todos os alunos se beneficiassem de uma educação especializada por meio de práticas baseadas em evidência, mas não é o que acontece na realidade. É por esse motivo que vemos tantas famílias lutando pelos seus direitos. Aqui abordamos a prática do AT, mas nem todas as famílias têm acesso a esse profissional, por isso a urgência em promover políticas públicas voltadas para o autismo na vida adulta, uma vez que, após saírem da escola, esses jovens vão em busca do primeiro emprego e aí começam a surgir as inseguranças em busca do novo.

Durante a adolescência, os jovens tendem a procurar por pares ou grupos nos quais sejam aceitos. Tendo em vista que o TEA é caracterizado por déficits em interações sociais, uma das principais dificuldades na inclusão escolar de adolescentes consiste na mediação das interações desses estudantes com seus pares. Uma mediação inadequada pode favorecer práticas prejudiciais ao processo de inclusão, como o bullying.

Com o desenvolvimento da puberdade, surge o interesse em relacionamentos afetivos. Os estudantes com TEA que procuram interagir com seus colegas, mas o fazem de maneira inapropriada, podem se ver frustrados em suas tentativas, e as frustrações, por sua vez, podem aumentar as chances de que eles evitem iniciar outras interações, excluindo-se cada vez mais do convívio com seus pares.

Ao ingressar no ensino médio, os contextos abordados ficam cada vez mais complexos. Adaptar métodos de ensino e avaliações para o adolescente com TEA, sem que percam complexidade e profundidade, pode se configurar em uma dificuldade para o processo de inclusão. Por meio do trabalho desenvolvido com o AT, esse processo de transição pode se tornar mais humanizado. É comum pais e profissionais da escola terem receio de que o adolescente fique dependente do AT, o que não ocorre, pois o trabalho é desenvolvido para que a ajuda do AT vá sendo cada vez menos necessária. O supervisor do caso avalia a real necessidade da carga horária; o objetivo é que as horas sejam diminuídas para que o aluno possa futuramente ter alta do acompanhamento terapêutico. Isso não se aplica a todos, mas a intervenção é realizada com esse intuito.

A transição do ensino fundamental para o ensino médio traz muitas mudanças, pois aumenta a carga horária e a rotatividade de professores, com o consequente aumento das demandas de atividades, gerando ansiedade e insegurança para nossos adolescentes. A aprendizagem escolar é uma das etapas que podem integrar o processo de desenvolvimento para a pessoa com TEA. Por meio do ambiente de ensino, é esperado que a pessoa no espectro possa aperfeiçoar sua capacidade de integração social e ampliar a percepção de mundo, além de ter acesso ao conhecimento por meio das aulas regulares do ensino fundamental e médio.

Muitos de nossos adolescentes vão prestar vestibular e ingressar na universidade, o que pode ser um desafio, mas, com planejamento e suporte adequado, nossos jovens alunos conseguem aumentar a possibilidade de ter uma carreira de sucesso.

É essencial que profissionais da saúde mental, educadores e familiares estejam cientes das dificuldades enfrentadas pelos adultos com TEA e colaborem para desenvolver estratégias e recursos adequados. Além disso, é fundamental que a sociedade como um todo se torne mais inclusiva e compreensiva em relação às diferenças e à necessidade de suporte das pessoas com TEA.

A inclusão do adolescente autista mediada pelo AT deve estar muito além dos muros da escola; deve almejar sobretudo a aprendizagem e o desenvolvimento das habilidades e potencialidades, superando as dificuldades, porque lugar de autista é em todo lugar.

Referências

BRASIL. *Lei n. 8.069, de 13 de julho de 1990*. Dispõe sobre o Estatuto da Criança e do Adolescente e dá outras providências. Disponível em: https://www.planalto.gov.br/ccivil_03/leis/l8069.htm. Acesso em: 24 jan. 2024.

BRASIL. *Lei n. 12.764, de 27 de dezembro de 2012*. Institui a Política Nacional de Proteção dos Direitos da Pessoa com Transtorno do Espectro Autista; e altera o § 3º do art. 98 da Lei n. 8.112, de 11 de dezembro de 1990. Disponível em: https://www.planalto.gov.br/ccivil_03/_ato2011-2014/2012/lei/l12764.htm. Acesso em: 24 jan. 2024.

CAMARANO, A. A. (org.). *Transição para a vida adulta ou vida adulta em transição?* Rio de Janeiro: Ipea, 2006.

DEL PRETTE, Z. A. P.; DEL PRETTE, A. Habilidades sociais: uma área em desenvolvimento. *Psicologia Reflexão e Crítica*, v. 9, p. 233-255, 1996.

22

LER PALAVRAS, LER O MUNDO

A ALFABETIZAÇÃO DO ALUNO

A alfabetização é um alicerce essencial para o desenvolvimento individual e para a participação plena na sociedade. Para a alfabetização de um adolescente com autismo, é necessário considerar características presentes no transtorno, desafios inerentes a essa fase da vida, além das habilidades adquiridas até o momento. Estratégias inclusivas, uso de tecnologia assistiva e colaboração entre educadores, pais e profissionais de saúde são fundamentais para proporcionar uma alfabetização eficaz e significativa.

MARIANA FENTA ELIAS

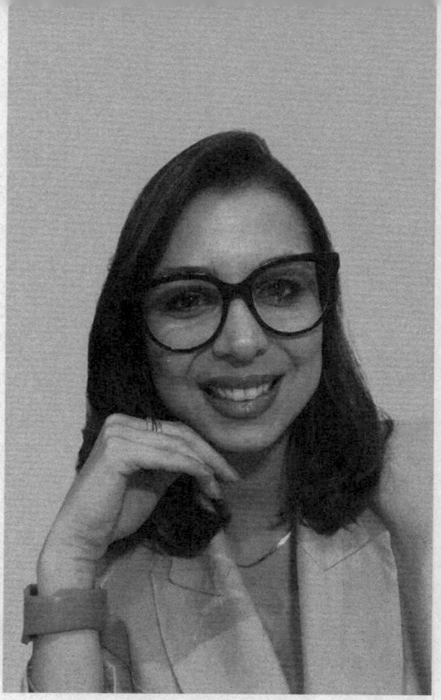

Mariana Fenta Elias

Graduada em Pedagogia pela Universidade do Estado do Rio de Janeiro (UERJ). Pós-graduada em Psicopedagogia pelo Centro de Produção da UERJ (CEPUERJ) e mestre em Ciências da Educação – Educação Especial no Domínio Cognitivo e Motor pela Universidade Lusófona (Portugal). Realizou cursos de extensão no modelo Denver de intervenção precoce, análise do comportamento aplicada, *pivotal response treatment* e no modelo SCERTS. Atuou como professora de educação infantil e psicopedagoga clínica e como técnica superior em educação especial na Associação VilacomVida e Café Joyeux Portugal, onde capacitou adultos com deficiência para ingressarem no mercado de trabalho. Atualmente coordenadora e professora de cursos de pós-graduação no CBI of Miami, fundou o Espaço de Partilha e Envolvimento onde é consultora e formadora nas áreas de educação e inclusão escolar e terapeuta infantil e é doutoranda em Educação Inclusiva pela Universidade de Lisboa.

Contatos
fentamariana@gmail.com
Instagram: @epe.partilhaeenvolvimento
+351 91759 6252

O mundo precisa de diferentes tipos de mentes para trabalhar juntos.
Temple Grandin

O processo de aprendizagem da leitura e escrita é fundamental para o sucesso acadêmico, já que grande parte do conteúdo e atividades escolares são apresentados em linguagem escrita. Para além disso, os benefícios do aprendizado da leitura e escrita são surpreendentes, pois expandem as oportunidades dos alunos para construção de conhecimentos em diversas áreas, permitindo um maior protagonismo na vida social (Silva; Godoy, 2020). Ao se inserirem na cultura letrada, os estudantes têm a chance de participarem com mais autonomia e segurança em suas atividades diárias.

O National Reading Panel (NICHD, 2000) destacou, em seu relatório, decodificação, consciência fonológica, fluência, compreensão de texto e vocabulário como componentes de aprendizagem da leitura. Em uma perspectiva mais ampla, o grupo de trabalho que avaliou os estudos científicos da área de letramento em pré-escolares (National Early Literacy Panel, 2008) incluiu habilidades como conhecimento sobre o alfabeto, nomeação automática rápida de letras e figuras de objetos, escrita do próprio nome, memória fonológica e conhecimentos sobre a linguagem escrita e oral, além de processamento visual.

Assim, o processo de alfabetização engloba diversas capacidades que possibilitam a leitura e a escrita, incluindo a capacidade de interação, em que a língua escrita é um meio de interpretação de mensagens e comunicação, e o letramento, que consiste nos usos sociais da língua escrita. A habilidade linguística de representação da cadeia sonora da fala, em que a consciência fonológica contribui para desenvolvê-la, também é abrangida.

Atualmente, os métodos de alfabetização estão sendo aprimorados com o uso de tecnologias como jogos digitais, plataformas e aplicativos. Esses recursos permitem a incorporação de elementos que já fazem parte do cotidiano de muitos estudantes, beneficiando tanto alunos quanto professores na construção de conhecimentos acadêmicos e científicos.

Contudo, como esse processo acontece em alunos com transtorno do espectro autista (TEA)?

Alfabetização para pessoas com autismo: desafios e estratégias

Como vimos, a alfabetização não é um processo simples, mas sim dinâmico e que exige uma série de habilidades e competências. Ao pensarmos em alunos com autismo, esse processo de ensino e aprendizagem tem sido um desafio para muitos pais, educadores e demais profissionais, uma vez que essas pessoas possuem características específicas e variáveis quanto à intensidade e que demandam intervenções multidisciplinares.

Os alunos com TEA costumam apresentar habilidades precoces de leitura de palavras, mas, na maioria dos casos, a compreensão é prejudicada, mesmo que tenham boas habilidades de decodificação. Acredita-se que esse desafio se torna ainda maior, já que a pessoa com TEA possui singularidades que demandam maiores cuidados diante das estratégias a serem utilizadas no seu processo de aprendizagem (Capellini *et al.*, 2021).

A comunidade científica propõe três fundamentos teóricos para explicar as especificidades e os desafios que as pessoas com TEA possuem na compreensão da leitura: a teoria da coerência central, a teoria da disfunção executiva e a teoria da mente.

O autismo é frequentemente caracterizado pela falta de coerência central, o que indica um processamento de informações focado nos detalhes, em detrimento da capacidade de compreensão global de fenômenos. A teoria da disfunção executiva sugere que pessoas com TEA têm dificuldades em organizar, planejar e monitorar comportamentos, o que afeta suas habilidades metacognitivas. Além disso, a teoria da mente deficitária indica que indivíduos com autismo podem ter problemas para entender a perspectiva dos outros, o que pode afetar sua compreensão da leitura.

Outros estudos apontam para uma relação significativa entre habilidades relacionadas ao significado, gravidade do autismo, habilidades gerais de linguagem oral e cognição não verbal. A identificação desses precursores relacionados ao significado orientará as metas de intervenção precoce para ajudar a garantir o sucesso da leitura para alunos com TEA (Westerveld *et al.*, 2017).

Outro estudo, realizado por Lanter *et al.* (2012), revela que as crianças com linguagem típica alcançaram pontuações significativamente mais altas em um composto emergente de alfabetização do que aquelas com alterações de linguagem leves a moderadas ou graves.

Dessa forma, para ensinar leitura para pessoas com autismo, é crucial considerar suas especificidades cognitivas, sociocomunicativas e comportamentais. Além disso, as tecnologias digitais podem ser uma ferramenta poderosa no processo de alfabetização e aprendizagem de indivíduos com TEA. As interfaces desses meios são ricas em linguagens visuais e sonoras, e, por isso, são capazes de chamar a atenção desses indivíduos com mais facilidade (Rocca *et al.*, 2020).

Para garantir um suporte holístico e promover o bem-estar nos processos de aprendizagem, é preciso personalizar a abordagem considerando as necessidades específicas de cada adolescente com autismo (Capellini *et al.*, 2021). A colaboração entre familiares, educadores e profissionais de saúde, juntamente com a própria pessoa com autismo, é crucial para garantir um tratamento ideal.

Algumas metodologias têm sido amplamente reconhecidas como eficazes para o processo de alfabetização no autismo, dentre elas:

- Análise do comportamento aplicada (ABA): a ABA tem sido utilizada para desenvolver habilidades de comunicação e comportamentos relacionados à alfabetização, com foco na análise e modificação de comportamentos.
- Ensino estruturado: estratégias de ensino estruturado podem ser eficazes na alfabetização, ajudando a criar um ambiente previsível e suportando a compreensão passo a passo.
- Uso de tecnologia assistiva: tecnologias adaptadas, como aplicativos educativos e softwares específicos, podem proporcionar recursos personalizados para a alfabetização.

Independentemente do método utilizado, é importante que o programa seja personalizado de acordo com as habilidades, o nível de desenvolvimento e a idade cronológica do aluno, bem como seus interesses e motivações. Essa abordagem pode aumentar significativamente a eficácia e o tempo de aprendizagem.

Mas, e quando o aluno com autismo não é alfabetizado na idade esperada? Esse processo é possível na adolescência?

Desafios e perspectivas para a alfabetização de alunos com autismo na adolescência

A adolescência é uma fase da vida que traz consigo desafios significativos para todos os indivíduos. Para adolescentes com autismo, esses desafios podem ser agravados por características específicas, como: desafios no desenvolvimento da identidade e na compreensão das mudanças físicas e emocionais típicas da adolescência; dificuldades em compreender as nuances da interação social, como a leitura de expressões faciais, tom de voz e gestos; maior predisposição a desafios de saúde mental, como ansiedade e depressão; maior vulnerabilidade ao bullying e discriminação em decorrência de diferenças comportamentais e sociais (Volkmar, 2021).

Ao pensarmos no processo de alfabetização de pessoas com autismo, é importante considerar os desafios específicos em virtude das características individuais frequentemente presentes nessa faixa etária, como:

- Dificuldades na compreensão da linguagem e na comunicação.
- Hiperfoco e dificuldade de transição e rigidez comportamental.
- Variações nas habilidades cognitivas.
- Dificuldades na compreensão das sutilezas sociais presentes na linguagem.

Essas dificuldades vão gerar grande impacto no processo de alfabetização, exigindo do professor, em conjunto com a equipe terapêutica que atua diretamente com esse aluno, um trabalho individualizado, com foco nas motivações e habilidades já adquiridas.

De acordo com Nunes e Walter (2016), os procedimentos de intervenção para ajudar na alfabetização de pessoas com TEA podem ser divididos em dois grupos:

- Os que visam melhorar a leitura de palavras únicas.
- Os direcionados à compreensão leitora.

No quadro a seguir, é possível encontrar algumas das abordagens descritas pelas pesquisas como as mais eficientes para a alfabetização de alunos com autismo:

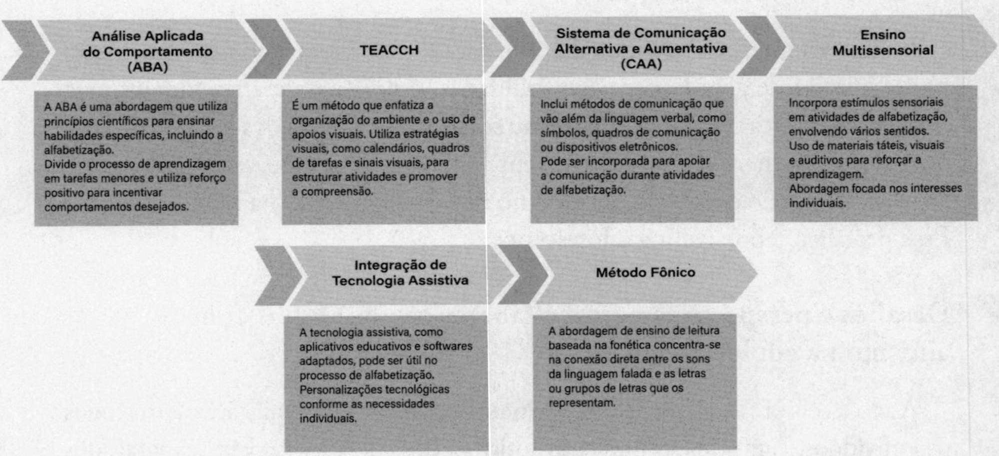

Fonte: elaborada pela autora

Conclusões

Alfabetização é o processo de aprender a ler e escrever. Envolve o desenvolvimento de habilidades fundamentais, como o reconhecimento de letras, a compreensão dos sons associados a essas letras (conhecido como fonética), a capacidade de combinar letras para formar palavras e, finalmente, a compreensão do significado das palavras e do texto. A alfabetização não se limita apenas ao domínio da leitura, mas também inclui a habilidade de expressar pensamentos e ideias por meio da escrita.

Quando se trata da alfabetização de adolescentes com TEA, é fundamental adotar uma abordagem holística, que leve em conta as habilidades e necessidades de cada pessoa com autismo. Para proporcionar uma experiência de alfabetização mais eficaz e significativa, é necessário o uso de estratégias inclusivas, tecnologia assistiva e colaboração entre educadores, pais e profissionais de saúde.

Imagine se valorizássemos as diferenças entre as pessoas e permitíssemos que cada indivíduo se tornasse a melhor versão de si mesmo. Em vez de enfatizar a conformidade, seria benéfico criar situações de aprendizagem divertidas, em que o propósito é claro mesmo em partes difíceis. Quando nos importamos com o que estamos aprendendo, temos maior chance de absorver e reter informações.

Referências

CAPELLINI, V. L. M. F. *et al. Práticas pedagógicas colaborativas na alfabetização do aluno com transtorno do espectro autista*. Disponível em: https://educere.bruc.com.br/CD2013/pdf/10470_6215.pdf. Acesso em: 12 jan. 2021.

LANTER, E. *et al.* Alfabetização emergente em crianças com autismo: uma exploração de processos dinâmicos contextuais e de desenvolvimento. *Language, Speech, and Hearing Services in Schools*, v. 43, n. 3, p. 308-324, jul. 2012.

NATIONAL EARLY LITERACY PANEL. *Developing early literacy*: report of the National Early Literacy Panel. A scientific synthesis of early literacy development and implications for intervention. Washington DC: US Department of Education, 2008. Disponível em: http://lincs.ed.gov/publications/pdf/NELPReport09.pdf. Acesso em: 02 fev. 2024.

NICHD. National reading panel. Teaching children to read: an evidence-based assessment of the scientific research literature on reading and its implications for reading instruction. *National Institute of Child Health and Human Development (NICHD)*, 2000. Disponível em: https://www.nichd.nih.gov/sites/default/files/publications/pubs/nrp/Documents/report.pdf. Acesso em: 16 out. 2024.

NUNES, D. R. P.; WALTER, E. C. Processos de leitura em educandos com autismo: um estudo de revisão. *Revista Brasileira de Educação Especial*, v. 22, n. 4, p. 619-632, 2016.

ROCCA, J. *et al.* Revisão sistemática de estudos de avaliação de tecnologias educacionais para letramento e alfabetização de estudantes com Transtornos do Neurodesenvolvimento. *Revista Brasileira de Informática na Educação*, v. 28, p. 1151-1180, 2020.

SILVA, G. F.; GODOY, D. M. A. Estudos de intervenção em consciência fonológica e dislexia: revisão sistemática da literatura. *Revista de Educação PUC-Campinas*, v. 25, e204921, 2020.

VOLKMAR, F. R. Studies to advance autism research and treatment. In: *Encyclopedia of Autism Spectrum Disorders*. Cham: Springer International Publishing, 2021. p. 4656-4657.

WESTERVELD, M. F. *et al.* The Emergent literacy skills of preschool children with autism spectrum disorder. *Journal of Autism and Developmental Disorders*, v. 47, p. 424-438, 2017.

23

AUTISTAS NA UNIVERSIDADE

DIFICULDADES, PONTOS FORTES E PRINCIPAIS INTERVENÇÕES

Pessoas autistas estão cada vez mais presentes na universidade, trazendo desafios ao ensino superior. Este capítulo é uma revisão narrativa sobre o tema, visando resumir três aspectos: a) as principais dificuldades relatadas pelos universitários autistas; b) seus principais pontos fortes; e c) as principais intervenções oferecidas nesse contexto e a produção científica sobre elas.

LUCELMO LACERDA

Lucelmo Lacerda

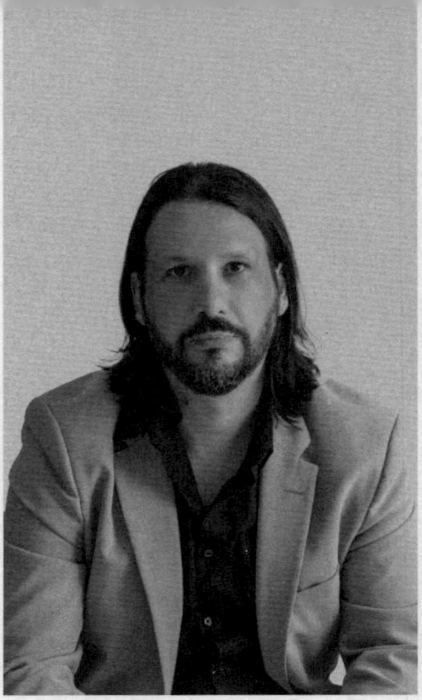

Professor de História, com atuação no ensino fundamental por mais de uma década. Psicopedagogo. Mestre em História e doutor em Educação pela Pontifícia Universidade Católica de São Paulo (PUC-SP). Pós-doutorado no Departamento de Psicologia da Universidade Federal de São Carlos (UFSCar). É autor de diversos estudos, em periódicos nacionais e estrangeiros, acerca do transtorno do espectro autista e práticas baseadas em evidências, especialmente em contexto da educação especial inclusiva. Sócio do Grupo Luna ABA. Leciona em cursos de especialização do CBI of Miami (Intervenção ABA Aplicada ao Autismo e DI/Práticas Baseadas em Evidências na Educação Especial em Autismo e DI) e na UFSCar (Psicopedagogia Inclusiva). Autor de diversos livros, entre eles *Transtorno do espectro autista: uma brevíssima introdução* e *Crítica à pseudociência em educação especial: trilhas de uma educação inclusiva baseada em evidências*.

Contatos
lunaeducação.com.br
secretaria@lunaeducacao.com.br
19 98319 4355

Introdução

Este livro é dedicado ao transtorno do espectro autista (TEA), de modo que seria redundante reiterar suas características, mas há elementos importantes que precisamos tratar para debater de maneira apropriada o tema proposto, que é a presença das pessoas com autismo no ensino superior.

O relatório do Centro de Controle e Prevenção de Doenças dos EUA que revelou a prevalência do TEA em 1 a cada 36 crianças (Maenner *et al.*, 2023), tem outros dados relevantes para o debate, como as avaliações de inteligência. O trabalho aponta que, entre os diagnosticados com TEA, 31% tinham deficiência intelectual e 25% possuíam um escore de inteligência entre 70 e 85, o que significa uma redução cognitiva muito significativa. Por outro lado, cerca de 44% possuíam inteligência preservada (Maenner *et al.*, 2023).

Os dados apresentados não podem ser extrapolados para o Brasil, porque nos EUA há disponibilidade de intervenção precoce baseada em análise do comportamento aplicada (ABA) e os níveis de quociente de inteligência são aqueles que mais sofrem efeito positivo com essa intervenção (Howard *et al.*, 2014; Nicolosi e Dillenburger, 2022), mas ainda assim também são indicativos sobre os autistas brasileiros, mesmo que com variações.

Dito isso, uma parte significativa desse público, com uma redução cognitiva muito significativa, provavelmente não terá o perfil para frequentar a universidade, mas uma parcela grande tem potencial para chegar à universidade e isso depende, em grande medida, dos apoios oferecidos pela sociedade para esses indivíduos.

Assim, a ideia fundamental deste capítulo é consultar a literatura científica e apresentar:

- As principais dificuldades relatadas pelos estudantes universitários autistas.
- Os principais pontos fortes para a persecução do diploma universitário, segundo o mesmo público.

- As principais intervenções oferecidas nesse contexto e qual é a produção científica sobre elas.

O principal foco dessa investigação da literatura foram revisões sistemáticas, que resumem o conhecimento produzido até o momento, realizando uma importante filtragem de qualidade e fazendo uma discussão sobre o conteúdo dos estudos.

A literatura é quase totalmente estrangeira, o que pode apresentar desafios muito diferentes dos enfrentados pelos estudantes brasileiros, mas pode oferecer uma luz para a elaboração de estudos e políticas públicas no Brasil.

Principais dificuldades dos autistas na universidade

Vários dos estudos que descrevem as principais dificuldades dos estudantes normalmente são feitos com perguntas abertas, já que as investigações estão no início e as categorias não estão solidificadas. Isso tem o lado positivo de captar dificuldades ainda não descritas, mas o lado negativo de que em cada estudo aparecem descrições e terminologias distintas, o que nos fez escolher um estudo em que essas dificuldades aparecem mais bem descritas. Vamos apresentá-las e discuti-las brevemente, conforme extraído de Van Hees *et al.* (2015):

- Aparecimento de novas situações e muitas mudanças de rotina: entre os critérios diagnósticos do autismo está a inflexibilidade, e adesão a rotinas e estratégias de previsibilidade estão entre as mais comumente utilizadas e com melhor evidência para pessoas no espectro autista (Araripe *et al.*, 2020). No entanto, na universidade é muito difícil manter os níveis de previsibilidade que podem ser construídos da educação básica, fazendo que esses estudantes tenham mais dificuldades.
- Contato social muito acentuado, necessário, mas exaustivo: o prejuízo na comunicação social, incluindo a dificuldade de fazer e manter amigos, é um requisito essencial para o diagnóstico de autismo. Na universidade, existem diversos contextos em que algum nível de interação social é requerido, como a realização de trabalhos acadêmicos em grupo, discussão em aula, realização de seminários e, a depender do curso, atuação de estágio em grupo, como antecipação do exercício profissional, como participação em audiência judicial ou discussão de caso entre profissionais da medicina. Os estudantes não afirmam que essa dificuldade deve ser superada pela eliminação do contato social, mas afirmam seu caráter exaustivo, o que pode implicar prejuízos de saúde mental e de desempenho acadêmico.
- Processamento de informação e manejo do tempo: o processo de aprendizado de estudantes autistas pode ser diferente do usual. Por exemplo,

alguns poderiam se beneficiar de uma fala mais lenta e de dicas visuais relacionadas aos temas conceituais desenvolvidos, entre outros. Além disso, pode ser necessário que o tempo de realização das atividades seja distinto, tanto que essa é considerada, por muitos estudantes, como a mais efetiva das acomodações (Kuder & Accardo, 2018).

- Dúvidas sobre a relação dos colegas de sala a respeito do autismo (e sua revelação ou não do diagnóstico): o preconceito em relação às pessoas com deficiência não é uma novidade. Especialmente se falarmos de um contexto em que se considera necessário um desempenho intelectual extraordinário, como a universidade, não é de se estranhar que esses estudantes se sintam inseguros em revelar seus diagnósticos e, quando o fazem, tenham dificuldade em interpretar o que seus colegas pensam a respeito, criando uma profunda insegurança.
- Prejuízos da saúde mental geral, especialmente em relação a sobrecarga, ansiedade e depressão: autistas que chegam à universidade são sobretudo aqueles em que o autismo em si é menos pervasivo, em que linguagem e cognição são preservadas. Mas, apesar de menores níveis de comprometimento em relação ao autismo, esse contingente apresenta mais comorbidades psiquiátricas, como ansiedade (Murray *et al.*, 2019) e depressão (Mazurek; Kanne, 2010), que podem ser profundamente incapacitantes, a depender do nível em que apareçam.

Pontos fortes dos autistas na universidade

Conforme visto em Anderson *et al.* (2017), os seguintes aspectos são pontos fortes das pessoas com autismo que frequentam a universidade:

- Forte domínio da tecnologia: vários estudos apontam que um grande contingente de pessoas autistas utiliza os equipamentos digitais de modo muito bem-sucedido e inclusive se beneficiam de relações sociais que se estabelecem por esses meios, uma vez que é uma ferramenta que dá acesso a diversos contextos, substituindo parcialmente as relações pessoais, eventualmente positivo para quem tem mais dificuldades nessas relações.
- Habilidades de autodefensoria: o movimento de autodefensoria das pessoas com deficiência é um movimento histórico e tem por objetivo possibilitar que esses indivíduos saibam de seus direitos e como persegui-los. À medida que a comunidade autista se fortalece e tem acesso a mais direitos e informações e elas são bem disseminadas, temos progressivamente mais jovens que também conseguem fazer valer seus direitos em todos os ambientes, inclusive na universidade.
- Persistência: de certa forma, a persistência é um correlato positivo da característica diagnóstica da inflexibilidade presente no espectro autista

e, embora muitas vezes ela seja prejudicial ao indivíduo, aqui cumpre o papel de contribuir para que o indivíduo persiga seu objetivo de estudo.

- Intenso interesse no tema de estudo: entre as características diagnósticas do TEA também está o interesse fixo e restrito, anormal em intensidade, e isso aqui também pode ser um fator positivo à medida que a persecução do tema de interesse, quando tão acentuado, pode atenuar as barreiras tão relevantes ao curso do ensino superior desses estudantes.
- Determinação em concluir a graduação e conseguir um emprego: pessoas com deficiência têm menos oportunidades de estudo e sobretudo de emprego, de modo que uma qualificação mais alta pode ser um diferencial imprescindível para que entrem no mundo do trabalho. Essa redução de oportunidades fora da universidade também pode cumprir um papel positivo de motivação.

Quatro principais estratégias de apoio oferecidas pelas universidades

- Treinamento de habilidades sociais: essa categoria, como intervenção focal específica no autismo, possui evidência entre 18 e 22 anos (Hume *et al.*, 2021), idade em que o indivíduo é chamado de "jovem adulto". Há um robusto conjunto de estudos e um manual completo do modelo PEERS para essa intervenção específica, incluindo dados externos aos EUA (Chien *et al.*, 2023).
- Mentoria de pares: este é um tipo de apoio em que um par é recrutado como mentor de um estudante autista. Nesse modelo, o par não é um mediador do processo de ensino e sim muito mais um integrador do indivíduo no ambiente universitário, mas há grande diversidade no tipo de apoio oferecido (Morris *et al.*, 2022).
- Psicoterapia e aconselhamento: nesse modelo, é realizado um acompanhamento psicoterapêutico ou aconselhamento com psicoterapeuta, geralmente com base cognitivo-comportamental, cujo eixo é a articulação e pensamento-emoção-comportamento. Especificamente no contexto em discussão, o modelo testado é baseado em sessões com foco em solução de problemas (Pugliese & White, 2014).
- Treinamento de habilidades comportamentais: Gunn *et al.* (2017) criaram um modelo de treinamento de habilidades fundamentais para a experiência universitária utilizando o treinamento de habilidades comportamentais – BST (do inglês *behavioral skills training*), basicamente composto por: 1) instrução; 2) exposição a um modelo; 3) ensaio; 4) feedback descritivo; e 5) repetição dos passos 3 e 4 até alcançar o critério de sucesso. A intervenção é construída em torno de um currículo de habilidades fundamentais para o contexto universitário, que pode variar entre diferentes contextos universitários e necessidades individuais.

Somente o treinamento de habilidades sociais **é a prática que passou por avaliação científica rigorosa**; as demais práticas ainda são propostas avaliadas de maneira muito heterogênea e com muitos problemas metodológicos.

Conclusão

O ensino superior ainda é um desafio para pessoas com TEA e os estudos sobre a temática estão apenas começando, no Brasil e no mundo. Neste capítulo, resumimos alguns dos principais pontos levantados pela literatura até o momento.

Esperamos que esses dados sirvam como um referencial para que se construam pesquisas nacionais que enderecem esses mesmos temas, para que tenhamos certeza de que essas também são as principais dificuldades, os principais pontos fortes e as principais estratégias de apoio oferecidas aos autistas brasileiros na universidade.

Referências

ARARIPE, N. B. *et al.* Novos arranjos em tempos de covid-19: apoio remoto para atendimento de crianças com transtorno do espectro autista. *Revista Brasileira de Análise do Comportamento*, v. 15, n. 2, 2019.

CHIEN, Y. L. *et al.* Effectiveness, durability, and clinical correlates of the PEERS social skills intervention in young adults with autism spectrum disorder: the first evidence outside North America. *Psychological Medicine*, v. 53, n. 3, p. 966-976, 2023.

GUNN, S. L. *et al.* Application of coaching and behavioral skills training during a preschool practicum with a college student with autism spectrum disorder. *Clinical Case Studies*, v. 16, n. 4, p. 275-294, 2017.

HOWARD, J. S. *et al.* Comparison of behavior analytic and eclectic early interventions for young children with autism after three years. *Research in Developmental Disabilities*, v. 35, n. 12, p. 3326-3344, 2014.

HUME, K. *et al.* Evidence-based practices for children, youth, and young adults with autism: third generation review. *Journal of Autism and Developmental Disorders*, p. 1-20, 2021.

KUDER, S. J.; ACCARDO, A. What works for college students with autism spectrum disorder. *Journal of Autism and Developmental Disorders*, v. 48, n. 3, p. 722-731, 2018.

MAENNER M. J. , *et al.* Prevalence and characteristics of autism spectrum disorder among children aged 8 years – Autism and Developmental Disabilities Monitoring Network, 11 Sites, United States, 2020. *MMWR Surveillance Summaries*, v. 72, n. SS-2, p. 1-14, 2023.

MAZUREK, M. O.; KANNE, S. M. Friendship and internalizing symptoms among children and adolescents with ASD. *Journal of Autism and Developmental Disorders*, v. 40, p. 1512-1520, 2010.

MORRIS, I. F. *et al.* A scoping review of peer mentoring programs for autistic college students. *Review Journal of Autism and Developmental Disorders*, p. 1-18, 2022.

MURRAY, C. *et al.* Exploring the anxiety and depression profile in individuals diagnosed with an autism spectrum disorder in adulthood. *Research in Autism Spectrum Disorders*, v. 58, p. 1-8, 2019.

NICOLOSI, M.; DILLENBURGER, K. The University of California at Los Angeles-Young Autism Project: a systematic review of replication studies. *Behavioral Interventions*, v. 37, n. 2, p. 415-464, 2022.

PUGLIESE, C. E.; WHITE, S. W. Brief report: problem solving therapy in college students with autism spectrum disorders: feasibility and preliminary efficacy. *Journal of Autism and Developmental Disorders*, v. 44, n. 3, p. 719-729, 2014.

VAN HEES, V. *et al.* Higher education experiences of students with ASD spectrum disorder: challenges, benefits and support needs. *Journal of Autism and Developmental Disorders*, v. 45, n. 6, p. 1673-1688, 2015.

24

ESTRATÉGIAS SENSORIAIS NO AMBIENTE UNIVERSITÁRIO

Estratégias sensoriais podem ser usadas em diversos ambientes e autistas que estão no ambiente universitário também podem se beneficiar desse recurso para melhorar seu desempenho acadêmico e facilitar sua rotina. Este capítulo tem o intuito de sensibilizar as pessoas para um maior conhecimento das estratégias sensoriais e a busca pelo serviço de terapia ocupacional individualizado, facilitando a vida cotidiana.

HELENISE H. VIEIRA

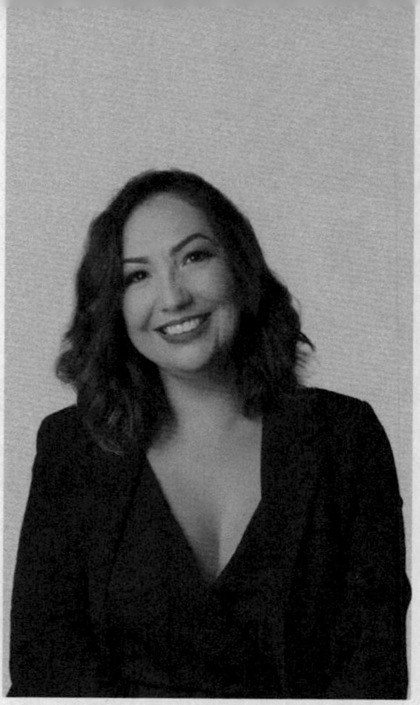

Helenise H. Vieira

Terapeuta ocupacional pela Associação Catarinense de Ensino. Pós-graduada em Neurologia com ênfase em Neuropediatria pela Ibrate. Pós-graduada em Transtorno do Espectro Autista pelo CBI of Miami. Certificação internacional em Integração Sensorial pela University of Southern California. Certificação internacional em Disciplina Positiva (PDA). Proficiência no programa STAR de Lucy Mueller. Cursos: Processamento Sensorial na Vida Cotidiana – Perfil Sensorial 2; Alimentação Seletiva na Criança; Medida de Fidelidade de Integração Sensorial de Ayres; Treinamento em Análise do Comportamento Aplicada; Responsividade Sensorial em Crianças com Diagnóstico de Autismo; Transtorno do Desenvolvimento da Coordenação – Dispraxia na Criança; Processamento Somatossensorial (Tátil e Proprioceptivo) em Crianças; Problemas na Práxis em Crianças e Adolescentes: Teoria e Clínica. Proprietária e fundadora do Espaço Neuro Imaginar, em Blumenau (SC), onde atua desde 2010, que oferece cursos, palestras e intervenções nas áreas de neuropediatria e integração sensorial. Coautora do livro *Autismo ao longo da vida*.

Contatos
www.neuroimaginar.com.br
helenisevieira@neuroimaginar.com.br
Instagram: espaçoneuroimaginar
47 98411 4226

Nos últimos anos nos deparamos com o crescente número de diagnósticos de autismo, muitas vezes acontecendo de maneira tardia, principalmente na vida adulta. Um dos fatores para o maior número de diagnósticos é a maior conscientização sobre o autismo: à medida que as pessoas têm mais acesso à informação, mais fáceis são a identificação de características do transtorno do espectro autista (TEA) e a busca por serviços especializados, centros de diagnóstico e terapias.

Com o aumento de diagnósticos, também observamos um aumento de pessoas com autismo em universidades brasileiras; assim, novas preocupações com o acesso à educação têm se mostrado relevantes, como a capacitação de professores universitários para lidar com a diversidade e singularidades advindas dos alunos com TEA, oferta de apoio pedagógico, construção de políticas públicas, entre outros. Atualmente no Brasil temos muitas dificuldades relacionadas ao ensino e à inclusão de modo geral, e o ensino de jovens e adultos com TEA não seria diferente: estamos apenas engatinhando.

Conforme os critérios da quinta edição revisada do *Manual diagnóstico e estatístico de transtornos mentais (DSM-5-TR)*, pessoas com TEA podem apresentar hipo ou hiper-responsividade; e o ambiente universitário pode ser muito estressante pela quantidade de estímulos sensoriais existentes, podendo gerar uma sobrecarga. Desse modo, muitas vezes os alunos procuram estratégias para minimizar essas dificuldades. Na maioria das vezes, tais estratégias são feitas de maneira intuitiva, mas indicamos que procurem profissionais especializados com formação em terapia ocupacional e integração sensorial para que as estratégias sensoriais sejam prescritas da melhor maneira possível e de maneira individualizada. Além de estratégias sensoriais, o terapeuta ocupacional costuma prescrever atividades para facilitação do autocuidado, bem-estar e gerenciamento do tempo, proporcionando o alcance de uma vida satisfatória e produtiva.

Na literatura, encontramos diversos termos para descrever esses recursos, como "estratégias sensoriais", "dieta sensorial", "acomodações sensoriais", "ferramentas ou apoios sensoriais" (Peterson *et al.*, 2018).

As estratégias sensoriais são usadas como recurso de intervenção do terapeuta ocupacional para facilitar um nível ideal de excitação, promover o desenvolvimento típico e melhorar o desempenho ocupacional. São rotinas diárias criadas cuidadosamente e individualizadas, centradas no cliente e desenvolvidas para atender às necessidades de cada pessoa (Peterson *et al.*, 2018).

Na prática do terapeuta ocupacional, as estratégias sensoriais podem ser usadas em diversas populações, como crianças, jovens, adultos e idosos ou aqueles com desafios psicossociais, sensoriais, laborais ou motores (Mori, 2015).

Acreditamos que o número de pessoas que precisam de estratégias sensoriais no ambiente universitário seja grande. Em uma conversa com pacientes do consultório de terapia ocupacional direcionada para o estudo dessas estratégias, com autistas que frequentam universidades em cursos de áreas distintas, os relatos são parecidos com relação ao desempenho acadêmico e às dificuldades cotidianas apresentadas. Geralmente os maiores desafios são: manter a concentração, prestar atenção ao que o professor diz, a dificuldade de interação com os colegas, a participação em atividades em grupos e isolar barulhos irrelevantes.

Com uma dieta sensorial de acordo a sua necessidade, o indivíduo terá oportunidade de ajustar e receber estímulos sensoriais (entradas) benéficos para ele em intervalos frequentes, permitindo assim participar plenamente nas atividades que compõem sua programação diária. A dieta sensorial é benéfica, pois pode melhorar a autorregulação e reduzir comportamentos sensoriais defensivos (Cerruda *et al.*, 2020).

A seguir, listamos algumas estratégias que podem ser usadas:

1. Atividade física regular para aumentar a consciência corporal: ioga, pilates e natação são boas opções.
2. Melhorar a qualidade do sono: com horários regulares, uso de ruído branco, *playlist* com sons de natureza.
3. Usar fone de ouvido com *playlists* ou abafadores em ambientes barulhentos sempre que se sentir desorganizado.
4. Estratégias para as mãos: brinquedos sensoriais, *fidget toys*.
5. Colar mordedor, chicletes sem açúcar ou com gostos fortes.
6. Para esquecimentos, o ideal é fazer anotações e usar agendas.
7. Músicas para relaxar e para ficar alerta.
8. Cobertor ponderado.

Vale lembrar que as estratégias sensoriais são feitas de maneira individualizada por um terapeuta ocupacional, e podem abranger vários sistemas sensoriais, após uma análise criteriosa das principais queixas e análise do desempenho ocupacional do paciente. Se você tem diagnóstico de TEA ou desconfia que possa estar dentro do espectro, procure um profissional especializado e faça uma avaliação.

Referências

AMERICAN PSYCHIATRY ASSOCIATION (APA). *Diagnostic and statistical manual of mental disorders, fifth edition, text revision* (DSM-5-TR). Washington: American Psychiatric Publishing, 2022.

CERRUDA, J. *et al. Confección de dietas sensoriales dirigidas a niños con desorden en el procesamiento sensorial y su utilización por terapistas ocupacionales en la actualidad en Gran Buenos Aires*. Universidad Nacional de San Martín, 2020.

MORI, A. B. *Addressing sensory integration and sensory processing disorders across the lifespan*: the role of occupational therapy. American Occupational Therapy Association, 2015.

PETERSON, M. *et al. Survey of sensory diet use among California occupational therapy practitioners*. Graduate Master's Theses, Capstones, and Culminating Projects. 291, 2018.

25

O BURNOUT NO ESPECTRO AUTISTA

Este capítulo se propõe a apresentar um termo recentemente explorado entre membros da comunidade de pessoas diagnosticadas com transtorno do espectro autista (TEA): o burnout. Apresentaremos suas características, causas e principais prejuízos apontados por adultos no espectro, ressaltando nosso papel enquanto ambiente social para promover maior saúde e inclusão dessas pessoas.

CELESTE BARRA E MILENA SILVA

Celeste Barra

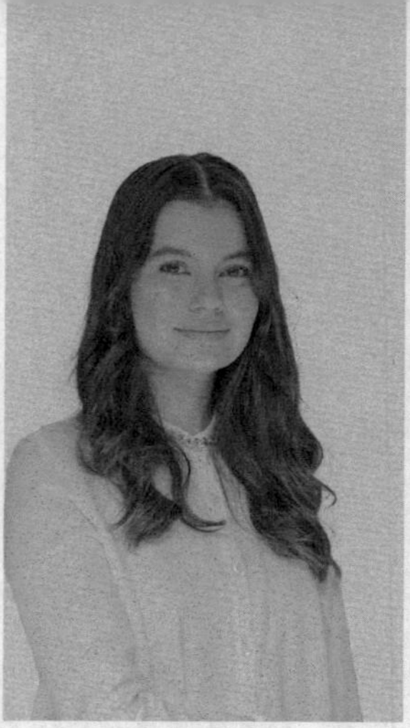

Psicóloga graduada pela Universidade Federal do Pará (UFPA) e especialista em análise do comportamento aplicada (ABA). Trabalhou em pesquisas focadas nos temas de intervenções baseadas em ABA com crianças diagnosticadas com transtorno do espectro autista (TEA) e no treinamento de cuidadores desde a graduação. Atualmente, desenvolve o trabalho de supervisora e psicóloga clínica nos atendimentos de crianças, adolescentes e adultos com desenvolvimento atípico, além de promover treinos parentais por meio de cursos de cunho teórico e prático.

Contatos
celestecbarra@gmail.com
91 99172 2895

Milena Silva

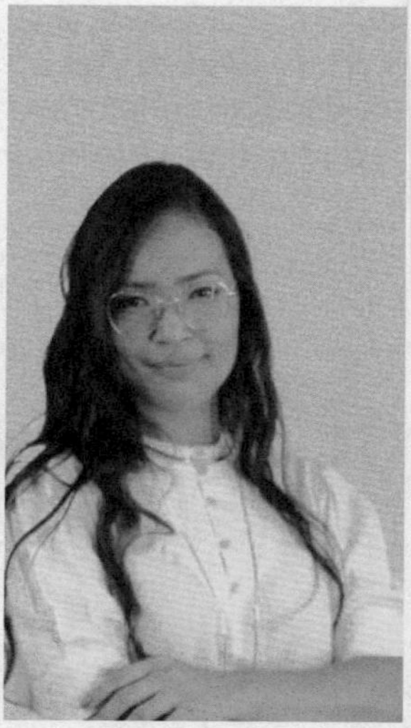

Psicóloga formada pela Universidade Federal do Pará (UFPA), onde, desde cedo, teve despertado seu interesse por pesquisa científica e pelo transtorno do espectro autista (TEA). É especialista em Análise do Comportamento Aplicada ao TEA e Desenvolvimento Atípico pela Universidade Federal de São Carlos (UFSCar) e mestranda em Análise do Comportamento Aplicada no Instituto Par. Idealizadora da Clínica Florescer Comportamental, no interior de São Paulo. Busca desenvolver um trabalho baseado em ciência e afeto, pois acredita que a união desses dois é capaz de levar dignidade, desenvolvimento, conexão e saúde mental.

Contatos
milpsicologia@gmail.com
19 99679 7583

A síndrome de burnout teve seu termo originado na psicologia organizacional, para descrever um quadro de esgotamento físico e mental relacionado ao trabalho devido à exposição prolongada a fatores estressores no ambiente laboral (Cardoso *et al.*, 2017; Mantzalas *et al.*, 2022a). No entanto, no contexto do transtorno do espectro autista (TEA) o burnout foi definido recentemente como um quadro de estresse crônico resultante da incompatibilidade entre expectativas sociais e a quantidade de suporte oferecido, caracterizado por exaustão generalizada e de longo prazo (normalmente mais de três meses), perda de habilidades e tolerância a estímulos reduzida (Arnold *et al.*, 2023; Mantzalas *et al.*, 2022a).

Apesar de o termo burnout autista estar sendo investigado e ter sido definido recentemente por pesquisadores, ele já é bastante utilizado e discutido por adultos no espectro para identificar e suscitar estratégias a fim de amenizar o estado de estresse, exaustão e incapacitação constantes que vivenciam rotineiramente. Nas redes sociais são encontrados muitos tópicos com discussões referentes a esse tema, pois adultos no espectro demonstram urgência em abordar o esgotamento autista em busca de apoio por meio dessa troca (Raymaker *et al.*, 2020).

A literatura aponta que, assim como em outras manifestações clínicas do espectro autista, a maneira como o burnout se apresenta pode variar muito de pessoa para pessoa. Alguns podem experimentar uma sensação avassaladora de exaustão física, dificuldade de controlar as próprias emoções maior do que o normal e maior probabilidade de ocorrência de explosões de tristeza ou raiva. Pode haver aumento dos traços do autismo, como intensificação dos comportamentos repetitivos, aumento da rigidez comportamental e aumento da sensibilidade a estímulos sensoriais. O esgotamento também pode levar à perda de habilidades – por exemplo, uma mulher com habilidades verbais presentes pode ter sua fala e comunicação prejudicadas. A sensação de esgotamento pode se manifestar como ansiedade intensa, contribuindo para o desenvolvimento de depressão e até de comportamentos suicidas (Deweerdt, 2020).

Ainda são poucos os estudos que investigam o esgotamento no TEA. A criação do conceito reflete o movimento de autodefesa cada vez mais crescente nos últimos anos dentro da comunidade autista (Deweerdt, 2020). Tem sido observado que, à medida que o diagnóstico em adultos é refinado e que novas opções de comunicação suplementar são oferecidas, indivíduos com o transtorno têm nos alertado sobre suas emoções, pensamentos e sofrimento, aumentando a possibilidade de serem oferecidos assistência e tratamentos mais adequados.

No estudo de Higgins *et al.* (2021), por exemplo, os pesquisadores preocuparam-se em destacar a primazia da voz autista para garantir que a compreensão e a interpretação dos dados não fossem distorcidas por perspectivas neurotípicas. Nesse estudo, os participantes adultos no espectro definiram burnout autista como uma condição debilitante que é originada pela fadiga por camuflarem traços autistas, por também sofrerem sobrecarga de informações cognitivas, e por viverem em ambiente sensorial pouco acomodado às sensibilidades que pessoas dentro do espectro possuem.

As causas do esgotamento frequentemente estão ligadas aos comportamentos de *masking* ou camuflagem, que se refere a uma estratégia na qual são apresentados comportamentos como o de imitar pessoas neurotípicas, fazendo uso de roteiros de conversa para conseguir sustentar uma interação social ou se forçar a fazer contato visual e suprimir comportamentos repetitivos, o que resulta em um esforço intenso. Vale ressaltar que o *masking* se trata de um comportamento mantido por contingências sociais, isto é, muitas vezes, quando alguém no espectro faz estereotipias, por exemplo, os membros da comunidade verbal oferecem consequências aversivas, nomeando tais comportamentos característicos do TEA como errados ou inadequados, o que muitas vezes resulta em estigma e exclusão social. Em contrapartida, são reforçados comportamentos ditos típicos, forçando as pessoas no espectro a buscarem ser quem não são, especialmente em contextos de relacionamentos amorosos e de trabalho, culminando em forte sofrimento psicológico.

Estigma, discriminação, baixa consciência e aceitação do autismo também são apontados como fatores responsáveis pelo esgotamento. A não conscientização pode resultar no desequilíbrio entre as demandas percebidas pelo indivíduo e os recursos de enfrentamento disponíveis, além da ausência do suporte necessário em sua vida diária. Isso ocorre pela falta de conhecimento sobre as variações dentro do espectro, fazendo com que as pessoas desenvolvam expectativas irracionais (Mantzalas *et al.*, 2022a), especialmente ao se tratar de um transtorno que não pode ser percebido apenas se observando características físicas.

Destaca-se o papel da alexitimia (dificuldade para identificar as próprias emoções) e da interocepção (detecção dos estados internos do corpo) como fatores de risco para o desenvolvimento de burnout (Arnold *et al.*, 2023), uma vez que, sem a devida percepção dos próprios eventos privados, se torna mais difícil ou até inviável desenvolver ações que evitem desregulação emocional. Outra problemática importante a ser destacada é o déficit de profissionais habilitados para trabalhar com adultos, que podem não ser diagnosticados ou receberem um diagnóstico errado. Por isso, é fundamental conhecer as especificidades do burnout autista; caso contrário, pode haver confusão com outros diagnósticos, como depressão e ansiedade, dificultando a prescrição do tratamento correto.

É urgente que se fale sobre o burnout autista, uma vez que adultos com TEA têm maior probabilidade de desenvolver problemas de saúde mental quando comparados com a população geral, o que pode contribuir para maior risco de ideação suicida, automutilação e morte por suicídio (Mantzalas *et al.*, 2022a).

A autoconsciência e a capacidade de discriminar estímulos ambientais que se relacionam com seu próprio comportamento é fundamental para que a pessoa com TEA seja capaz de desenvolver recursos para evitar o adoecimento; dessa forma, fazer terapia é imprescindível para desenvolver a capacidade de reconhecer o próprio estresse e alterar os fatores ambientais que estabelecem relação com o esgotamento. Por exemplo, se um adulto for capaz de reconhecer superestimulação sensorial no ambiente de trabalho, ele estará mais apto a solicitar adaptações.

Nesse sentido, também é importante analisar o burnout ocupacional entre funcionários com autismo, como apontam Tomczak e Kulikowski (2023), e discutir estratégias que possam ser usadas para reduzir as chances de adoecimento laboral. Dentre as ações propostas, uma delas é identificar características pessoais que se adequem melhor às funções a serem desempenhadas na empresa – por exemplo, funcionários autistas podem ter maior facilidade em se adequar a trabalhos repetitivos e que exigem maior atenção aos detalhes, tarefas nas quais os neurotípicos podem sentir maior dificuldade. Já para atividades que envolvam maior engajamento social e maior exposição a estimulação sensorial, os neurotípicos podem apoiar ou substituir seus colegas neurodivergentes. Além disso, conscientização por parte dos colegas de trabalho, descrição clara dos objetivos e da função, adaptação ambiental e possibilidade de realizar intervalos são algumas das estratégias que podem reduzir as chances de adoecimento.

Além da importância da conscientização por parte dos colegas em ambiente de trabalho, existe uma grande necessidade de aceitação e compreensão de pessoas com papéis significativos na vida de indivíduos no espectro autista, como parentes, amigos e parceiros amorosos, para que possam identificar sinais de esgotamento iminentes e, assim, oferecer o suporte necessário.

A falta de conscientização de parentes, amigos e pessoas que têm vínculo com pessoas no espectro acarreta culpa e arrependimento, por estarem alheios aos desafios enfrentados diariamente por seus entes, além de acarretar carência de suporte necessário (Mantzalas *et al.*, 2023). Assim, é importante ressaltar que, sem o conhecimento e informação necessários, haverá maior dificuldade na identificação de manifestações de esgotamento.

Estudos como o de Cage *et al.* (2022) também destacaram que estudantes universitários no espectro autista têm maior propensão a abandonar os estudos por sentirem mais esgotamento, ansiedade, depressão e estresse em comparação a estudantes que não têm o diagnóstico de TEA. Tais dados mostram a emergência de criar um ambiente acadêmico com suporte profissional qualificado a atender às necessidades de orientação e saúde mental desses estudantes, além de criar oportunidades para a conexão segura entre os estudantes por meio de eventos sociais inclusivos que considerem adaptar estímulos sensoriais, como ambientes mais calmos ou com iluminação ajustada para quem tem fotossensibilidade.

Outro fator importante a ser discutido é a carência de pesquisas na literatura com amostras diversificadas, pois a maioria dos estudos encontrados não representa toda a diversidade da população adulta autista, especialmente os não brancos, os que têm maiores necessidades de apoio, os não verbais, os que têm um nível educacional muito alto ou muito baixo e os que vivenciam identidades marginalizadas (Raymaker *et al.*, 2020). Vale destacar a importância de serem conduzidas pesquisas que utilizem métodos mais robustos de coleta e análise de dados para termos informações mais consistentes e seguras, capazes de ajudar um maior número de pessoas.

Apesar de a literatura ainda ser escassa em definições e descrições de procedimentos e estratégias para amenizar os efeitos do desgaste causado pelo burnout autista, podemos considerar algumas estratégias potencialmente promissoras descritas por adultos no espectro que participaram do estudo de Higgins *et al.* (2021), como: afastamento do contato social e das demandas exigidas externamente; dedicação do tempo em interesses pessoais; regulação e reintegração consigo mesmo e com o mundo externo por meio do envolvimento gradual do passivo para ativo em atividades (por exemplo, assistir a videogame até jogar videogame); e retorno gradual às responsabilidades diárias.

É possível concluir que um dos principais fatores que adoecem pessoas diagnosticadas com TEA é a interação com um ambiente social que não está pronto para oferecer recursos necessários para acolher, ajudar e oferecer condições mais dignas de vida; afinal, adultos com TEA têm nos alertado sobre o quanto pode ser cansativo lidar com neurotípicos, isto é, aqueles que têm um cérebro cujo desenvolvimento se deu de maneira típica parecem incapazes de empatizar com as necessidades primordiais de alguém com o transtorno, gerando maior sofrimento e exclusão social. Portanto, nós, que funcionamos como ambiente social com o qual pessoas com transtornos e deficiências se relacionam, devemos lutar urgentemente por um ambiente social que favoreça o desenvolvimento humano, a saúde mental e a inclusão social, e podemos fazer isso de algumas formas: enquanto cientistas, devemos buscar tecnologias comportamentais que beneficiem o maior número de pessoas possível; enquanto professores, devemos conscientizar toda a turma de alunos que convivem com alguém com TEA, oferecendo a possibilidade de um futuro mais respeitoso com as diferenças; enquanto pais, devemos lutar pelos nossos filhos, pois, ao lutarmos, nossa luta ecoa e se concretiza em direitos e políticas públicas que podem alcançar várias outras famílias; enquanto terapeutas, devemos acolher profundamente o sofrimento do outro, criando um espaço de afeto e um terreno fértil para vínculo terapêutico em que o ser humano é capaz de florescer; por fim, enquanto sociedade civil, devemos buscar compreender sobre neurodiversidade e entender o quanto a falta de conscientização pode gerar sofrimento para alguém que não tem suas necessidades de suporte atendidas.

Referências

ARNOLD, S. R. *et al.* Confirming the nature of autistic burnout. *Autism*, v. 27, n. 7, p. 1906-1918, 2023.

CAGE, E.; MCMANEMY, E. Burnt out and dropping out: a comparison of the experiences of autistic and non-autistic students during the COVID-19 pandemic. *Frontiers in Psychology*, v. 12, p. 792945, 2021.

CARDOSO, H. F. *et al.* Síndrome de burnout: análise da literatura nacional entre 2006 e 2015. *Revista Psicologia: Organizações e Trabalho*, v. 17, n. 2, p. 121-128, jun. 2017.

DEWEERDT, S. Autistic burnout, explained. *Spectrum News*, 2020.

HIGGINS, J. M. *et al.* Defining autistic burnout through experts by lived experience: Grounded Delphi method investigating #AutisticBurnout. *Autism*, v. 25, n. 8, p. 2356-2369, 2021.

MANTZALAS, J. *et al.* What is autistic burnout? A thematic analysis of posts on two online platforms. *Autism in Adulthood*, v. 4, n. 1, p. 52-65, 2022a.

MANTZALAS, J. *et al.* A conceptual model of risk and protective factors for autistic burnout. Autism Research, v. 15, n. 6, p. 976-987, 2022.

MANTZALAS, J. *et al.* Examining subjective understandings of autistic burnout using Q methodology: a study protocol. *PLoS One*, v. 18, n. 5, e0285578, 2023.

RAYMAKER, D. M. *et al.* Having all of your internal resources exhausted beyond measure and being left with no clean-up crew: defining autistic burnout. *Autism in Adulthood*, v. 2 n. 2, p. 132-143, 2020.

TOMCZAK, M. T.; KULIKOWSKI, K. Toward an understanding of occupational burnout among employees with autism: the job demands-resources theory perspective. *Current Psychology*, p. 1-13, 2023.

26

OS DESAFIOS DOS JOVENS AUTISTAS NO MERCADO DE TRABALHO

Neste capítulo, abordamos os desafios enfrentados pelos jovens autistas ao ingressar no mercado de trabalho. Exploraremos suas dificuldades em entrevistas, processos seletivos e questões sociais que influenciam negativamente suas oportunidades. Com base em pesquisas recentes, discutiremos barreiras e estereótipos, destacando a importância da inclusão. Com exemplos reais, mostraremos suas jornadas inspiradoras e conquistas profissionais. Buscamos aumentar a conscientização e fornecer estratégias práticas para promover ambientes de trabalho mais inclusivos e igualitários, capacitando esses jovens a alcançarem seu potencial máximo.

SINARA PANIAGUA PINTO

Sinara Paniagua Pinto

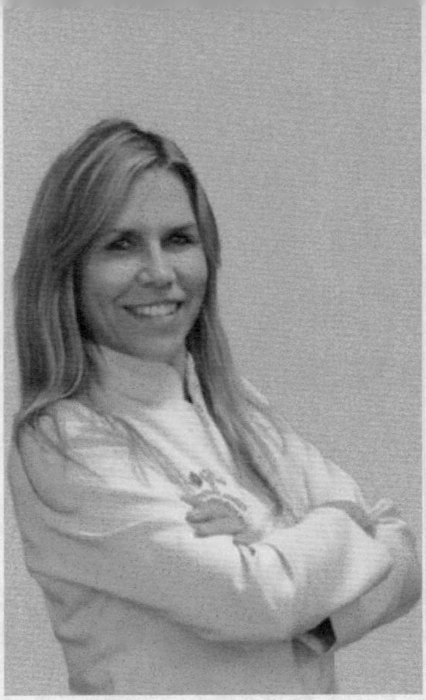

Terapeuta ocupacional, formada pelo Centro Universitário Metodista IPA-RS. Especialista em estimulação precoce, autismo e defasagem no desenvolvimento. Pós-graduada em Neurologia com ênfase em Neuropediatria, em Psicopedagogia e em Psicomotricidade. Atua em psicomotricidade, autismo e atraso do desenvolvimento. Treinamento em análise do comportamento aplicada (ABA) e comunicação alternativa. Método TEACCH. Terapeuta nível avançado do método Denver de intervenção precoce (ESDM) com certificação internacional. Certificada em *Ayres Sensory Integration*. Consultora de clínicas e terapeutas ocupacionais. Formação internacional no modelo DIR/Floortime. Formação em seletividade alimentar e desfralde. Raciocínio clínico em neurociência integrada na teoria de integração sensorial de Ayres. Apta a aplicar o *Autism Diagnostic Observational Schedule* (aDOS -2). Formação introdutória no modelo Jasper. Certificação em coaching parental modelo (ESDM) – Sally Rogers.

Contatos
clinicavivabembc.com
si_pani_agua@hotmail.com
47 99990 5051

Promovendo a inclusão de jovens autistas no mercado de trabalho: sensibilização e conscientização como pilares fundamentais

No atual cenário profissional, a inclusão de jovens autistas no mercado de trabalho tem se tornado uma temática relevante. Para criar um ambiente inclusivo e compreensivo, é essencial que empregadores, colegas de trabalho e gestores estejam sensibilizados e conscientes das características do autismo.

A sensibilização e a conscientização sobre o autismo no ambiente de trabalho desempenham um papel crucial na promoção da inclusão e no combate aos estigmas e estereótipos associados aos autistas. Segundo Crane *et al.* (2018), a falta de conhecimento e compreensão sobre o autismo pode levar a interpretações equivocadas de comportamentos e dificuldades de comunicação, resultando em um ambiente desfavorável para o desenvolvimento profissional desses indivíduos.

Educando empregadores, colegas de trabalho e gestores sobre as características do autismo, é possível promover um ambiente de trabalho inclusivo e compreensivo. Jones e Harwood (2017) afirmam que a conscientização sobre as necessidades específicas dos autistas pode auxiliar na implementação de adaptações adequadas no ambiente de trabalho, como ajustes no ambiente físico, rotinas estruturadas e comunicação clara. Essas adaptações podem permitir que eles desempenhem suas funções de maneira eficaz e alcancem seu potencial máximo.

Além disso, a sensibilização sobre o autismo no ambiente de trabalho promove a empatia e a aceitação da diversidade. Autores como Renty e Roeyers (2006) destacam que a criação de um ambiente acolhedor e inclusivo contribui para a promoção da saúde mental e o bem-estar dos jovens autistas, além de fortalecer a cultura organizacional.

A sensibilização e a conscientização sobre o autismo no mercado de trabalho são fundamentais para promover a inclusão e o desenvolvimento profissional. Ao educar empregadores, colegas de trabalho e gestores, é possível criar um ambiente compreensivo, que valorize a diversidade e proporcione as adaptações necessárias para que esses jovens alcancem seu potencial máximo.

Superando barreiras e estereótipos: os desafios enfrentados pelos jovens autistas no mercado de trabalho

Os autistas enfrentam muitos desafios quando tentam encontrar um emprego. O autismo é um transtorno que afeta o desenvolvimento e o comportamento das pessoas, e cada indivíduo no espectro autista pode ter diferentes graus de dificuldades. Apesar disso, é importante reconhecer a singularidade desse universo. A inclusão no mercado de trabalho traz benefícios significativos para os autistas, como melhor qualidade de vida, crescimento pessoal, interação social e oportunidades de educação e lazer. É essencial que esses jovens sejam inseridos no mercado de trabalho para que possam desfrutar desses benefícios como seres humanos e cidadãos.

Existem dispositivos, como a Lei n. 12.764/2012, que considera indivíduos com transtorno do espectro autista como pessoas com deficiência em todos os aspectos legais. Além disso, a Lei n. 8.213/1991 estabelece a contratação e inclusão de pessoas com deficiência no mercado de trabalho. No entanto, apesar da necessidade de estímulo à contratação de pessoas com transtorno do espectro autista (TEA), ainda não existem políticas públicas efetivas no Brasil que abordem essa questão de maneira adequada.

Se para um jovem encontrar um emprego já é difícil, para um jovem autista é ainda mais desafiador. Muitas vezes, eles são pressionados a se comportarem "normalmente" e enfrentam dificuldades para serem aceitos por suas famílias, colegas de escola ou até mesmo na faculdade. Muitos jovens acabam desistindo por causa dessas barreiras e do preconceito que enfrentam ao longo da vida. Além disso, eles sofrem com ansiedade, dificuldades sensoriais, mudanças na rotina e problemas de relacionamento com colegas de trabalho.

A discriminação também é um grande obstáculo para as pessoas com TEA. A produtividade profissional depende de adaptações e condições de trabalho adequadas, além do apoio e empatia daqueles que compartilham o ambiente de trabalho. Infelizmente, nem sempre os autistas encontram esse apoio.

A remuneração também é um problema, pois não há igualdade salarial para pessoas com TEA. Isso faz com que os jovens autistas tenham menos perspectivas de crescimento profissional, visto que muitas vezes trabalham menos horas. Portanto, é necessário fornecer apoio desde cedo para que possam ingressar em um mercado de trabalho que os respeite.

No entanto, o desconhecimento sobre o TEA leva muitas pessoas a subestimarem o potencial e as qualidades dos autistas. É essencial combater a falta de informação e o despreparo das empresas para receber pessoas com esse transtorno, mudando a forma de pensar e agir dentro das organizações.

É importante destacar as habilidades dos autistas, como facilidade para trabalhar em atividades burocráticas e rotineiras, além de seu foco intenso nas tarefas, o que pode resultar em habilidades e conhecimentos específicos em áreas determinadas. A diversidade é ampla, e o autismo não deve ser ignorado. Apesar das limitações, assim como qualquer outro indivíduo, as pessoas com TEA têm suas qualidades e um forte desejo de viver e trabalhar, mesmo que enfrentem medos e obstáculos. Eles desejam ser aceitos e respeitados em sua dignidade como seres humanos.

Portanto, é necessário promover sua inclusão nas organizações, fortalecendo as políticas de inclusão. Não basta apenas estabelecer leis de inclusão no mercado de trabalho: o apoio da família e da empresa é fundamental para aumentar a compreensão dessa realidade e aprender a lidar com as diferenças.

Adaptações e suporte no local de trabalho: impulsionando o potencial dos jovens autistas

No ambiente de trabalho, proporcionar adaptações e suporte adequados é essencial para auxiliar os autistas a desempenharem suas funções de modo eficaz e alcançarem seu potencial máximo.

A disponibilização de acomodações razoáveis é fundamental para promover a inclusão e a produtividade dos autistas no local de trabalho. Ajustes no ambiente físico podem ser benéficos, como a criação de espaços tranquilos e de baixa estimulação, conforme sugerido por Smith *et al.* (2017). Isso ajuda a minimizar distrações e proporcionar um ambiente mais confortável, permitindo a concentração nas tarefas de maneira mais efetiva.

Além disso, a implementação de rotinas estruturadas pode ser extremamente benéfica para os autistas. De acordo com Hume *et al.* (2018), a previsibilidade e a consistência proporcionadas pelas rotinas ajudam a reduzir a ansiedade e promovem a organização e o desempenho adequado no trabalho. Estabelecer horários claros, definir expectativas e fornecer orientações precisas são estratégias que facilitam a adaptação ao ambiente de trabalho.

Uma comunicação clara e efetiva também é essencial. Segundo Howlin *et al.* (2019), fornecer instruções claras, usar linguagem simples e evitar ambiguidades são práticas que ajudam os autistas a compreenderem as expectativas e as tarefas de trabalho. Promover um ambiente de trabalho aberto e receptivo à comunicação também é fundamental para garantir que eles possam expressar suas necessidades e preocupações de maneira adequada.

O treinamento adequado é um componente-chave para apoiar os autistas no ambiente de trabalho. O desenvolvimento de programas de treinamento específicos, que abordem as habilidades sociais, a comunicação, a resolução de problemas e a adaptação ao meio, pode ser altamente benéfico, como mencionado por Jobe e Williams-White (2017). Esse treinamento não só fornece as habilidades necessárias, mas também aumenta a confiança e a autoestima, preparando esses indivíduos para enfrentar os desafios.

Iniciativas inclusivas e histórias inspiradoras: jovens autistas alcançando o sucesso no mercado de trabalho

Diversas empresas têm implementado iniciativas inclusivas para promover a contratação e o sucesso de autistas. A empresa multinacional SAP é um exemplo notável. Por meio do programa Autism at Work, eles têm desenvolvido práticas de recrutamento e adaptações no ambiente de trabalho para acomodar as necessidades dos funcionários autistas.

Pesquisas realizadas por Dell'Orco *et al.* (2019) destacam os benefícios dessa iniciativa, incluindo o aumento da diversidade, a melhoria do ambiente de trabalho e o aproveitamento de habilidades únicas.

Outra iniciativa de destaque é o programa Specialisterne, fundado por Thorkil Sonne. Esse programa tem como objetivo identificar e aproveitar os talentos específicos dos autistas nas áreas de tecnologia e serviços relacionados. Por meio de treinamento especializado e apoio contínuo, o Specialisterne tem proporcionado oportunidades significativas em várias partes do mundo. O trabalho de Sonne e sua equipe é mencionado em estudos como o de Lütke *et al.* (2017), demonstrando a importância dessas iniciativas inovadoras na promoção da inclusão no mercado de trabalho.

Além das iniciativas empresariais, existem histórias inspiradoras de autistas que superaram desafios e alcançaram sucesso profissional. Um exemplo notável é o de Temple Grandin, renomada professora, escritora e defensora dos direitos dos autistas. Sua história é compartilhada em seu livro *Emergence: labeled autistic* (Grandin; Scariano, 1996), no qual ela relata suas experiências pessoais e como conseguiu transformar suas paixões e habilidades em uma carreira de sucesso na área de design de instalações pecuárias.

Outra história inspiradora é a de Haley Moss, advogada e autora. Ela se tornou a primeira pessoa com autismo a ser admitida na Ordem de Advogados da Flórida. Em seu livro *Middle school: the stuff nobody tells you about* (Moss, 2010), ela compartilha suas experiências de superação e oferece conselhos práticos para jovens autistas que enfrentam desafios no ambiente escolar e em relação ao futuro profissional.

As iniciativas inclusivas e as histórias de sucesso de autistas no mercado de trabalho demonstram que a inclusão e o sucesso profissional são possíveis. Empresas que adotam práticas inclusivas e programas específicos estão criando oportunidades significativas para mostrarem seu potencial.

Em resumo, os autistas são como borboletas em seu processo de metamorfose. Não importa se o processo é lento ou rápido; sua beleza não é alterada. Eles não se limitam, voam livres e leves. São diferentes, mas têm um coração. É necessário olhar para o próximo com mais amor. A desinformação e a falta de preparo das empresas são os maiores obstáculos para os autistas no mercado de trabalho. Conforme se vê em 1 Coríntios 13, "o amor é paciente, bondoso, não é invejoso, não é orgulhoso", "não se alegra com a injustiça, mas se alegra com a verdade", "tudo suporta, tudo espera, tudo acredita", "agora, permanecem a fé, a esperança e o amor, e o maior deles é o amor".

Referências

CRANE, L. *et al.* Something needs to change: mental health experiences of young autistic adults in England. *Autism*, v. 22, n. 7, p. 907-917, 2018.

DELL'ORCO, S. *et al.* Autism and employment: a systematic review of the literature. *Research in Autism Spectrum Disorders*, v. 58, p. 1-12, 2019.

GRANDIN, T.; SCARIANO, M. M. *Emergence:* labeled autistic. New York: Warner Books, 1996.

HOWLIN, P. *et al.* Cognitive and language skills in adults with autism: a 40-year follow-up. *Journal of Child Psychology and Psychiatry*, v. 60, n. 1, p. 49-58, 2019.

HUME, K. *et al.* Increasing independence in autism spectrum disorders: a review of three focused intervention approaches. *Journal of Autism and Developmental Disorders*, v. 48, n. 8, p. 1-16, 2018.

JOBE, L. E.; WILLIAMS-WHITE, S. Parent-implemented intervention: a review of the literature. *Topics in Early Childhood Special Education*, v. 37, n. 3, p. 133-145, 2017.

JONES, R. S. P.; HARWOOD, R. Picture exchange communication system and autism spectrum disorder: a systematic review of the literature. *Evidence-Based Communication Assessment and Intervention*, v. 11, n. 3-4, p. 133-150, 2017.

LÜTKE, J. *et al.* Barriers and facilitators in the workplace for autistic individuals: a systematic review. *Journal of Autism and Developmental Disorders*, v. 47, n. 8, p. 2609-2623, 2017.

MOSS, P. Autism and employment: raising aspirations and widening opportunities. *Good Autism Practice (GAP)*, v. 11, n. 1, p. 9-16, 2010.

RENTY, J. O.; ROEYERS, H. Quality of life in high-functioning adults with autism spectrum disorder: the predictive value of disability and support characteristics. *Autism*, v. 10, n. 5, p. 511-524, 2006.

SMITH, L. E. *et al.* Developmental trajectories in adolescents and adults with autism: the case of daily living skills. *Journal of the American Academy of Child & Adolescent Psychiatry*, v. 56, n. 7, p. 622-629, 2017.

27

BURNOUT AUTÍSTICO NO TRABALHO E A IMPORTÂNCIA DA ACOMODAÇÃO SENSORIAL

Este capítulo visa discutir o processo de burnout autístico no trabalho e como as estratégias de acomodação sensorial são importantes nesse ambiente.

FERNANDA CARNEIRO

Fernanda Carneiro

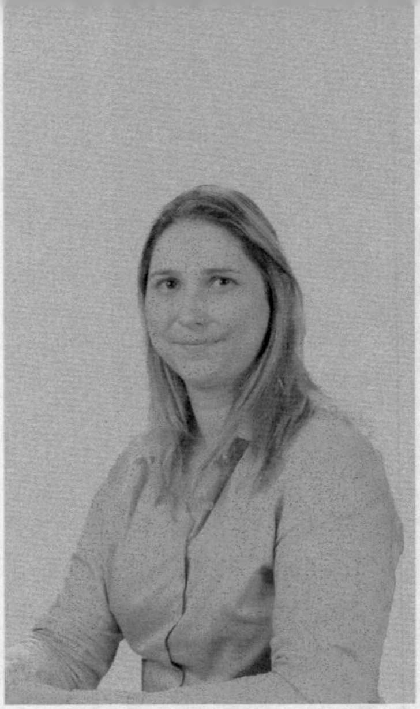

Terapeuta ocupacional. Docente do Instituto Federal de Educação, Ciência e Tecnologia do Rio de Janeiro (IFRJ). Certificada em Integração Sensorial pela Universidade Sul da Califórnia (EUA). Especialidade em atendimento com crianças e adolescentes dentro do espectro autista há mais de 15 anos. Formação do Conceito Neuroevolutivo Bobath Infantil (Brasil). Consultora em diversas clínicas e mentora de terapeutas ocupacionais do Brasil/EUA/Irlanda. Professora convidada da pós-graduação do CBI of Miami. Professora convidada da pós-graduação da Academia do Autismo. Professora convidada e consultora da pós-graduação do Isafac. Formação internacional no modelo DIR/Floortime (Argentina). Formação em seletividade alimentar e desfralde (Espanha). Formação internacional de práxis (EUA). Formação em neurociência integrada na Teoria de Integração Sensorial de Ayres (EUA). Capacitação do Treinamento da Medida de Fidelidade (EUA). Membro da Associação Caminho Azul. Coautora dos livros *Autismo ao longo da vida*, *Pais de autistas* e *Simplificando o autismo: para pais, familiares e profissionais*.

Contatos
afernandacarneiro.to@gmail.com
YouTube: Fernanda Carneiro
Instagram: @integracao_sensorial
21 98734 8285

O trabalho está associado à qualidade de saúde e de vida, como no estabelecimento de relacionamentos saudáveis, conquista de habitação estável e segurança financeira. Além disso, a satisfação no emprego está associada à melhoria da saúde física e mental, incluindo redução de ansiedade, depressão e aumento da autoestima (Raymaker *et al.*, 2022).

De maneira oposta, o desemprego está associado à pobreza e, mesmo que os indivíduos autistas recebam benefícios sociais ou de invalidez, isso muitas vezes não é suficiente para suprir todas as demandas necessárias – alimentação, moradia, medicações, transporte, terapias e afins. Para a sociedade, a perda de produtividade de um indivíduo tem custo elevado e é vista como problemática (Brouwers *et al.*, 2023).

Quando olhamos as perspectivas da vida profissional do adulto com transtorno do espectro autista (TEA), deparamos com diversos obstáculos. Existe um número desproporcional de pessoas autistas adultas desempregadas ou subempregadas em comparação com a população em geral. Pouco se sabe sobre as experiências das pessoas autistas em empregos qualificados ou o que o sucesso no emprego significa para elas (Raymaker *et al.*, 2022).

O burnout autístico, a inércia, o colapso e o desligamento foram identificados como situações frequentes e que se tornam partes importantes da vida de algumas pessoas autistas (Phung *et al.*, 2021).

Pesquisas recentes apresentam relatos interessantes sobre a experiência dos adultos autistas durante os colapsos, que podem ter significados diferentes para cada pessoa. A maioria dos autistas descreveu se sentir oprimida por informações, sensações e pelo estresse social e emocional. Muitas vezes, sentem emoções extremas, como raiva, tristeza e medo, e têm problemas com o manejo dos pensamentos e da memória (Lewis & Stevens, 2023). Geralmente, tentam se manter afastados de um ambiente ou de pessoas que possam desencadear um colapso, buscando ficar mais isolados para evitar danos ao seu corpo, às suas emoções e aos seus relacionamentos, mesmo que nem sempre essa decisão seja consciente.

O autista apresenta preocupações acima da média com a demanda do trabalho. Volumes de tarefas que podem ser considerados aceitáveis para indivíduos neurotípicos já podem ser suficientes para um burnout autístico (esgotamento autista), um conceito de esgotamento profissional que se caracteriza por exaustão geral, aumento da sensibilidade sensorial e diminuição das capacidades.

Isso pode ocorrer pelo impacto do trabalho na sua saúde mental, por fatores que incluem trabalhar sem tempo de recuperação suficiente, trabalhar em um local de trabalho tóxico ou incômodo, em que exista a necessidade de um esforço extra para gerir o ambiente (Raymaker *et al.*, 2022). Outro aspecto importante e que gera demanda adicional é a rigidez comportamental, com ritualização e adesão inflexível a rotinas. Cumprir horários, organizar agendas e atender às demandas de casa pode ser complexo e requerer energia adicional dentro desse contexto.

Assim como na criança, a disfunção de integração sensorial (DIS) também está presente na rotina do autista adulto, gerando desconforto, desorganização e crise sensorial. A DIS ocorre quando o cérebro não processa ou organiza o fluxo de impulsos sensoriais de maneira que a pessoa tenha informações precisas de si e do mundo (Ayres, 2005).

Os tipos de disfunção de integração sensorial são de modulação, falha na discriminação sensorial ou postural ou dispraxia. Os variados níveis de disfunção vão comprometer o desempenho ocupacional, o comportamento e a interação social na vida adulta.

Ayres observou que o TEA apresenta problemas nos componentes da integração sensorial: registro (detecção e interpretação de sinais), modulação (inibição ou propagação de sinais), interação com determinados objetos e/ou de motivação (Kilroy *et al.*, 2019).

Adultos com alteração de modulação podem apresentar fuga e irritabilidade decorrente da hiper-reatividade, assim como também podem demorar mais para atender a demandas e completar tarefas em virtude da hiporreatividade, que é quando ocorre uma lentidão ou ausência no processamento dos estímulos sensoriais.

A falha de discriminação sensorial pode gerar dificuldades em discriminar estímulos sensoriais como visuais, táteis e auditivos, prejudicando a consciência corporal, o esquema corporal e a integração bilateral.

Já a dispraxia pode ser notada desde a infância. No entanto, estudos mostram que mesmo adultos podem persistir com atrasos no desenvolvimento motor (Linke *et al.*, 2020). Esses adultos podem ser considerados desatentos, distraídos e desorganizados durante a realização de suas tarefas. Podem apresentar dificuldade e limitações durante as atividades que exijam planejamento, sequenciamento e execução.

Por essas questões, a permanência em um ambiente estressor pode causar uma sobrecarga sensorial e gerar gatilhos que podem provocar a crise sensorial (*meltdown* e *shutdown*). Um ambiente com hiperestimulação é extremamente desafiador na vida do paciente com TEA. O Quadro 1 mostra exemplos de estratégias para favorecer um ambiente mais organizado e favorável à produtividade.

Quadro 1. Estratégias para organizar o ambiente de trabalho

• Ambientes com cores neutras ou suaves.
• Local de trabalho no canto do ambiente, afastado da sobrecarga de estímulos e com iluminação adequada.
• Poucos objetos e estímulos com contraste sobre a mesa, com cuidado aos detalhes/e estampas que possam causar incômodo pela falha de discriminação visual.
• Caneta e papel de anotações coloridos podem ajudar na organização de pensamentos.
• Sons suaves, falar tranquilamente e em ritmo calmo, fazer uso de sons familiares ou ruído branco, isolamento acústico, evitar ruídos e sons de fundo constantes.
• Textura e temperatura agradáveis no ambiente.

As acomodações sensoriais são estratégias regulatórias que geram um processo de relaxamento que contribui para a autorregulação (Quadro 2). As estratégias são fundamentais para a rotina do autista, melhorando a atenção e a interação com outras pessoas e diminuindo os desconfortos sensoriais.

Quadro 2. Recursos da acomodação sensorial no ambiente de trabalho

• Fone auricular
• Colete de neoprene
• *Lap pad*
• Massageador
• Pressão profunda

Os horários da aplicação das acomodações precisam ser respeitados para que o indivíduo permaneça modulado durante o dia. Seguindo esse raciocínio, alguns ambientes de trabalho estão desenvolvendo salas sensoriais para beneficiar o processo regulatório.

É importante ressaltar que o profissional apto para avaliar as acomodações sensoriais mais elaboradas é o terapeuta ocupacional (TO), adequadamente certificado em integração sensorial e acomodação. É fundamental que esse profissional seja responsável técnico para a elaboração desses ambientes.

A elaboração de estratégias de acomodação depende da base sensorial de cada paciente, que é o que determina quais recursos serão utilizados. Assim, é difícil generalizar e utilizar um ambiente ou as mesmas estratégias para um grupo heterogêneo. A acomodação sensorial garante acessibilidade e tem um papel fundamental na inclusão social. No entanto, quando é usada de maneira inadequada, pode causar desorganização e não trazer os benefícios esperados.

Conclusão

O adulto com TEA precisa de suporte e terapias para driblar a rigidez cognitiva e desenvolver estratégias para lidar com as demandas que um trabalho pode gerar.

Em muitos casos, o autista apresenta competências plenas para sua atuação profissional e para exercer suas funções, mas é indispensável que o empregador se preocupe em oferecer a assistência adequada para que ele desenvolva seu trabalho com qualidade.

Referências

AYRES, A. J. What's sensory integration? An introduction to the concept. *In*: *Sensory integration and the child*: 25th anniversary edition. Los Angeles, CA: Western. Psychological Services, 2005.

BROUWERS, E. P. *et al.* What is the meaning of paid employment for well-being? A focus group study on differences and similarities between autistic adults with and without employment. *Journal of Occupational Rehabilitation,* 2023.

KILROY, E.; ZEDEH, L.; CERMAK, S. Ayres theories of autism and sensory integration revisited: what contemporary neuroscience has to say. Brain Sciences, v. 9, n. 3, p. 68, 2019.

LEWIS, L. F.; STEVENS, K. The lived experience of meltdowns for autistic adults. *Autism*, v. 27, n. 6, 1817-1825, 2023.

LINKE, A. C. *et al.* Impaired motor skills and atypical functional connectivity of the sensorimotor system in 40- to 65-year-old adults with autism spectrum disorders. *Neurobiology of Aging*, v. 85, p. 104-112, 2020.

PHUNG, J. *et al.* What I wish you knew: insights on burnout, inertia, meltdown, and shutdown from autistic youth. *Frontiers in Psychology*, n. 12, p. 741421, 2021.

RAYMAKER, D. M. *et. al.* "[I] don't wanna just be like a cog in the machine": narratives of autism and skilled employment. *Autism*, v. 27, n. 1, 65-75.

28

AUTISMO POR UMA AUTISTA

Ao longo dos anos, temos visto grandes transformações tanto na forma como é feito o diagnóstico de autismo como na forma que a sociedade o recebe, aceita e inclui (ou não inclui). Nunca houve tantos adultos buscando uma confirmação que pode mudar a forma de entender sua história de vida, seu passado e sua forma de lidar com os anseios sobre o futuro. Eu cresci na sombra do diagnóstico, mas só consegui assumir que precisava me adaptar ao mundo quando entendi que o autismo nunca se dissociaria de mim.

KENYA DIEHL

Kenya Diehl

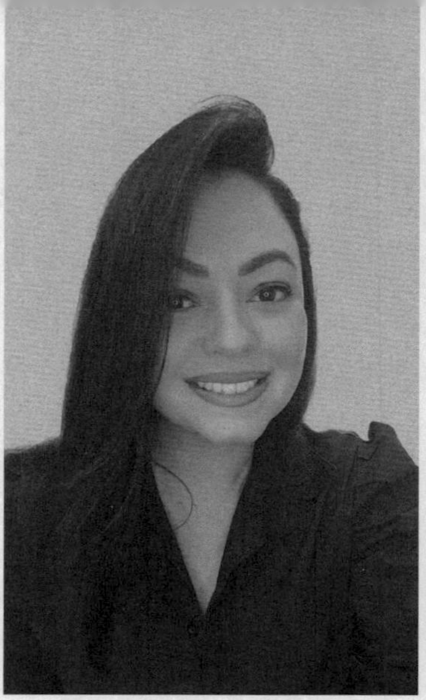

Psicanalista, escritora, consultora e mentora especialista em autismo, com especialização em infância e adolescência, terapia ABA e orientação parental. Revisora de textos inclusivos de roteiros de cinema e séries de TV e de audiodescrições para cegos autistas. Palestrante, empresária e analista de ambientes como escolas, hospitais, universidades, empresas e transporte com foco na inclusão e acessibilidade da pessoa autista, estendendo o cuidado e o acolhimento a familiares, tutores, professores, chefes e funcionários para que os ambientes sejam acolhedores e seguros para todos.

Contatos
kenyadiehl@gmail.com
Instagram: @autismomake
13 99202 4537

Prazer, meu nome é Kenya Diehl. Sou autista, diagnosticada aos nove anos de idade, na década de 1990, quando poucos falavam sobre autismo. Mas eu não sou o autismo; sou muito mais que ele, eu sou a minha essência, a soma das minhas capacidades, sou a ressignificação das minhas dores e a reprogramação dos meus erros. Eu sou forte, sou única e sou capaz. O que as pessoas pensam sobre mim não muda quem eu sou ou onde quero chegar. Minha meta é ir longe, muito longe; quero ficar velhinha, aconselhar os mais jovens e nunca deixar de gostar das coisas simples de que gosto. Isso não tem nada a ver com autismo, mas sim com a mente serena que desenvolvi, com a capacidade que tenho de me respeitar, de me amar e de me proteger antes de tentar ajudar a quem quer que seja. Sou uma mulher forte, casada e mãe; quero ser o exemplo, para o meu filho, de que podemos ir muito além do que esperam de nós. Aliás, este é um ponto sensível, porque ninguém jamais deveria esperar algo de alguém, pois isso só serve para gerar uma bola de neve de frustrações.

É complicado falar de autismo nos dias de hoje, em que tudo precisa ser politicamente correto e qualquer coisa pode virar motivo de ataques e cancelamento. E está aí a primeira barreira de dificuldade que o autismo me impõe. Sempre fui do tipo sincera, delicada, porém direta, mas demorei a entender que isso não soava bem em qualquer tipo de contexto. Frear meu comportamento instintivo foi uma das coisas mais difíceis que pude experimentar – e olha que minha vida não foi nada fácil. Deixar de dizer o que penso e da forma como penso é um verdadeiro desafio e acho que a maior de todas as dificuldades foi enfrentar preconceito e isolamento dentro da própria causa autista, um sabor amargo que precisei experimentar para crescer de uma vez por todas.

Não posso dizer que o autismo é lindo porque ele realmente não é e sinto que, quanto mais o tempo passa, maior é o desejo de tentar deixar as dificuldades, sintomas e necessidade de adaptação para trás. Não raro, vemos pessoas idosas isoladas, cabisbaixas e com dificuldade de comunicação; serão eles autistas não diagnosticados? Eu não quero chegar na terceira idade assim, por isso luto todos os dias para vencer a mim mesma. A bem da verdade, no meu íntimo, acredito fortemente que o autismo faz parte de todos, em maior ou menor grau de comprometimento dos atos da vida diária. Todos somos feitos de *id*, *ego* e *superego*, sendo *id* o impulso (de fazer, de xingar, de bater, de gritar, de ser sincero, de ser gentil...), o ego é o eu (quem sou, minha personalidade que recebe os "bombardeios" do *id*) e o superego (o freio, o controle do impulso, o respirar fundo, o relevar, o fazer a escolha mais sensata). A pessoa autista geralmente tem dificuldades em desenvolver o superego, este que se constrói na frustração, lá na infância, mas, quando temos uma criança com dificuldade de comunicação, que se volta excessivamente para o próprio eu e lida com as frustrações sem o entendimento da razão pelas quais ouve "sim" e "não", temos como consequência o adormecimento do superego e, com isso, a quase "incapacidade" de frear suas atitudes, impulsos, agressividade e sinceridade extrema. Daí a maior dificuldade em se relacionar na sociedade, em entender regras e segui-las quando elas não fazem sentido ou não têm uma lógica prática.

Muitas vezes me sinto dentro de uma caixa de vidro, em que posso ver, ouvir e absorver o mundo, mas, por mais que as pessoas tentem me tocar, me entender e interagir comigo, existe uma barreira invisível que me impede, me isola e me entristece. Por outro lado, minha sensibilidade, amor e senso de justiça fazem eu ser a melhor psicoterapeuta que alguém poderia ter, pois meu olhar dinâmico, realista e cheio de compaixão permite que eu entre no mundo daqueles que sofrem e sinta em máxima intensidade o que eles sentem. Mesmo quando ainda não era verbal, eu já tinha uma sensibilidade incrível e uma memória invejável: jamais esqueço um trajeto, um fato ou uma ocasião, sou extremamente pontual e minha maior missão é servir ao próximo, pois foi aí que encontrei o sentido da minha vida. Nunca me faltam palavras para consolar, orientar e acolher; e acredito fortemente que a empatia e a transferência são peças fundamentais para qualquer tipo de relacionamento, especialmente naqueles que envolvem paciente/profissional. Não tem como você conseguir ajudar alguém verdadeiramente se não sentir minimamente sua dor, seus medos e seus anseios.

Sair de dentro de mim e tentar conquistar o mundo sempre foi uma questão de adaptação e não de superação, como muita gente fala. Adaptei-me de um jeito que parei de me ferir, aprendi a me colocar em primeiro lugar e a desenvolver minhas capacidades sem enaltecer minhas dificuldades. Porque uma coisa é certa: todos somos seres humanos em constante construção. Eu me vejo como uma autista que luta todos os dias para dar seu melhor, mas que sabe que o reconhecimento não vem na mesma proporção e isso é com todo mundo: a corrida da vida é uma arte em que se sobressai quem tem mais capacidade de desenvolver a resiliência, a força e a fé. Nunca me adaptei muito bem em ambientes de trabalho com horário fixo e tarefas repetitivas. Veja só como isso parece contraditório: geralmente se tem a ideia de que pessoas autistas se dão bem em atividades sistemáticas e cheias de padrões; já eu preciso de liberdade para criar e para usar minha mente de modo que as coisas façam sentido. Enxergar o mundo por partes me faz sentir uma certa dificuldade em criar cenas inteiras: as informações vêm para a minha mente de maneira fragmentada, como se fossem várias caixas contendo imagens, sons, cheiros, texturas e palavras. Essas caixinhas se apresentam na minha frente e eu preciso fazer um certo esforço para que elas se tornem um contexto, e isso é exaustivo e desafiador. Por isso preciso do meu espaço, do meu tempo e do meu jeito de fazer tudo dar certo.

A maior dificuldade em ser autista nos dias de hoje é enfrentar os julgamentos e as "certezas" que as pessoas têm quando olham para nós. Se por um lado a maioria diz que cada um é de um jeito, de outro lado existem o preconceito e o receio de manter uma pessoa autista por perto. Durante muitos anos da minha vida eu abri mão das minhas emoções; tinha medo de ferir, medo de não ser aceita e, principalmente, medo de ser abandonada. Eu raramente conseguia me colocar em primeiro lugar, me preocupava com tudo e com todos e me maltratava dia após dia tentando ser alguém que se encaixasse em padrões socialmente aceitos. Mas isso só me fazia perder ainda mais a minha personalidade tão frágil e cheia de dúvidas. É claro que tenho consciência de que existem padrões mínimos de convivência e eles devem ser respeitados para que a sociedade mantenha a ordem, mas deixar de ser quem sou para agradar os outros foi algo muito além do aceitável na minha vida. Fui capaz de ferir meus princípios para não contrariar os outros e está aí algo que hoje posso dizer que me arrependo. Crises de ansiedade se instalaram e eu sentia como se não houvesse mais um chão no qual pudesse pisar.

Depois de tanta luta, o maior presente que pude dar a mim mesma foi o autoconhecimento; o problema foi que entrei na era digital sem o menor controle dos meus freios (ou com ausência deles) e acabei me expondo demasiadamente. A tela do celular foi uma janela aberta para o mundo e eu não me dei conta de que ali eu precisava me proteger ainda mais. Ao me conhecer, falei sobre mim e sobre o autismo durante anos, sem o menor pudor: falava sobre medos, desejos, limitações, frustrações, traumas, acontecimentos, experiências sensoriais, físicas e emocionais. Escrevi seis livros, me tornei palestrante, blogueira e *influencer*, mas aí começou a surgir um grupo de autistas adultos recém-diagnosticados. Todos eles pareciam ter mais talento, sabiam gravar vídeos bacanas, entrar nas *trends* do momento e me vi ficando para trás mais uma vez. Toda a ajuda que eu dava para os pais de crianças autistas parecia ter ido por água abaixo, minhas consultorias já não pareciam valer nada quando qualquer um que dançasse e apontasse para letrinhas nas redes sociais poderia explicar o que eu elaborava com tanto cuidado e carinho. Recebi ataques, fui tratada com desdém, fui esquecida e substituída, como já seria de se esperar – só que eu não esperava por isso. Bom, eu precisava renascer mais uma vez, me adaptar – adaptação esta que já percebi que vai precisar me acompanhar até o fim dos meus dias.

Comecei estudando homeopatia. Depois de dois anos, decidi entrar para o campo da Psicanálise e ali completei o vazio que me preenchia durante toda uma vida. Formei-me e atualmente estou cursando o mestrado e doutorado livre em Psicanálise, tendo feito algumas especializações pelo caminho, como terapia especializada em infância e adolescência, terapia com casais e saúde mental da mulher. Construí meu consultório, passei a atender no Brasil e no mundo em paralelo à carreira de consultora e mentora de grandes empresas do ramo de séries de TV e cinema, prestando consultorias de revisão de roteiros e audiodescrições e até cheguei a participar da dublagem de um personagem de uma das séries nas quais trabalhei. Em 2023, atuei no cinema, em um filme que será lançado no próximo ano, e isso tem sido especialmente incrível. Em consultório, hoje, a predominância dos meus atendimentos é na modalidade on-line e tenho pacientes por todo o Brasil, Europa e Estados Unidos. Sinto-me realizada profissionalmente e dedico meu tempo a ajudar todos aqueles que precisam de uma orientação assertiva e de qualidade, com um conhecimento sólido e que realmente muda o ambiente por onde eu passo. Estudar se tornou minha maior paixão e me sentir útil sempre foi a minha prioridade. Tocar almas humanas, trazer conforto, luz e esperança é o que me move.

Eu já amei muitas coisas, das mais simples às mais complexas, e sempre me entreguei de corpo e alma, me agarrando às oportunidades como se elas fossem as últimas. Comecei a trabalhar aos dez anos de idade no pequeno "sacolão" – tipo um hortifrúti – do bairro da periferia onde eu morava. Lá eu separava temperos e cuidava de um bebê de sete meses; depois trabalhei vendendo pão, trabalhei ilegalmente em uma fábrica de plásticos, fui *office-girl*, passei pelos Correios, pela Petrobras, pela Rodobens, fui segurança pessoal privada de políticos, fui assistente administrativo, gestora de análise de risco de ambientes comerciais, estagiária da Justiça gratuita, costureira, investigadora particular... Cursei uma faculdade de Direito, uma de Educação Física, fiz cursos técnicos de consultoria, fotografia e até vigilante de transporte de valores. Tudo o que aprendi serviu como base para a pessoa que me tornei; eu não seria quem sou hoje se eu não tivesse a oportunidade de trabalhar (ou tentar) em tantas áreas diferentes. Ao longo dos anos descobri que é mais valioso saber ouvir do que saber falar. Falar todos falam, mas ouvir ativa e intencionalmente é para quem tem o dom de ouvir sem julgar, ouvir sem desmerecer, ouvir para acolher... Muitas vezes as pessoas não querem conselhos; elas precisam mesmo é de alguém de confiança que apenas as ouça sem julgamentos, que receba suas palavras de braços abertos e com amor no coração, isso faz elas também aprenderem a se ouvir e entenderem que nem tudo precisa de uma solução. Na verdade, raramente precisamos de soluções, pois na maioria das vezes um pequeno direcionamento ou mudança de perspectiva é capaz de fazer milagres nos resultados que buscamos.

Para amar ao próximo, eu preciso me amar. Para ver a bondade no meu semelhante, tem que haver bondade em mim. Não existe espelho sem reflexo e eu quero ser o reflexo mais lindo que as pessoas terão ao olhar para mim: quero que elas vejam o amor, a capacidade de se transformar, de virar o jogo, de fazer os problemas trabalharem a seu favor.

Chego ao fim deste capítulo falando sobre o amor, esse elemento misterioso e capaz de transformar vidas. Não permitam que alguém duvide de seus filhos. Muitas pessoas aprendem conteúdos técnicos nas faculdades, mas se esquecem do olhar individual e humanizado que cada um merece ao lhe confiar a vida em suas mãos. Sei que já falei disso em outros livros, mas nunca é demais lembrar que eu, aos 14 anos, fui expulsa da escola porque acreditavam que eu não teria mais nada a aprender, e hoje estou aqui esbanjando força, coragem e indo contra tudo e contra todos, pela minha felicidade, pela plenitude de minha família, pelo desenvolvimento dos meus pacientes e pelo incessante desejo de simplesmente levar amor e fé.

29

A EVOLUÇÃO DA CIÊNCIA E O ATENDIMENTO HUMANIZADO

Neste capítulo, queremos demonstrar a evolução da ciência e sua contribuição para uma intervenção mais ética e humanizada, principalmente levando em consideração o assentimento dos clientes.

DANIELA LANDIM E IZANIELE MARQUETTI

Daniela Landim

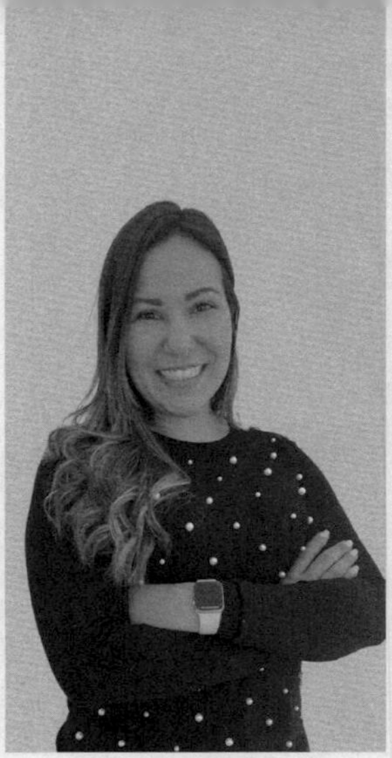

Psicóloga. *Board Certified Behavior Analyst* (BCBA®) e *Qualified Behavior Analyst* (QBA®). M. A. em Análise do Comportamento Aplicada pela Columbia University em Nova York. Diretora e fundadora da Clínica Steps - Terapia e Pesquisa Comportamental. Professora de pós-graduação e supervisora na ABAEDU.

Contatos
www.stepsterapia.com.br
contato@stepsterapia.com.br
11 2649 5000

Izaniele Marquetti

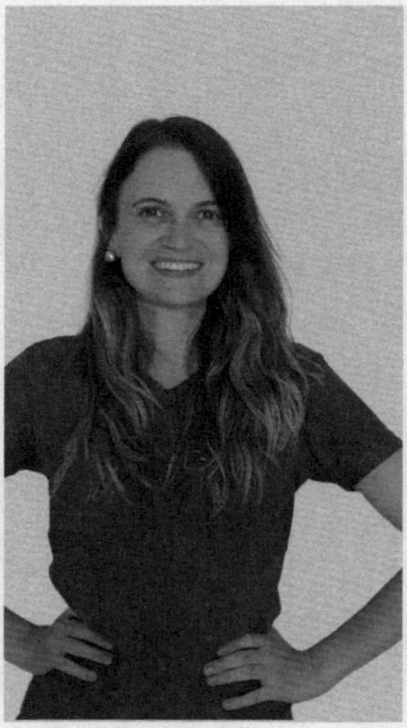

Psicóloga graduada pela Pontifícia Universidade Católica do Paraná. Mestre em Análise do Comportamento Aplicada pelo Instituto Par, *Qualified Autism Service Practioner* - Supervisor (QASP-S®). Psicóloga supervisora integrante da Clínica Steps - Terapia e Pesquisa Comportamental.

Contatos
www.stepsterapia.com.br
contato@stepsterapia.com.br
11 2649 5000

Vamos iniciar este capítulo falando, brevemente, sobre o que é a ciência. De acordo com Cooper *et al.* (2020), a definição de ciência se dá pelo comportamento do cientista, ou seja, precisamos olhar para o que os cientistas fazem. Há seis atitudes do cientista, mas agora vamos falar especificamente sobre a dúvida filosófica. A dúvida filosófica é o que impulsiona nosso constante questionamento e ceticismo em relação às informações, regras e fatos que governam nossa interpretação e compreensão do mundo (Cooper *et al.*, 2020). É ela que faz os cientistas questionarem continuamente os fundamentos de suas crenças para que sua compreensão seja baseada em informações consistentemente verificáveis. Essas dúvidas são constantes e é graças a elas que a ciência está sempre caminhando e se aprimorando. A análise do comportamento aplicada (ABA), por se tratar de uma ciência, caminha conforme as atitudes científicas.

Que Loovas foi o precursor da ABA não é novidade (Copper *et al.*, 2020). Porém, o que é feito hoje está muito distante do que Loovas fazia há 60 anos, comprovando a mudança científica. Essas mudanças trouxeram ganhos para nossa área de atuação, diminuindo o uso de procedimentos aversivos e invasivos e aumentando o uso dos procedimentos baseados no princípio do reforçamento positivo.

Como já descrito pela nossa colega Marinella Bertozzi brilhantemente neste mesmo livro, isso tudo contribuiu para que sua experiência clínica e a nossa mudasse ao longo desses anos. Tudo isso foi decorrente do constante trabalho da ciência ABA e de nossa prática clínica fundamentada na teoria.

Essa teoria traz alguns conceitos e princípios pensando na humanização das intervenções. Humanizar a intervenção significa considerar o indivíduo em suas potencialidades enquanto pessoa e que tem o direito de fazer escolhas em sua vida.

Gregory P. Hanley introduziu à ABA novos conceitos fundamentais para a prática clínica, como a "ABA contemporânea" (o conceito ABA contemporânea entre aspas foi inserido aqui para demonstrar que não estamos falando de intervenções ou abordagens distintas, mas sim de um conceito introduzido por um cientista para descrever algumas práticas que já deveriam fazer parte das intervenções realizadas com os clientes). A ABA contemporânea tem como foco a aprendizagem contínua sobre as preferências individuais do cliente, construindo ambientes de aprendizagem que levam em consideração essas preferências, visando ao desenvolvimento de habilidades significativas tanto para o indivíduo autista quanto para os demais (Hanley, 2020).

Ainda de acordo com os autores citados, há quatro passos importantes na implementação prática:

1. Aprenda ouvindo: é fundamental que os profissionais escutem os familiares e cuidadores sobre as preferências ou não da pessoa autista.
2. Aprenda criando alegria: os profissionais devem criar um ambiente em que o cliente se sinta seguro, esteja feliz, relaxado e engajado. Não devem restringir a liberdade do cliente e devem responder a todas as formas de comunicação.
3. Aprenda empoderando: os profissionais devem ensinar os clientes a confiarem neles, deixando claro que algumas condições irão mudar, mas de modo gentil. Precisa estar claro para o cliente que ele está empoderado, ou seja, que não precisa fazer nada contra sua vontade ou emitir comportamentos disruptivos para escapar de situações.
4. Aprenda enquanto ensina: os objetivos e a velocidade da intervenção serão ajustados conforme o *feedback* fornecido pelo cliente.

Outro conceito que complementou essa mudança foi o *trauma informed care*, ou abordagem informada sobre trauma. Esta se caracteriza por considerar que intervenções precisam evitar traumas ou "retraumas" e aumentar a segurança dos atendimentos (Rajaraman *et al.*, 2022).

Conforme os mesmos autores, não olhar para o trauma na análise do comportamento aplicada não apenas afeta a maneira como o público enxerga a ABA, mas também a eficácia de nossos procedimentos de avaliação e intervenção.

Ainda de acordo com os mesmos pesquisadores, a abordagem informada sobre o trauma tem os seguintes princípios:

- Reconhecer o trauma e seu impacto, ou seja, entender que muitos comportamentos atuais podem ser formas de adaptação e enfrentamento de experiências traumáticas passadas.

- Garantir segurança e confiança, tanto no ambiente físico quanto no indivíduo que está oferecendo os serviços. O cliente deve se sentir seguro no ambiente e confiar no profissional que está no mesmo ambiente que ele.
- Promover escolha e governança compartilhadas, apoiando a autonomia do cliente e dando oportunidades para que ele expresse suas preferências. Promover a escolha é "ajudar os consumidores a recuperar o senso de controle sobre suas vidas diárias" (Guarino *et al.*, 2009, p. 17).
- Enfatizar a construção de habilidades, priorizando estratégias e procedimentos que desenvolvem habilidades e evitando o uso da punição, como já descrito por tantos analistas do comportamento.

Soma-se a essa ideia a definição de Gilbert (2009) sobre compaixão como ação direcionada a fim de aliviar o sofrimento do outro. Rodriguez *et al.* (2022) recentemente publicaram um artigo acrescentando que uma abordagem focada em compaixão pode aprimorar as relações terapêuticas entre o profissional e o cliente, além de contribuir para maior aceitabilidade da intervenção. Os autores pontuam a importância do cuidado e do olhar humanizado ao estabelecer os objetivos a curto e longo prazos. Por exemplo, um objetivo a longo prazo de jogar futebol com os colegas pode ser adequado para uma criança de 11 anos, mas é necessário se atentar para as preferências de cada cliente. Se a criança de 11 anos não gostar de futebol, você deve garantir que os objetivos a curto prazo, ou seja, o processo de aprendizagem até chegar ao longo prazo, não sejam aversivos. Dessa maneira, clientes autistas que passam por intervenção ABA merecem compaixão primeiro porque são seres humanos. Os mesmos autores ainda acrescentam que ABA é a ciência filosófica da compaixão (*philosofically a compassionate science*).

Sob esse pressuposto, os mesmos pesquisadores sugerem que quatro princípios sejam levados em consideração para refinar as práticas existentes durante a intervenção:

- O uso da compaixão não contingente, ou seja, atos de compaixão devem ser oferecidos de maneira não contingente durante as intervenções.
- O uso do reforçamento positivo, ou seja, as intervenções devem estar embasadas no reforçamento positivo, evitando o uso de estratégias aversivas.
- O assentimento deve ser requerido, ou seja, caso não haja assentimento para alguma instrução ou demanda, esta deverá ser retirada.
- A proteção da dignidade por meio de procedimentos menos intrusivos, ou seja, os profissionais devem utilizar procedimentos de menor restrição ao auxiliar os clientes na redução de comportamentos disruptivos. Contenções não emergenciais não devem ser utilizadas.

Finalmente, embora todos os cuidados sejam tomados, ainda assim crises e desorganizações poderão ocorrer, aparecendo comportamentos interferentes que muitas vezes causam prejuízos ao indivíduo e/ou ao outro ou destruição de propriedade. Dito isso, é importante falarmos sobre os comportamentos precursores.

Conforme Fahmie e Iwata (2011), um comportamento precursor é aquele que antecede e prevê a ocorrência de um comportamento-alvo. Por exemplo, uma criança está na sala de intervenção e começa a se mexer com mais frequência na cadeira, começa a olhar para os lados e logo se levanta e sai correndo da sala. Nesse exemplo, o comportamento de se mexer na cadeira com mais frequência seria o comportamento precursor. Outro exemplo seria a criança que começa a aumentar o tom de voz ao ponto de gritar e logo começa a se bater. Nesse exemplo, o aumento do tom de voz para gritar é o comportamento precursor.

Realizar a intervenção logo no comportamento precursor, a fim de prevenir ou evitar um comportamento que possa vir a ter maior intensidade ou magnitude, é uma prática fundamental para um analista do comportamento. É ser ético, é respeitar e, finalmente, é realizar um trabalho humanizado com o cliente.

Para concluir este capítulo, vamos relembrar algumas práticas fundamentais, mencionadas aqui, para realizar uma intervenção dentro dos princípios éticos da análise do comportamento. O analista do comportamento deve: conhecer o cliente e suas preferências e habilidades; incluir a participação ativa do cliente na intervenção; evitar intervenções intrusivas, respeitando a autonomia e dignidade do cliente; identificar e intervir nos comportamentos precursores; e garantir a segurança não só física, mantendo uma relação de confiança com o cliente.

A realização de práticas como essas, fundamentadas em princípios éticos, indica que o analista do comportamento está comprometido com a integridade, o respeito e a eficácia na implementação da análise do comportamento.

Referências

COOPER, J. O. *et al. Applied behavior analysis*. 3. ed. Upper Saddle River, NJ: Pearson, 2020.

FAHMIE, T. A.; IWATA, B. A. Topographical and functional properties of precursors to severe problem behavior. *Journal of Applied Behavior Analysis*, v. 44, n. 4, p. 993-997, 2011.

GILBERT, P. Introducing compassion-focused therapy. *Advances in Psychiatric Treatment*, v. 15, n. 3, p. 199-208, 2009.

GUARINO, K. *et al. Trauma-informed organizational toolkit*. Rockville, MD: Center for Mental Health Services, Substance Abuse and Mental Health Services Administration, 2009.

HANLEY, G. A perspective on today's ABA from Dr. Hanley. *Practical functional assessment*: understanding problem prior to its treatment. 2020. Disponível em: https://practicalfunctionalassessment.com/2021/09/09/a-perspective-on-todays-aba-by-dr-greg-hanley/. Acesso em: 23 fev. 2024.

RAJARAMAN, A. *et al.* Toward trauma-informed applications of behavior analysis. *Journal of Applied Behavior Analysis*, v. 55, n. 1, p. 40-61, 2022.

RODRIGUEZ, K. A. *et al.* Compassion in autism services: a preliminary framework for applied behavior analysis. *Behavior Analysis in Practice*, p. 1-13, 2023.

30

ASSENTIMENTO E VÍNCULO NA INTERVENÇÃO COM ADULTOS

Este capítulo tem como objetivo principal apresentar o que realmente é a análise do comportamento aplicada (ABA) e como esse conhecimento pode ajudar você a construir uma intervenção digna para o seu filho ou paciente.

MARINELLA BERTOZZI

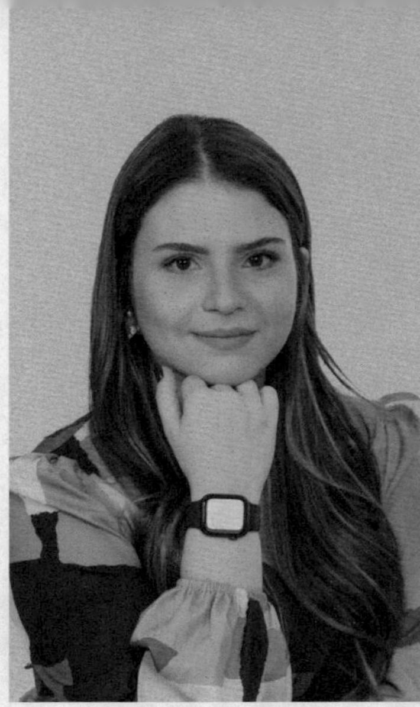

Marinella Bertozzi

Psicóloga pela Universidade Presbiteriana Mackenzie (UPM). Analista do comportamento certificada pelo QABA® Board. Especialista em Análise do Comportamento Aplicada (ABA) no Transtorno do Espectro Autista (TEA) pelo Instituto Par (Antigo Paradigma). Mestre em Ciências do Desenvolvimento Humano pela UPM. Supervisora ABA em sua própria empresa MB Intervenção Comportamental e instrutora na empresa ABA Acessível.

Contatos
www.abacessivel.com.br
marinellabertozzi@gmail.com
11 94542 5005

Primeiro de tudo, gostaria de iniciar o capítulo contando um pouco do motivo pelo qual quis escrevê-lo. Atuo desde a época da faculdade com indivíduos no espectro. Em minha carreira, passei por alguns modelos de intervenção bastante desgastantes e que quase me fizeram desistir de trabalhar com análise do comportamento aplicada (ABA). Da mesma forma, existem pessoas que condenam essa abordagem por terem vivido experiências semelhantes.

Ter sido apresentada, com a ajuda da Pri e da Carol, minhas mentoras e amigas, a uma forma de trabalhar que é correta, íntegra e respeitosa, me fez rever a prática como analista do comportamento. Hoje, trabalhamos com o propósito de disseminar boas práticas em ABA no ABA Acessível, levando conteúdos de maneira simples para o máximo de pessoas possível sobre o que realmente é ABA. Sou muito grata a elas e à Dra. Deborah, por permitirem que eu compartilhe um pouco da minha visão profissional com este capítulo.

Hoje, posso dizer que mudei a forma com a qual realizo os meus atendimentos, supervisões e orientações. Trabalho com base nos meus valores e conforme a análise do comportamento (AC) sempre defendeu (e algumas pessoas desviaram o caminho): com vínculo e assentimento. A partir daí, comecei a atuar de maneira leve e sem que meu trabalho passasse por cima dos meus valores enquanto ser humano.

Você acredita se eu disser para você que hoje em dia existem adultos com transtorno do espectro autista (TEA) que se queixam das intervenções pelas quais passaram ao longo da vida? Pois bem: existem artigos que se baseiam no que chamamos de *trauma-informed care* (TIC), ou, em português, cuidado informado pelo trauma. O TIC surgiu na década de 1970, para soldados que lutaram na guerra do Vietnã e que necessitavam de tratamento a partir dos traumas físicos e psicológicos vivenciados na guerra.

Sabe-se que o trauma pode se desenvolver a partir de experiências aversivas a que o indivíduo se expôs no passado, gerando sintomas físicos e psicológicos. Com isso, adultos com menor nível de suporte fazem hoje reflexões acerca das intervenções que colaboraram para o desenvolvimento de alguns de seus traumas.

Existem muitas pessoas que são contra a "terapia ABA". Muito provavelmente, isso se deu a partir das experiências ruins que essas pessoas vivenciaram, com profissionais que aplicam a ciência de maneira equivocada.

Muitos pais também compartilham experiências sobre os danos que esse tipo de intervenção causou em seus filhos e o quanto se sentiam angustiados com a forma como se davam esses atendimentos. A grande questão é que, hoje, com acesso à informação do que realmente é a ABA, eles se sentem mais aptos para escolher melhor os profissionais que atendem seus filhos. Infelizmente ainda existem profissionais que não atuam conforme as sete dimensões da ABA (Baer *et al.*, 1968) – vou citar algumas delas conforme as nossas discussões avançarem.

Entendo que, enquanto pais, é desafiador cair de paraquedas no mundo do TEA, após a descoberta do diagnóstico. Sei também que esse voo de paraquedas se mantém por muito tempo, uma vez que todas as fases da vida são um novo desafio a ser descoberto e enfrentado.

Quando falamos em dar demandas, acredito que essa seja uma das principais dificuldades. Os pais às vezes são instruídos a dar essas demandas custe o que custar, e se sentem culpados por não conseguirem seguir essas orientações. Eles também fazem isso acreditando que, por terem sido orientados, essa é a melhor forma de ensinar seus filhos. Isso pode ser um grande gerador de sofrimento, tanto para você, pai ou mãe, quanto para seu filho. Quando falo sobre isso, me refiro à dimensão "aplicada" da ABA, que envolve o comprometimento em ensinar comportamentos que apresentem melhora na vida das pessoas e significância social.

Com certeza você já escutou frases do tipo: "Demanda dada é demanda cumprida" ou "Se seu filho/paciente chorar, ignore". Eu já ouvi orientações como essas, e é esse tipo de intervenção que pode gerar traumas.

Parando para analisar a frase "Demanda dada é demanda cumprida", ela quase quer dizer: "Obrigue-o(a) a fazer o que você quiser que ele(a) faça". Mas pense: por que obrigar alguém a fazer algo se ninguém me obriga a fazer coisas enquanto pessoa neurotípica? Será que é justo dar "ajuda física" para uma pessoa neurodivergente realizar uma tarefa que ela não quer fazer? Se eu precisar ensiná-la, será que essa é a melhor forma?

Antes de prosseguir, gostaria de fazer uma ressalva quando escrevo ajuda física entre aspas. Ajudar é diferente de forçar. Quando falo de ajuda física, eu falo de um procedimento de ensino de hierarquia de dicas, ou seja: estou utilizando ajuda para ensinar algo que a pessoa ainda não sabe fazer. Esse procedimento envolve aceitação do aluno (sem resistências) e retirada dessa ajuda (conforme ele for aprendendo, diminuo a ajuda). Mas se peço para o paciente fazer algo que ele já sabe fazer, mas não quer, e chamo isso de "ajuda física", estou cometendo um erro conceitual (e aplicado) importante aqui. Na prática, não estou ajudando, mas sim forçando, e é aqui que está o problema.

Digo por experiência própria que, quanto mais tentarmos ensinar uma pessoa "forçando a barra", menos espontaneidade ela terá. Já recebi pacientes que nem sequer resistiam ou discordavam de qualquer coisa da qual deveriam naturalmente discordar. E isso é um problema. Recusar situações invasivas e dizer "não" são habilidades essenciais; são habilidades de segurança!

Pessoas que foram ensinadas de uma forma aversiva terão menos motivação para se comunicar, pelo fato de terem criado um histórico de ensino que as levou a ficarem "apáticas". Isso é o que chamamos, na AC, de desamparo aprendido.

O desamparo aprendido pode ser vivenciado quando um indivíduo passa a carregar consigo um acúmulo frequente de experiências que lhe causaram sofrimento. Com isso, sendo exposto à falta de controle dele mesmo diante dessas situações, a pessoa simplesmente passa a desistir de assumir posturas de resistência. A pessoa deixa de lutar contra aquilo que é ruim para ela.

Prestem atenção em quantas coisas precisamos considerar quando estamos falando de um serviço para pessoas, principalmente aquelas que apresentam dificuldades de comunicação e pouco ou nenhum interesse social. E aí vem uma dúvida muito comum: se uma pessoa não fala, como posso saber o que ela quer/não quer, gosta/não gosta? E a resposta é simples: observe!

A fala é somente um dos pontos que precisamos olhar. Os indivíduos apresentam vários comportamentos que comunicam desconforto. Se você conhece esse indivíduo, saberá quais são esses sinais. O que falta muitas vezes é o assentimento!

Talvez você não tenha ouvido falar sobre a palavra "assentimento", mas provavelmente você já se deparou com a palavra "consentimento".

Consentimento também pode ser chamado de permissão ou aprovação de algo. Quando assinamos um documento, como um termo de consentimento, significa que autorizamos, por exemplo, que um procedimento médico seja realizado, ou que estamos cientes de que algo será feito.

O assentimento é parecido, mas aqui estamos considerando especificamente o quanto um adulto, ou seja, seu filho/paciente, está de acordo com o que está sendo feito na terapia. Em pessoas com TEA, sinais como se afastar, querer sair da sala, agredir a si ou a outros ou até mesmo chorar podem significar discordância. Da mesma forma, sorrisos, abraços e dividir objetos preferidos pode significar concordância, ou seja, assentimento para essas pessoas. Por exemplo, se você quiser ensinar algo (e para isso no início precisa ajudar fisicamente uma pessoa com TEA), precisamos entender se, para ela, o toque físico é uma interação com a qual ela assente, uma vez que muitas pessoas com TEA possuem questões relacionadas a alterações de processamento sensorial.

Sendo assim, é importante percebermos sinais que indicam assentimento em pessoas com dificuldades de comunicação. É imprescindível considerarmos o vínculo, ou seja, a relação entre a pessoa com TEA e seu cuidador ou profissional que o atende. Sem vinculação, como vamos saber quais são os sinais de desconforto? Além disso, como podemos pedir que uma pessoa realize atividades difíceis sem que ela nos conheça direito? Você chega para um desconhecido e pede que ele faça várias coisas para você? Chega para alguém com quem não tem intimidade, querendo que ele compartilhe seu lanche ou seu celular? Não! O mesmo serve para pessoas com TEA; aliás, principalmente para essa população, que apresenta pouco ou nenhum interesse em interagir com os outros.

Desejo ensinar a essas pessoas que a interação social pode ser legal e que é uma construção, não uma relação baseada em alguém dando ordens e forçando a barra para que as coisas sejam feitas na hora, ou que ela precisa gostar de coisas específicas, brincar de uma certa maneira e se comportar da forma que o outro quer que ela se comporte. Menciono aqui a dimensão "eficaz" da ABA, que tem, como um de seus objetivos, o questionamento sobre a necessidade de produzir mudanças comportamentais que realmente sejam significativas para o paciente e para as pessoas no seu entorno.

Tenho certeza de que você tem preguiça de fazer algo às vezes, seja porque é uma tarefa chata, seja porque você está exausto depois do trabalho. Com isso, acaba deixando uma atividade para depois. Acertei? Vamos pensar: se fugimos de tarefas, por que pessoas com TEA não podem fazer o mesmo? Sei que tem coisas que precisam ser feitas, como tomar banho, escovar os dentes e outras atividades de autocuidado, mas isso não significa que seu filho nunca as fará; significa que ele pode fazer aquilo depois de procrastinar, assim como nós fazemos.

Quando falamos em uma intervenção compassiva e respeitosa, precisamos considerar as preferências da pessoa. Precisamos conhecê-la, para que a motivação dela para estar em terapia e disposta a aprender seja suficientemente alta para sustentar a dificuldade e a complexidade do que será ensinado. Aprender é difícil, mas precisa ser legal e fazer sentido para quem aprende.

Além disso, é importante que o paciente tenha papel ativo no tratamento, tendo poder de escolha no que está envolvido no processo de aprendizagem. Faz diferença sim o fato de poder escolher a ordem das atividades, onde quer fazer a terapia ou como quer fazer aquela atividade, por exemplo. Isso não só faz com que ele tenha mais participação no que estamos fazendo, mas também torna nossa relação mais reforçadora, mais interessante.

Nós profissionais, precisamos entender se devemos continuar ou não utilizando algum procedimento ou fazendo alguma orientação, com base em como aquilo está se desempenhando no contexto de vida do paciente. Devemos ser flexíveis para estar em constante mudança, selecionando as melhores práticas de acordo com o que faz sentido diante de uma família e de um indivíduo específicos. O processo deve ser individualizado. Portanto, você deve, enquanto cuidador, dizer para a equipe o que você dá ou não conta de fazer, considerando seus limites.

A forma como compreendemos estereotipias também foi mudando ao longo do tempo. Muitos pais já me pediram que eu fizesse com que seus filhos parassem de balançar as mãos ou de fazer alguns sons nomeados como "esquisitos". Proponho aqui outra reflexão.

Tem algo que você faz quando fica nervoso ou ansioso? Eu balanço as pernas. Isso é quase que involuntário; faço sem nem perceber, mas de alguma forma, me ajuda e "me regula".

Sou diagnosticada com transtorno de déficit de atenção e hiperatividade (TDAH), e isso faz eu ter dificuldade de me manter concentrada por muito tempo. Também preciso fazer o movimento das palavras com os lábios enquanto escrevo ou leio às vezes.

Sabe, ninguém nunca me disse que não posso balançar as pernas, ou que não posso falar enquanto escrevo. Ficaria bem irritada se, em um momento de ansiedade, alguém segurasse minhas pernas para eu não as balançar. Infelizmente, já recebi orientações para fazer coisas assim em indivíduos com TEA.

Este capítulo não é sobre neurodiversidade, mas é necessário entender que somos neurodiversos, nos comportamos de modos diferentes. Então, a menos que as estereotipias sejam prejudiciais (aprendizagem ou fisicamente) para a pessoa com TEA, elas não precisam ser suprimidas. Eu continuo trabalhando e balançando as pernas enquanto falo escrevendo este capítulo.

Preocupações como as que citei anteriormente foram levantadas em países como os Estados Unidos. Com isso, um dos princípios éticos do Behavior Analysis Certification Board®, órgão certificador de analistas do comportamento nos EUA, é tratar os outros com compaixão, dignidade e respeito. Assim, os analistas precisam se familiarizar cada vez mais com intervenções que se baseiam nesses princípios, garantindo bem-estar, respeito e oportunidades de escolha para o paciente, que deve ter papel ativo no tratamento.

Preparar uma pessoa com TEA para a vida adulta exige considerar que ela é um ser humano acima de tudo. Ela pode ter uma rotina repleta de terapias, mas isso não a obriga a ter uma vida completamente inflexível e chata. Pensar em alvos de ensino, especialmente na vida adulta, vai além de trabalhar autonomia e vida em sociedade; precisa ter respeito e flexibilidade. Respeito pela individualidade e pelos valores da família, e flexibilidade tanto dos profissionais quanto dos próprios pais para compreender o indivíduo com TEA e respeitá-lo para que ele possa escolher não ter um dia de terapia se estiver cansado, para que possa escolher comer besteiras um dia que quiser. Seja o que for, é necessário que uma pessoa que tem 12 horas de terapias por dia também tenha direito de escolher uma vida digna e feliz.

Pais são fundamentais no processo de escolha de uma equipe terapêutica. E meu objetivo com este capítulo é justamente auxiliá-los nesse processo. Vocês são as pessoas que mais conhecem seus filhos; portanto, são essenciais para ajudarem na escolha de profissionais que se encaixam na forma como seu filho é e o que o motiva. Ele gosta de agito e de animação? Escolha pessoas que sejam animadas, dinâmicas e que possam ensiná-lo com motivação. Outras características da ABA envolvem empoderamento (Beirne e Sadavoy, 2021). Sendo assim, a ABA deve fornecer ferramentas para os praticantes de modo que eles saibam o que fazer e o que está sendo feito.

Portanto, escolha profissionais que compartilhem o processo terapêutico com você, que acolham suas necessidades e que possam te ajudar a construir um ambiente de aprendizado com alegria, respeito e compreensão dos seus limites e dos limites de seu filho. Esteja atento em como você se sente com o que é orientado, como têm sido os resultados e como é a motivação do seu filho em estar com aquele profissional. Não aceite profissionais que não forneçam dados fidedignos sobre o processo e planejamento terapêutico, e aqui me refiro à dimensão "analítica" da ABA, que diz que as mudanças de comportamento devem ser comprovadas por meio de dados mensuráveis.

A terapia, principalmente na vida adulta, é muito mais do que consultório e mesinha. A ABA não necessariamente precisa de uma mesa para os objetivos serem trabalhados. A ABA existe onde houver comportamento. Pode ser implementada na mesa ou no tapete da sua sala, no cinema ou num *show* de música. A ABA cabe em qualquer ambiente e situação. Precisa fazer sentido para o paciente e seus pais. O que é ensinado tem que ser aprendido dentro e fora de casa, certo? Aqui me refiro à dimensão "generalizável" da ABA, que diz que a mudança de comportamento deve se manter ao longo do tempo e diante de outros ambientes, pessoas e situações.

Com este capítulo, espero ter colaborado para a construção de um maior conhecimento sobre o que realmente é a ABA e sobre escolhas de intervenção para que você possa pensar em qual forma quer propor para ensinar uma pessoa, enquanto leitor, pai ou profissional.

Garanto que, se você lembrar dessas reflexões, a pessoa em atendimento se sentirá mais acolhida e disposta a lidar com os desafios impostos pela vida. Você verá a diferença na leveza e a gratificação que surgem quando se consegue construir uma relação baseada em vínculo, respeito, assentimento e compaixão.

Referências

BAER, D. M.; WOLF, M. M.; RISLEY, T. R. Some current dimensions of applied behavior analysis. *Journal of Applied Behavior Analysis*, 1, 1968, p. 91-97.

BEIRNE, A.; SADAVOY, J. A. *et al. Understanding ethics in applied behavior analysis*: practical applications 2. ed. 2021.

Sugestões de leitura

COOPER, J. *et al. Applied behavior analysis.* 3. ed. Pearson, 2020.

FERREIRA, D. C.; TOURINHO, E. Z. Desamparo aprendido e incontrolabilidade: relevância para uma abordagem analítico-comportamental da depressão. *Psicologia: Teoria e Pesquisa*, v. 29, n. 2, p. 211-219, 2013.

HYMAN, S. L. *et al.* Identification, evaluation, and management of children with autism spectrum disorder. *Pediatrics*, v. 145, n. 1, e20193447, 2020.

MILLER, M. The compassionate and curious behavior analyst. In: BEIRNE, A.; SADAVOY, J. A. *Understanding ethics in applied behavior analysis: practical applications*. 2. ed. Routledge, 2021. p. 312-315.

RAJARAMAN, A. *et al.* Toward trauma-informed applications of behavior analysis. *Journal of Applied Behavior Analysis*, v. 55, p. 40-61, 2022.

SCHRAMM, R.; MILLER, M. *The seven steps to earning instructional control: a program guide for developing learner cooperation with ABA and verbal behavior*. Buckeberg: Pro-ABA, 2014.

WALSH, M. B. The top 10 reasons children with autism deserve ABA. *Behavior Analysis in Practice Journal*, v. 4, n. 1, p. 72-79, 2011.

WILSON, C.; PENCE, D.; CONRADI, L. Trauma-informed care. *Encyclopedia of social work*, 4 nov. 2013. Disponível em: https://oxfordre.com/socialwork/display/10.1093/acrefore/9780199975839.001.0001/acrefore-9780199975839-e-1063. Acesso em: 14 out. 2024.

31

ORIENTAÇÃO PARENTAL DE CUIDADORES DE ADOLESCENTES E ADULTOS COM TRANSTORNO DO ESPECTRO AUTISTA

Neste capítulo, será abordado como realizar a orientação parental baseada em evidências científicas para alcançar maior consolidação de habilidades individuais e fundamentais, assim como a diminuição de barreiras comportamentais.

NATALY OLIVEIRA S. CORREIA

Nataly Oliveira S. Correia

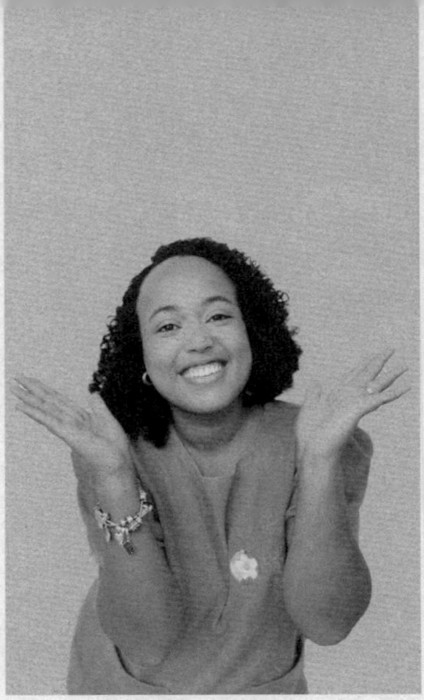

Psicóloga. Pós-graduada em Análise do Comportamento Aplicada. Formação avançada no Modelo Denver de Intervenção Precoce (ESDM), pelo Mind Institute, realizada no Canadá. Pós-graduanda em Neuropsicopedagogia. Pós-graduanda em Neurociência Clínica. Acompanhamento de avaliações e aplicação de *Verbal Behavior – Milestones Assessment and Placement Program* (VB-MAPP) em Miami. Psicóloga e sócia-diretora na Equipe do Ben. Especialista em atendimento a pessoas com atraso de desenvolvimento em geral e autismo. Supervisora. Palestrante de cursos voltados para treinamento em análise do comportamento aplicada (ABA) e baseado na metodologia Denver. Coautora dos livros *Educando filhos para a vida*, *Educação inclusiva e a parceria da família* e *Autismo ao longo da vida*.

Contatos
natalycorreia@equipedoben.com.br
Instagram: @natalycorreiapsico/equipedoben_
Facebook: Nataly Correia
11 93360 2377

Sabemos que os índices de transtorno de ansiedade e depressão em pais e cuidadores de pessoas com transtorno do espectro autista (TEA) são muito altos em relação à população geral, pois infelizmente eles precisam lidar com as mudanças e os desafios diários de cada etapa de vida da pessoa autista, além de viver com algumas incertezas sobre coisas simples, como: "Meu(minha) filho(a) vai falar?", "Conseguirá atingir autonomia?", "Vai ter amigos?", "Entrará no mercado de trabalho?", "Será que vai se apaixonar?", "Terá independência?", "Caso precise de suporte, quem cuidará dele quando eu não estiver mais aqui?". Esses são questionamentos e angústias constantes de pais e cuidadores de pessoas autistas.

Outra demanda que tende a ter um custo de resposta alto para os pais é a luta pelo diagnóstico e os enfrentamentos diários para garantir os direitos de seus filhos, pois sabemos que, segundo a literatura científica, um tratamento intensivo e especializado tem maior eficácia, porém tende a ter um custo alto.

E por que estou trazendo todas essas informações? Para deixar claro que esses pais estão como se estivessem em uma guerra em virtude de tantas demandas, por isso é imprescindível um trabalho humanizado e um cuidado extra conosco enquanto terapeutas, pois também podemos nos perder nessa intensidade e acabar nos sobrecarregando e, dessa forma, não seria possível alcançar nosso objetivo, que é fazer a diferença na vida dos pacientes e de sua rede de apoio.

Como terapeutas, mesmo não tendo vivência pessoal parecida com a dessas famílias, fazemos parte dessa rede de apoio e, para fornecermos uma boa orientação parental, precisamos levar tudo isso em consideração. Ao tocar uma alma humana, em primeiro lugar precisamos ser outra alma humana.

O primeiro passo para conseguirmos acessar os cuidadores é demonstrar a importância e a diferença que eles podem fazer para dar qualidade de vida aos autistas, pois quando eles conhecem os objetivos terapêuticos e sabem pelo menos os princípios básicos da análise do comportamento, podem potencializar os ganhos e diminuir os prejuízos que os autistas podem apresentar.

O segundo passo é "descer do salto" do lugar de especialistas em que estamos e nos despir da vontade de colocar objetivos em prática, em primeiro lugar ouvindo o que essa família e o paciente têm como demandas principais, quais são seus desafios e expectativas, para juntos montarmos metas que fazem sentido, a serem alcançadas por meio da orientação parental.

O terceiro passo é fazer a rede de apoio compreender em qual momento da vida essa pessoa se encontra e o que é prioridade no momento, para encarar uma luta de cada vez e não se sobrecarregar.

Pensando em adolescentes e adultos autistas, é importante lembrarmos que eles não são mais crianças e, por isso, não devemos cometer o erro de tratá-los de maneira infantilizada. Para isso, na orientação parental devemos preparar esses pais para evitar que eles façam coisas por seus filhos, ajudando-os a enxergar o potencial existente neles, pois, independentemente do nível de suporte, todo ser humano é provido de inteligência e devemos acreditar nisso, procurando promover consequências reforçadoras em todos os comportamentos ou intenções de autonomia que o paciente apresente.

Sabemos que para os pais de crianças típicas os filhos nunca crescem. Isso é algo ainda mais presente no olhar dos pais dos neurodivergentes, pois, em razão dos desafios ou suporte de que eles necessitem, os pais tendem a ser mais superprotetores. Assim, com muita sensibilidade e autoridade no assunto, temos o dever de informar os prejuízos que essas atitudes podem gerar a curto e longo prazo.

A adolescência é uma das fases mais intensas e marcantes nas nossas vidas e é nela que descobrimos os grupos que fazem sentido, nos questionamos sobre visões de mundo, começamos a desabrochar para os primeiros amores, fazemos amigos etc.

É uma fase em que se vivenciam muitas emoções, pois os adolescentes estão com os hormônios à flor da pele. Os autistas adolescentes podem apresentar outros desafios nessa fase, como dificuldades para entender a intenção do outro, serem mais inocentes ou não entenderem duplo sentido, estando mais suscetíveis a possíveis riscos.

Outra competência em que a pessoa autista tem comprometimento e precisa ser estimulada por meio da análise do comportamento aplicada (ABA) e com orientação parental são as dificuldades em se comportar conforme o contexto e a teoria da mente, que se refere a identificar não só seus estados mentais, mas também os sentimentos dos outros, conseguindo assim inferir os comportamentos e pensamentos dos outros. Devemos nos lembrar de que os autistas precisam ser estimulados a desenvolver essas habilidades para conseguir fazer as leituras de gestos e expressões.

Outra habilidade que estimulamos bastante em praticamente todas as faixas etárias de pessoas autistas são as funções executivas, pois é comum que eles apresentem prejuízos e atenção, planejamento, controle inibitório, resoluções de problemas e flexibilidade cognitiva.

Geralmente estimulamos as funções executivas com saídas sociais, receitas caseiras, jogos, atividades de vida diária e treinando os cuidadores a buscarem ter uma escuta ativa com os pacientes, obviamente sem deixar de estimulá-los a perceber as falsas crenças que podem ter, a partir disso incentivando que eles enxerguem novas possibilidades de observar e reagir a diversas situações, diminuindo assim a rigidez cognitiva e ampliando a forma de olhar.

Um exemplo de como isso pode ser feito: a paciente conta que a amiga fazia um trabalho com ela, porém decidiu trocar de grupo e continua conversando com ela no intervalo. Ela relata que a amiga é uma pessoa falsa por isso e que não entende o motivo de ela querer continuar socializando com ela no intervalo como se a amizade não estivesse abalada...

Nessa situação, o ideal seria orientar os cuidadores a terem uma escuta empática, validando os sentimentos da paciente, porém estimulando que ela anote alguns dados para que possa visualizar as situações de maneiras diversas, pois são muitas as possibilidades.

Dados a serem anotados:

- O que a paciente está sentindo?
- Qual foi o antecedente para que ela se sentisse assim?
- De que forma ela interpretou a situação?
- Quais seriam outras formas de interpretar essa situação?
- Como ela pode agir diante disso?

Na orientação parental, também aconselhamos os cuidadores a conquistarem a confiança desses adolescentes, para que eles não se sintam julgados e compartilhem essas situações. Assim, é possível trabalhar de maneira preventiva em momentos semelhantes que podem acontecer, ampliando e explicando a importância das regras sociais, aproveitando os ambientes controlados e naturais, ensinando como identificar, prevenir e lidar com situações como essas.

Mesmo autistas de suporte 1 vão precisar de auxílio e de uma rede de apoio que os compreenda nas escolas e universidades, além de adaptações em provas, ambientes e treinos específicos de habilidades sociais.

Quando pensamos em suporte 2 e 3, é ainda mais necessária uma terapia contínua na infância, adolescência e fase adulta, pois é comprovado que mesmo que a janela maior de aprendizagem seja na primeira infância, em que há maior neuroplasticidade, enquanto estamos vivos sempre temos possibilidades de nos desenvolver. Ao pensar nesses níveis de suporte, não podemos deixar de estimular habilidades de autonomia e independência de modo geral.

Na orientação parental, é interessante recomendar o procedimento de análise de tarefas, em que existe um objetivo final, porém dividimos as tarefas em várias partes e usamos a repetição e o reforço, esvanecendo o suporte cada dia mais.

Nesses encontros com os cuidadores, definimos algumas metas semanais. Podemos começar com atividades menos custosas e, assim que os cuidadores forem tendo êxito, vamos aumentando gradativamente a quantidade de metas.

É fundamental pedir que os pais filmem os treinos para que possamos analisar os procedimentos, sendo eles: os níveis de suporte utilizados, a motivação do paciente e do terapeuta, e, no caso de não existir uma boa motivação, como poderíamos intervir de maneira diferente.

Analisar toda a aplicação junto aos familiares é uma possibilidade útil de refinar cada dia mais a intervenção, promovendo assim o pleno potencial do paciente.

Outros recursos que orientamos que a família, os cuidadores e a equipe terapêutica utilizem sempre que necessário são os recursos visuais, como painel de rotina, cronômetros, calendários, histórias sociais, regras visuais do comportamento, termômetro do sentimento e economia de fichas, entre outros suportes visuais personalizados de acordo com a necessidade.

Outro cuidado que temos e orientamos as famílias é sobre a prevenção e segurança da pessoa autista, principalmente os de níveis de suporte 2 e 3, que podem estar mais suscetíveis a perigos diversos por não entenderem a maldade humana, ficando propensos a tentativas de assédio, abusos e violência de todas as formas. Ensiná-los a dizer não é fundamental, assim como validar o não, ensinando os limites e como se proteger.

As intervenções são feitas de maneira objetiva e concreta, com suporte visual, mostrando quais são as partes do seu corpo que são privadas e que as pessoas não devem tocar, assim como orientá-los a não tocar nas partes privadas de outras pessoas. Um recurso utilizado são desenhos da figura humana e adesivos para ilustrar quais são essas partes.

Também treinamos e orientamos sobre lugares perigosos, como rua e piscina, além de fazer alertas sobre pessoas estranhas, esclarecendo que nem todos são bons e que existem pessoas ruins.

Outro dilema que os pais geralmente abordam na orientação parental é: "Será que devo contar ao meu filho sobre seu diagnóstico?".

Existe uma crença de que o que os olhos não veem, o coração não sente, porém sabemos que aquilo que não é sabido não é elaborado. Devemos fortalecer a autoestima dos nossos pacientes, pois o autoconhecimento, quando tratado de modo natural, empodera. Assim, o diagnóstico costuma trazer respostas e sentido a características e diferenças que eles e os demais que estão ao seu redor vão percebendo.

Orientamos os cuidadores a mostrarem vídeos, textos e conteúdo que pessoas autistas publicam para que haja identificação. Também é interessante que participem de grupos de habilidades sociais com adolescentes dentro do espectro, pois isso pode incentivar a possibilidade de criarem laços de amizade e confiança e de se sentirem pertencentes, fortalecendo um ao outro.

Pensando no futuro e no mercado de trabalho, é interessante não só pensar nas habilidades em déficit que precisam ser desenvolvidas, mas também enxergar no hiperfoco uma possibilidade de destaque, pois dessa forma poderemos investir nele, visto que, se eles têm prazer em determinadas tarefas, a tendência é que as desempenhem com excelência.

Contudo, é importante conhecer os direitos e orientar os familiares, pois o autista tem a possibilidade de iniciar no mercado de trabalho por intermédio de cotas e outros projetos voltados à inclusão.

Conclui-se que a orientação parental é uma parte essencial do tratamento da pessoa autista, principalmente nas fases da adolescência e adulta, uma vez que, infelizmente, não existem muitas literaturas científicas voltadas para esse público e surgem muitos desafios ao longo da vida do autista, indo muito além da primeira infância e do estabelecimento de pré-requisitos.

Todas as habilidades adquiridas pelos autistas precisam ser lapidadas e generalizadas e não existe solução mágica, nem receita de bolo. Muita dedicação, embasamento científico, afeto e parceria são primordiais; só assim conseguimos unir forças para driblar todos os desafios e particularidades desse universo do espectro que é único e particular.

Referências

AMERICAN PSYCHIATRIC ASSOCIATION (APA). *Manual diagnóstico e estatístico de transtornos mentais:* DSM-5. Porto Alegre: Artmed, 2014.

GAIATO, M. *S.O.S. autismo:* guia completo para entender o transtorno do espectro autista. São Paulo: nVersos, 2018.

GRANDIN, T.; PANEK, R. *O cérebro autista:* pensando através do espectro. Rio de Janeiro: Record, 2015.

MIRANDA, E. *Educação inclusiva e a parceria da família:* uma dimensão terapêutica. São Paulo: Literare Books, 2021.

NATEL, M. C. *et al.* A aprendizagem humana: cada pessoa com seu estilo. *Revista Psicopedagogia*, v. 30, n. 92, p. 142-148, 2013. Disponível em: http://pepsic.bvsalud.org/scielo.php?script=sci_arttext&pid=S0103-84862013000200008&lng=pt&nrm=iso. Acesso em: 03 fev. 2024.

ROGERS, S. J. *et al. Autismo:* compreender e agir em família. Lisboa: Lidel, 2012.

SILVA, A. B. B. *et al. Mundo singular*: entenda o autismo. Rio de Janeiro: Objetiva, 2012.

32

MANEJO DE COMPORTAMENTOS INTERFERENTES EM ADOLESCENTES E ADULTOS COM TEA

O manejo de comportamentos interferentes em adolescentes e adultos pode ser um desafio por diferentes aspectos. O primeiro deles é a topografia do comportamento, que pode variar de comportamentos auto e heterolesivos, destruição de objetos e outros comportamentos de risco. Há de se analisar ainda a possível vulnerabilidade de cuidadores com mais idade, falta de atendimento e suporte especializado, com profissionais capacitados e estruturas físicas preparadas para atender a situações de crise e urgência comportamental. Entender aspectos de manejo clínico, arranjo ambiental e componentes éticos da intervenção pode fazer a diferença entre práticas efetivas ou negligentes para esse público.

GUILHERME GUEDES REIS

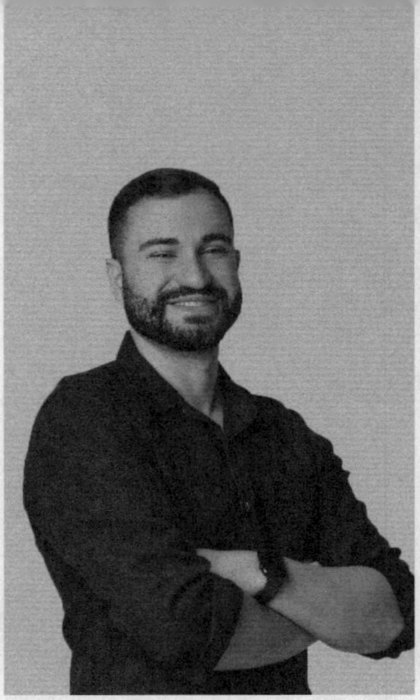

Guilherme Guedes Reis

Supervisor em análise do comportamento aplicada (ABA) com experiência internacional; especialista em Terapia Cognitivo--comportamental pelo Centro de Estudos em Terapia Cognitivo-Comportamental (CETCC-SP). Especialista em Análise do Comportamento Aplicada ao TEA pela Universidade Federal de São Carlos (UFSCar). Mestrando em Análise do Comportamento na Pontifícia Universidade Católica de São Paulo (PUC-SP). Professor de pós-graduação em ABA no Instituto de Educação e Pesquisa em Saúde e Inclusão Social (IEPSIS). Experiência de sete anos com gestão de equipes multidisciplinares, avaliação comportamental e ensino de habilidades

Contatos
guilhermeguedesreis@gmail.com
Instagram: @guigreis
13 98133 4408

Quando pensamos em comportamentos disruptivos, facilmente os associamos àquela imagem de uma criança apresentando comportamentos agressivos ou as famosas "birras" (episódios que podem envolver respostas agressivas, jogar-se ao chão, derrubar e quebrar coisas etc.). Por que será que é mais comum associarmos esses comportamentos às crianças? Esses comportamentos também ocorrem em adolescentes e adultos. Vamos falar um pouco sobre caminhos interventivos para esse público?

Na atualidade, ainda é comum as pessoas associarem o tratamento de comportamentos desafiadores em adultos e adolescentes a instituições que realizam reclusões sociais e internações psiquiátricas. Desde a Reforma Psiquiátrica, por meio da lei promulgada em 6 de abril de 2001 (Lei n. 10.216), que trouxe novas diretrizes para a efetivação das políticas de saúde mental, foi estabelecida uma cultura de desinstitucionalização com foco no cuidado em uma rede de atenção para diferentes níveis de complexidade.

Portanto, sendo esse cuidado feito em sociedade, entender o fenômeno do comportamento interferente é um primeiro passo para um tratamento digno e humanizado; afinal, muitos indivíduos dentro do transtorno do espectro autista (TEA) vão exibir alguma forma de comportamento interferente em algum momento das suas vidas (Higbee & Pellegrino, 2018).

Comportamentos interferentes

Esses excessos comportamentais podem ter diferentes nomenclaturas e são usualmente denominados comportamentos-problema, disruptivos, interferentes, inadequados, desadaptativos, mal-adaptativos e aberrantes, entre outras nomenclaturas (Hanley *et al.*, 2003). Para falar dessa classe de comportamentos e facilitar a compreensão do termo, vamos usar a forma **comportamentos interferentes.**

É importante primeiro analisarmos o risco que esses comportamentos podem trazer para a integridade física do indivíduo ou de terceiros, tendo em vista aspectos como maior força física, peso e um histórico de variabilidade da resposta agressiva. Para isso, operacionalizar a gravidade da topografia desse comportamento é uma etapa necessária. Greer *et al.* (2018) elaboraram uma escala de severidade de 1 a 4, sendo 1 um nível mais leve e 4, mais severo. Por exemplo, comportamentos heterolesivos nível 3 podem resultar em: a) arranhões leves; b) rupturas pequenas ou superficiais na pele; e/ou c) inchaço moderado a severo. Já comportamentos nível 4 podem envolver golpes próximos aos olhos e: a) arranhões que deixem cicatrizes; b) rupturas na pele que deixem cicatrizes; e/ou c) traumas resultando em ossos quebrados ou danos duradouros ao tecido (Greer *et al.*, 2018). Esses comportamentos geram insegurança no núcleo familiar e em terceiros que acompanham a rotina do paciente, o que pode gerar a restrição da vida social com participação em locais na comunidade (Bradshaw *et al.*, 2017; Del Rey, 2018).

Graves ou não, muitas dessas respostas foram modeladas e selecionadas durante anos, sendo mantidas por diferentes esquemas de reforçamento, mas sujeitas às mesmas leis comportamentais que qualquer outra resposta e, portanto, passíveis de modificação. Os comportamentos interferentes podem afetar negativamente o aumento do repertório de aprendizagem do indivíduo em diferentes áreas, como comunicação, interação social, autonomia e independência, além de contribuir para o estresse familiar e prejuízos na qualidade de vida do próprio sujeito (Bradshaw *et al.*, 2017). Uma vez identificados os comportamentos interferentes que precisam de intervenção, se faz necessário entender o porquê (a função) da sua ocorrência.

Análise funcional do comportamento

Segundo Newcomb *et al.* (2019), determinar a função do comportamento é um processo-base para escolher qual intervenção deve ser estabelecida e aplicada (Cooper *et al.*, 2020). Os comportamentos interferentes emergem de diferentes funções, como atenção, fuga ou esquiva de demandas, para obter acesso a um item reforçador, entre outros (Cooper *et al.*, 2020; Ribeiro *et al.*, 2018). Para determinar a função de um comportamento, são utilizados métodos de avaliação indireta e direta, que podem ser empregados em conjunto e de maneira contínua.

Métodos de avaliação indireta, em geral, podem envolver entrevistas estruturadas, checklists, escalas de avaliação ou questionários com pessoas da convivência do cliente (Cooper *et al.*, 2020). Essas metodologias podem fornecer informações úteis para orientar avaliações posteriores de maneira mais objetiva e, assim, contribuir para a formulação de hipóteses sobre as variáveis mantenedoras dos comportamentos. Além disso, existe a vantagem de serem de fácil aplicação (Kelley, 2011). Dessa forma, são usualmente utilizadas para a formulação inicial de hipóteses, porém, se fazem necessárias avaliações diretas para melhor compreensão dos comportamentos (Cooper *et al.*, 2020).

Nos métodos de avaliação direta, a obtenção de dados se dá por meio da observação direta dos comportamentos. Esse processo permite uma avaliação mais acurada da função e maior confiabilidade dos dados (Ribeiro *et al.*, 2018). Uma das avaliações diretas mais utilizadas é a análise funcional experimental (AFE), em que as variáveis antecedentes e consequentes são manipuladas de modo que seus efeitos possam ser observados e medidos individualmente (Iwata *et al.*, 1994; Hanley *et al.*, 2003).

Normalmente, na AFE, há quatro condições de teste: **a)** atenção, quando o comportamento é mantido por reforçamento social positivo; **b)** tangível, quando o comportamento é mantido para obtenção de um item favorito; **c)** demanda, quando o comportamento é mantido por reforçamento negativo; e **d)** sensorial, quando o comportamento é mantido pelas consequências produzidas por ele mesmo, como é o caso dos comportamentos estereotipados e autoestimulatórios. Além das condições de teste, há **e)** uma condição de controle, na qual itens preferidos selecionados e atenção estão disponíveis, não há demanda e o comportamento-alvo interferente não é reforçado (Iwata & Dozier, 2008).

Na AFE, as condições-teste e de controle são repetidas, a fim de determinar em qual(is) condição(ões) o comportamento disruptivo ocorre de modo consistente. Para estabelecer a função do comportamento, costuma-se comparar a ocorrência desses comportamentos nas condições experimentais versus na condição controle (Iwata & Dozier, 2008; Ribeiro *et al.*, 2018). Para pensar no plano de intervenção, além da condução da análise funcional, se faz necessário avaliar e descrever de maneira sistemática o ciclo da crise e o fenômeno da variabilidade durante a aceleração para sua intervenção efetiva.

O ciclo da crise e os aspectos éticos interventivos

A topografia da crise deve ser analisada individualmente, porém, é usual analisar o seguinte funcionamento (Figura 1): o comportamento parte de um estado estável; ocorre um evento discriminativo que provoca a aceleração e a variação da resposta até chegar ao pico da crise, momento em que podem ocorrer comportamentos de maior gravidade e risco para o sujeito ou terceiros. Em seguida, é comum verificarmos a desaceleração do comportamento, podendo esse fato estar associado à exaustão física ou ao manejo efetivo por parte das pessoas no ambiente.

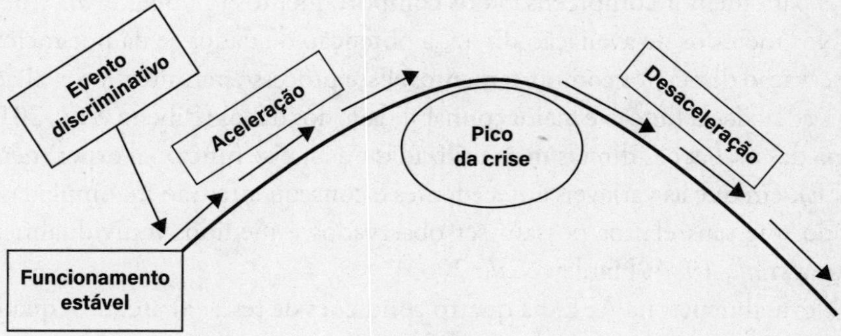

Figura 1.

No geral, os componentes de uma intervenção para a crise podem ser divididos em estratégias de prevenção, desaceleração e manejo para os momentos de pico. Quando o comportamento está em seu funcionamento estável, são usadas estratégias de prevenção por meio de arranjos ambientais e intervenções antecedentes, manejando o evento discriminativo associado à aceleração do comportamento. Quando o comportamento começa a acelerar, viabilizam-se estratégias de desaceleração, baseadas em intervenções antecedentes e consequentes, tendo em vista a função do comportamento, com esquemas de reforçamento diferencial associados à extinção (Foxx & Meindl, 2007; Hagopian *et al.*, 2001).

Quando o comportamento atinge seu pico, para manter a segurança das pessoas envolvidas e o ambiente intacto, procedimentos físicos podem ser empregados (Fisher *et al.*, 2013). Esses procedimentos precisam prezar prioritariamente pela integridade e respeito ao paciente, e serão usados como última opção, quando outras estratégias não forem efetivas, pois podem resultar na punição do comportamento dos clientes (Cooper *et al.*, 2020; Quade *et al.*, 2022). Ainda relacionado a essa questão, o Behavior Analyst Certification Board (BACB), uma organização que visa regulamentar a prática do analista do comportamento nos Estados Unidos, pressupõe, em seu código de ética, o respeito e a integridade do indivíduo em qualquer procedimento implementado, evitando ao máximo qualquer procedimento embasado em algum tipo de controle aversivo e punição (BACB, 2020). Outras organizações possuem diretrizes semelhantes (p. ex., QABA, 2020).

Independentemente do procedimento utilizado, é evidente a necessidade de clarificação dos critérios para sua utilização, bem como do consentimento dos responsáveis legais do adolescente ou adulto. Conforme discutido por Newcomb e Wine (2023), seria importante haver o assentimento do cliente em relação a qualquer intervenção, mas, em situações de risco, talvez isso não seja possível. Se não houver assentimento, é responsabilidade do profissional prezar pelo respeito e integridade física do paciente. Trabalhar com pacientes adultos, independentemente do nível de suporte, demanda uma série de cuidados e um planejamento detalhado por parte das pessoas envolvidas no processo de tratamento para evitar que haja condutas inadequadas ou negligentes.

Referências

BRASIL. Lei n, 10.216, de 6 de abril de 2001. Dispõe sobre a proteção e os direitos das pessoas portadoras de transtornos mentais e redireciona o modelo assistencial em saúde mental. *Diário Oficial da União*, 2001.

BEHAVIOR ANALYST CERTIFICATION BOARD (BACB®). 2014. Versão 20 de janeiro de 2016.

BRADSHAW, J. *et al.* Parent education for young children with autism and disruptive behavior: Response to active control treatment. *Journal of Clinical Child & Adolescent Psychology*, 47, sup 1, p. S445-S455, 2022.

COOPER, J. O. *et al. Applied behavior analysis*. 3. ed. Hoboken, NJ: Pearson Education, 2020.

DEL REY, D. Avaliação e intervenção em caso de comportamento agressivo e autolesivo. *In*: DUARTE, P. C. *et al. Estratégias da análise do comportamento aplicada para pessoas com transtorno do espectro do autismo*. São Paulo: Memnon, 2018.

FISHER, W. W. *et al. Handbook of applied behavior analysis*. Nova Iorque: Guilford Publications, 2013.

FOXX, R. M.; MEINDL, J. The long-term successful treatment of the aggressive/destructive behaviors of a preadolescent with autism. *Behavioral Interventions*, v. 22, p. 83-97, 2007.

GREER, B. D. *et al.* Uma abordagem prática ao treino de comunicação funcional. *In*: SELLA, A. C.; RIBEIRO, D. M. *Análise do comportamento aplicada ao transtorno do espectro autista*. Curitiba: Appris, 2018.

HAGOPIAN, L. P. *et al.* Assessment and treatment of problem behavior occasioned by interruption of free-operant behavior. *Journal of Applied Behavior Analysis*, v. 40, n. 1, p. 89-103, 2007.

HANLEY, G. P. *et al.* Functional analysis of behavior: a review. *Journal of Applied Behavior Analysis*, v. 36, n. 2, p. 147-185, 2003.

HIGBEE, T. S.; PELLEGRINO, A. J. Estratégias analítico-comportamentais para o tratamento de comportamentos-problemas severos. *In*: SELLA, A. C.; RIBEIRO, D. M. *Análise do comportamento aplicada ao transtorno do espectro autista*. Curitiba: Appris, 2018.

IWATA, B. A. *et al.* Toward a functional analysis of self-injury. *Journal of Applied Behavior Analysis*, v. 27, n. 2, p. 197-209, 1994.

IWATA, B. A.; DOZIER, C. L. Clinical application of functional analysis methodology. *Behavior Analysis in Practice*, v. 1, n. 1, p. 3-9, 2008.

KELLEY, M. E. Indirect behavioral assessments: Interviews and rating scales. In: FISHER, W. W. *et al.* (eds.). *Handbook of Applied Behavior Analysis.* Nova Iorque: Guilford Press, 2011. p. 182-190.

NEWCOMB, E. T. *et al.* Assessment and treatment of aggressive behavior maintained by access to physical attention. *Behavior Analysis: Research and Practice*, v. 19, n. 3, p. 222, 2019.

NEWCOMB. E. T.; WINE B. A brief response to assent in applied behaviour analysis and positive behaviour support: ethical considerations and practical recommendations, *International Journal of Developmental Disabilities*, v. 69, n. 4, p. 628-629, 2023.

QUADE, M. M. *et al.* An investigation of the correspondence between results of contingency space analysis and intervention effects for addressing interfering behavior of middle-school youth. *Behavior Analysis in Practice*, v. 15, n. 3, p. 753-767, 2022.

QUALIFIED APPLIED BEHAVIOR ANALYSIS CREDENTIALING BOARD (QABA). Código de conduta ética. Versão março de 2020.

RIBEIRO, D. M. *et al.* Avaliação do comportamento. *In*: SELLA, A. C.; RIBEIRO, D. M. *Análise do comportamento aplicada ao transtorno do espectro autista*. Curitiba: Appris, 2018. p. 123-136.

STEINBRENNER, J. R. *et al. Evidence-based practices for children, youth, and young adults*. Chapel Hill: The University of North Carolina, Frank Porter Graham Child Development Institute, National Clearinghouse on Autism Evidence and Practice Review Team, 2020.

33

TERAPIA, DO DESCONFORTO À FAMILIARIDADE

COMO CRIAR REDES DE APOIO ESTANDO DENTRO DO ESPECTRO?

Este capítulo tem como objetivo mostrar ao leitor o impacto positivo que o processo da terapia, o acolhimento, o vínculo e as redes de apoio podem causar na vida das pessoas que enfrentam algum tipo de dificuldade social, especialmente jovens e adolescentes dentro do transtorno do espectro autista (TEA). Ao lê-lo, você também terá a oportunidade de conhecer conceitos e a definição de audiência não punitiva na visão de Skinner. Defende-se que as redes de apoio junto à terapia comportamental têm um papel fundamental no progresso e na aquisição de habilidades sociais.

REINALDO DE SOUZA ARAÚJO

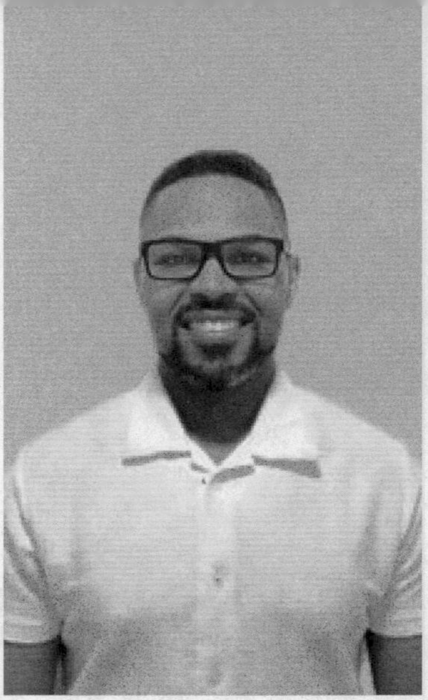

Reinaldo de Souza Araújo

Psicólogo clínico formado pela Universidade Paulista. Sócio, diretor e coordenador no Instituto do Ben. Especialista em intervenção precoce e atraso no desenvolvimento. Pós-graduado em Análise do Comportamento Aplicada ao Transtorno do Espectro Autista e Desenvolvimento Atípico pelo Paradigma – Centro de Ciências e Tecnologia do Comportamento. Participante da International Conference – Autism Spectrum Disorder na Universidade Harvard (EUA). Formado no Modelo Denver de Intervenção Precoce no Mind Institute (Canadá). Coordenador e supervisor de casos de pacientes em nível nacional e internacional. Coautor do livro *Autismo ao longo da vida*. Mais de oito anos de experiência com crianças com desenvolvimento atípico em escolas, residências e clínicas, treinamento e supervisão a pais e profissionais na abordagem analítico-comportamental.

Contatos
reinaldoaraujo.ba@hotmail.com
Instagram: @reinaldoaraujopsi / @reinaldoaraujoba
@institutodoben_

> *Os principais problemas enfrentados hoje pelo mundo só poderão ser resolvidos se melhorarmos nossa compreensão do comportamento humano.*
> (B. F. Skinner, 1974)

Atualmente, o número de pessoas dentro do espectro autista aumenta a cada ano. Diante desse cenário, nos resta pensar em estratégias que facilitem reflexões sobre a questão do acolhimento e da inclusão dessa população. Um dos primeiros passos é promover uma discussão sobre o benefício que as redes de apoio podem oferecer a pessoas com atraso no desenvolvimento. Por isso, o objetivo deste capítulo é apresentar para o leitor algumas vantagens da terapia comportamental na aquisição de habilidades para facilitar relações de acolhimento a pessoas com transtorno do espectro autista (TEA) em diversos contextos sociais.

Pessoas que estão dentro do espectro enfrentam dificuldades sociais desde a primeira infância, porém na adolescência e na vida adulta esses desafios tendem a ser mais "gritantes", justamente porque os déficits sociais já presentes se tornam mais evidentes diante das demandas da vida adulta.

No título escolhido para este capítulo, utilizo a palavra "desconforto" para me referir aos desafios enfrentados ao estar dentro do TEA. Comumente pessoas com esse diagnóstico não se sentem inseridas em contextos sociais, como ambientes acadêmicos, espaços públicos e algumas vezes dentro do próprio ambiente familiar. Buscar o respeito e a inclusão diante dos demais pode ser um trabalho muito doloroso e solitário.

Pessoas leigas têm dificuldade de identificar as características diagnósticas do TEA. Em parte, isso pode ocorrer porque essas características não são físicas, mas sim comportamentais. Algumas pessoas, nos contextos sociais, apresentam dificuldade em distinguir quais pessoas precisam de um olhar mais sensível e quais são suas necessidades; portanto pode ocorrer um trato insensível, pela falta de preparo, em contextos familiares ou sociais mais amplos.

Idealmente, deveria ocorrer um preparo da população como um todo para oferecer um bom acolhimento a pessoas com diferentes necessidades. Quando falamos em acolhimento, devemos nos ater às particularidades de cada caso; por exemplo, entender as queixas e as dores do indivíduo, respeitar as diferenças e oferecer o método de atendimento que mais se adeque ao caso.

Nós, profissionais da saúde mental, temos uma responsabilidade social fundamental no processo de conscientização da população leiga. Devemos pensar em estratégias não só para conscientização, mas também com o objetivo de acolher e incluir crianças, adolescentes e adultos dentro do espectro em qualquer contexto social, colocando essas estratégias em prática.

É relevante pontuar quão efetivas têm sido as contribuições da terapia comportamental para a vida de jovens e adultos dentro do TEA. A formação de vínculo entre terapeuta, cliente, familiares, responsáveis e cuidadores é importante para alcançar metas e objetivos estipulados nesse processo de enfrentamento de dificuldades sociais. Sabemos que a adolescência é um período de transformação, de descobertas e formação individual de identidade. Nessa fase, o acolhimento e o olhar individualizado podem evitar impactos negativos na vida desses indivíduos.

Uma estratégia efetiva para acessar esse cuidado é a terapia comportamental. Pode ser um recurso com o qual o cliente e o terapeuta vivem um processo de transformação profunda, em que os avanços envolvem interações de confiança e parceria, não só gratificantes para ambas as partes, mas também terreno fértil para o aprendizado (Braga & Vandenberghe, 2006).

Braga e Vandenberghe (2006) destacam que mesmo emoções evitadas em conversas cotidianas, como raiva, ansiedade, pena, admiração e inveja, podem ser úteis nas sessões terapêuticas. Tais emoções podem indicar dados importantes da vida do cliente a serem trabalhados. Essa análise contribui de maneira significativa para a conscientização e o impacto que comportamentos adequados causam nas relações sociais.

O terapeuta tem a função de receber as demandas comportamentais do cliente sem julgá-las. Dessa forma, repertórios inadequados como birra, evitamento social e interações ríspidas e agressivas podem ser evitadas, já que a relação terapeuta-cliente não apresenta uma ameaça. Diante disso, a intimidade mostra o quanto o outro está aberto para manifestar seus afetos, medos, angústias, inseguranças, experiências e vulnerabilidades, dessa forma representando uma comunicação aberta sem julgamentos.

A formação de um ambiente seguro pode ser um grande facilitador, e a crítica social pode reduzir uma boa parte das oportunidades de expressão individual. Skinner aponta diretamente para essa questão quando fala sobre audiência não punitiva (Skinner, 1957), que na prática é uma ou mais pessoas que não oferecem consequências punitivas ao comportamento de alguém. Como resultado dessas interações, tende-se a observar uma gama mais ampla de comportamentos emitidos à medida que o ouvinte se estabelece como alguém receptivo, que acolhe, escuta e sustenta aquilo que recebe do falante. Em outras palavras, a pessoa vai se sentir e agir mais livre diante de uma audiência não punitiva.

Diante dos aspectos citados, podemos oferecer acolhimento com uma postura sem julgamentos, deixando os indivíduos externalizarem sua dor de modo consciente e mostrando os prejuízos sociais que a falta de terapias e acolhimento podem causar nas famílias. Precisamos pensar em capacitação e redes de apoio na comunidade em que estamos inseridos, como em escolas, comunidades religiosas, vizinhança, no trabalho e principalmente no contexto familiar, para oferecer capacitação dentro desses contextos sociais.

Apesar de o tema autismo estar em evidência nas plataformas digitais e até mesmo na nossa comunidade, percebemos um grande despreparo social. A população geral ainda não foi instruída sobre como lidar com esse público, que carece tanto de um olhar empático de cuidado, acolhimento e respeito. Dessa forma, fica evidente o quanto os profissionais da saúde precisam investir em capacitação e treinamentos, talvez buscando ajuda de investimento governamental para ações em grande escala. Assim, vamos oferecer o cuidado, acolhimento e o respeito que tanto buscamos.

Conclusões

Pessoas precisam de cuidado, “pessoas precisam de pessoas”. Somos seres que nos beneficiamos de trocas sociais, porém jovens e adolescentes dentro do espectro têm a tendência ao isolamento social em virtude do trato despreparado que a sociedade lhes oferece. Essas contingências os tornam vulneráveis a questões emocionais como transtornos psicológicos e, consequentemente, ao suicídio. Diante disso, precisamos atender à necessidade dessa população com o intuito de nos anteciparmos a essas questões, que geram impactos profundos, causando dor e desgastes emocionais e sociais nas famílias. Podemos nos preparar por meio de palestras de conscientização e de treinamentos em habilidades sociais para famílias, cuidadores e toda a rede de apoio. A terapia, por exemplo, é uma forte ferramenta, que oferece grande suporte e é um espaço fértil, em que tanto as famílias como os indivíduos se desenvolvem de maneira significativa.

Skinner (1953) destaca que um dos principais objetivos da terapia comportamental é a conquista de maior autonomia e acesso a reforçadores positivos, considerando que muitos dos reforçadores em uma vida em sociedade provêm de interações interpessoais. Nada melhor, portanto, que desenvolver formas de acessar o apoio e o cuidado necessários para uma vida plena.

Esse olhar cuidadoso de que falamos ao longo do texto precisa atender emergencialmente famílias, cuidadores ou responsáveis de pessoas com TEA. Tanto dentro quanto fora do ambiente clínico, ainda há um árduo caminho a percorrer em busca de um convívio mais acolhedor.

Referências

AMERICAN PSYCHIATRIC ASSOCIATION (APA). *Manual diagnóstico e estatístico de transtornos mentais:* DSM-5. Porto Alegre: Artmed, 2014.

BANACO, R. A. O impacto do atendimento sobre a pessoa do terapeuta. *Temas em Psicologia*, v. 2, n. 1, p. 71-79, 1993.

BANACO, R. A. Tendências neo-behavioristas da terapia comportamental: uma análise sobre a relação terapêutica. *Anais do Encontro sobre Psicologia Clínica.* São Paulo: Universidade Mackenzie, 1997. p. 47-52.

BRANDÃO, M. Z. S. Os sentimentos na intervenção terapeuta-cliente como recurso para a análise clínica. *In*: KERBAUY, R. R. (org.). *Sobre comportamento e cognição*. Santo André: ESETec, 2000. p. 24-29. v. 5.

BRAGA, G. L. B.; VANDENBERGHE, L. Abrangência e função da relação terapêutica na terapia comportamental. *Estudos de Psicologia*, v. 23, n. 3, p. 307-314, 2006.

KOHLENBERG, R. J.; TSAI, M. Functional analytic psychotherapy. *In*: JACOBSON, N. S. (org.). Psychotherapists in clinical practice: cognitive and behavioral perspectives. Nova Iorque: Guilford Press, 1987. p. 388-443.

KOHLENBERG, R. J.; TSAI, M. *Psicoterapia analítica funcional:* criando relações intensas e curativas. Santo André: ESETec, 2001.

KOHLENBERG, R. J. *et al.* The dimensions of clinical behavior analysis. *The Behavior Analyst*, v. 16, n. 2, p. 271-282, 1993.

MEDEIROS, C. A. Comportamento verbal na terapia analítico comportamental. *Revista Brasileira de Terapia Comportamental e Cognitiva*, v. 4, n. 2, p. 105-118, 2002.

MARTINS, R. *Aplicação da terapia aba (Análise do Comportamento Aplicada) na inclusão de crianças e adolescentes autistas em escolas regulares*. Orientadora: Prof. Me. Camila Aparecida Peres Borges. 2022. 25 p. Trabalho de Conclusão de Curso (Graduação em Psicologia) – Universidade de Uberaba. Uberaba. 2022.

SKINNER, B. F. Comportamento social. *In*: SKINNER, B. F. *Ciência e comportamento humano*. São Paulo: Martins Fontes, 1953/2003.

SKINNER, B. F. *Verbal behavior*. Nova Iorque: Appleton-Century-Crofts, 1957.

34

AUTONOMIA E INDEPENDÊNCIA NAS TAREFAS DA ROTINA

Os termos **autonomia** e **independência** são muito utilizados por profissionais, pais e cuidadores. Mesmo não sendo sinônimos, ambos são importantes quando falamos em tarefas da rotina. Podemos estimular que as tarefas sejam realizadas de maneira independente e autônoma; e mesmo que não sejam executadas exatamente como idealizado, devemos aceitar e comemorar cada conquista em pequenas etapas ou em etapas inteiras de tarefas da rotina.

ALINE RODRIGUES SORCINELLI

Aline Rodrigues Sorcinelli

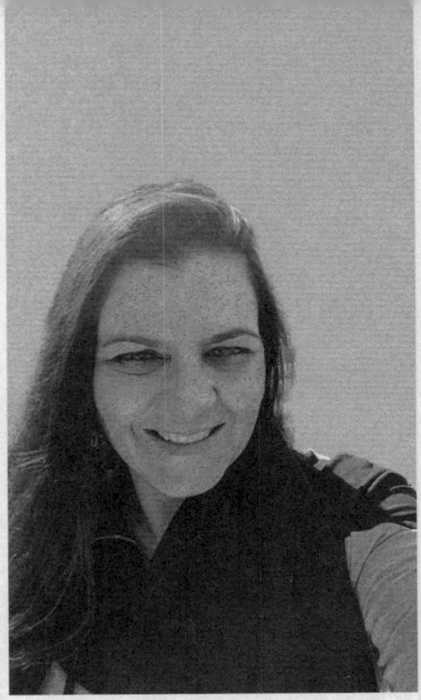

Graduação em Terapia Ocupacional em 2002 - Centro Universitário São Camilo. Residência clínica em Reabilitação Infantil e Adulto - Associação de Assistência à Criança Deficiente (AACD). Especialista em Reabilitação e Desenvolvimento Infantil - Universidade Estadual de Campinas (Unicamp). Mestre em Distúrbios do Desenvolvimento - Universidade Presbiteriana Mackenzie. Certificação internacional em Integração Sensorial - University of Southern California (USC), Departament of Occupational Science. Cursos de formação nas áreas de Neurologia Infantil e Adulto, TEA, Órteses e Próteses, Integração Sensorial, Desenvolvimento do Brincar - Introdução à Abordagem STAR, Motricidade Fina, Aprendizagem da Escrita Manual, Modelo PER², Seletividade Alimentar, entre outros. Visitas técnicas de terapia ocupacional e reabilitação no Kennedy Krieger Institute - Johns Hopkins (EUA) e Miami Children's Hospital (EUA). Experiência clínica como terapeuta ocupacional clínica em consultório, domicílio, hospital e centro de reabilitação. Docente universitária, supervisora de estágio e coordenadora de graduação em terapia ocupacional de 2007-2019 - Centro Universitário São Camilo. Empresária, gestora e terapeuta ocupacional de clínica.

Contatos
ars.terapiaocupacional@gmail.com
Instagram: @to_alinesorcinelli

Neste capítulo, faz-se necessário descrever brevemente os níveis do transtorno do espectro autista (TEA) com o propósito de trazer ao leitor uma reflexão sobre autonomia e independência correlacionadas ao TEA.

Segundo a American Psychiatric Association (2013), na quinta edição de seu *Manual diagnóstico e estatístico de transtornos mentais* (DSM-5), o TEA pode ser classificado em três níveis de suporte:

- **Nível 1 de suporte:** funcionamento bom com e sem apoio. Pode haver desafios no comportamento, na comunicação e na interação, os quais podem gerar prejuízos. Não apresenta significativo atraso cognitivo e na aquisição de fala.
- **Nível 2 de suporte:** existe a necessidade de apoio substancial e mesmo com apoio observam-se prejuízos sociais.
- **Nível 3 de suporte:** necessita de muito apoio substancial e observa-se prejuízo significativo no funcionamento global, sendo associado a transtornos do desenvolvimento intelectual, comorbidades e dificuldades para atividades de vida independente.

Sabe-se que, apesar de essa classificação ser utilizada para fornecer informações aos profissionais que trabalham com pessoas com TEA, não cabem, na vivência diária, rótulos ou ideias capacitistas (julgamento da capacidade individual da pessoa conforme o diagnóstico), visto que o espectro é amplo e o indivíduo com TEA transita entre os níveis conforme as condições individuais intrínsecas (próprias do indivíduo) e extrínsecas (externas do indivíduo), como questões motoras, intelectuais, intervenções realizadas, suporte familiar e terapêutico/profissional (Kerches, 2022; Marco, 2020; Sartonelli *et al.*, 2023).

Diante disso, vamos pensar sobre o que é autonomia e independência. Por vezes, existe um conceito popular de que autonomia e independência são funcionalmente sinônimos ou querem dizer a mesma coisa, mas isso não é verdade quando falamos de funcionalidade e rotina de vida diária.

Resumidamente, **independência** é a capacidade de fazer suas atividades do dia a dia sem precisar da ajuda de outra pessoa e **autonomia** é a capacidade de gerenciar, tomar decisões e planejar algo a ser realizado.

Para correlacionar a variabilidade do espectro, as singularidades de cada indivíduo com TEA, fatores, contextos ambientais e intervenções terapêuticas, ao conceito de independência e autonomia, pode-se observar que não existe uma única forma de ampliar ou desenvolver esses dois aspectos tão desejados na rotina, principalmente em atividades básicas, como o uso do banheiro, alimentar-se, vestir-se e higiene pessoal.

Um indivíduo pode ser independente para algumas tarefas, como escovar os dentes, pentear os cabelos, segurar um copo e beber água, mas dependente para levar a comida à boca com talheres, cortar um pedaço de alimento, vestir-se sozinho. Ou seja, uma mesma pessoa pode ser dependente para algumas tarefas e independente para outras, necessitando do outro para realizá-las, mas, diante de outras demandas, o faz sem necessidade de terceiros.

Porém, esse mesmo indivíduo que é independente para algumas tarefas pode não ter autonomia para realizá-las, necessitando de um comando ou de alguém ao seu lado dando apoio ou orientações de horário para escovar os dentes, ou tem que ser lembrado para beber água e pentear os cabelos, ou seja, é independente na realização dessas tarefas, mas não tem autonomia para realizá-las.

Além disso, esse indivíduo que é dependente para levar comida à boca ou cortar um alimento e vestir-se sozinho pode planejar, gerenciar seus horários, solicitar de maneira planejada e resolutiva que essas atividades sejam realizadas conforme sua tomada de decisões, sem precisar ser lembrado ou que alguém tenha que gerenciar sua rotina, tendo condições e habilidade mental para isso, mesmo não conseguindo executar tal tarefa ou ato motor. Assim, diz-se que ele tem autonomia, mas é dependente.

No indivíduo com TEA, podemos citar grandes variações nas habilidades e na funcionalidade global, independentemente do nível de suporte. Aspectos relacionados aos impactos comportamentais, sensoriais, cognitivos e emocionais estão intimamente ligados e interferem de modo direto na autonomia e na independência.

Por esses motivos, e tendo esclarecido a diferença e a importância de diferenciar autonomia e independência, o processo de desenvolvimento de habilidades para a execução de tarefas da rotina deve ser pensado, estruturado e trabalhado de maneira individual e sem uma única receita ou dicas que poderiam ser utilizadas por todas as pessoas com TEA.

No processo terapêutico ocupacional, o profissional avalia, analisa, orienta e treina a execução de atividades da rotina conforme a necessidade de cada pessoa. Dessa forma, constrói-se um raciocínio clínico em cima de um diagnóstico ocupacional e, a partir daí, traçam-se objetivos que sejam alcançáveis para o momento e as habilidades atuais do indivíduo.

Seguindo alguns conceitos de terapia ocupacional no processo avaliativo, incluindo anamnese, observações clínicas e até mesmo instrumentos padronizados, o terapeuta ocupacional (TO) determina e elenca, com base nos objetivos centrados na família, o que o indivíduo tem de pronta habilidade e o que ainda possui de limitações para auxiliar no desenvolvimento de tarefas. Se os fatores limitantes puderem ser melhorados ou eliminados por intervenção direta, o terapeuta escolhe a abordagem apropriada e, se os fatores limitantes não forem passíveis de modificações, o terapeuta transformará a tarefa e adaptará o ambiente para que seja mais bem realizada dentro das possibilidades individuais (Law, 2005; Trombly, 2005).

Para algumas famílias e profissionais, o fato de o indivíduo com TEA ser totalmente dependente nas tarefas da rotina, ou não ter autonomia, acaba por tornar-se ainda mais angustiante e desafiador à medida que esse indivíduo envelhece.

Ao longo da vida, com intervenções adequadas, é possível estimular e oferecer oportunidades para o desenvolvimento de habilidades que requerem múltiplas exigências do processo neurológico. Este organiza as sensações e fornece informações sobre as condições físicas (corporais) e do ambiente ao nosso redor e concomitantemente registra, adequa, discrimina e responde de forma adaptativa (proposital/direcionada), criando e aumentando o repertório de habilidades funcionais, comportamentais, sociais e emocionais cada vez mais elaboradas. Nesse processo, o processo neurológico também utiliza diversos aspectos das funções executivas, como flexibilidade cognitiva, controle inibitório, memória de trabalho, regulação emocional e monitoramento (Ayres, 1972; Fuentes *et al.*, 2023).

Ao considerarmos que o nível de suporte do indivíduo com TEA não determina seu diagnóstico ocupacional, pois existem diversos fatores que influenciam nas aquisições de habilidades e afetam diretamente a aquisição de autonomia e independência, citam-se, a seguir, sugestões para profissionais, pais e cuidadores observarem e estabelecerem como ponto de referência na ampliação ou aquisição de novas habilidades.

Possibilidades para aquisição de independência:

- Elencar uma ou duas tarefas que sejam de baixa dificuldade ou pouco desafio.
- Fragmentar as tarefas escolhidas em duas ou três etapas.
- Realizar sistematicamente a primeira etapa da tarefa dentro do contexto da rotina, não em momentos aleatórios e sem sentido.
- Quando a primeira etapa for realizada de modo consistente, introduzir na rotina a segunda etapa e assim por diante.
- Faça junto a mesma tarefa, oferecendo modelo e encorajando a pessoa.

Propiciar ou ampliar a autonomia:

- Usar recursos e apoios visuais com figuras, fotos da tarefa fragmentada, orientar de maneira verbal ou gestual as etapas e retirar gradativamente suas orientações, permitindo que a pessoa busque esse suporte por si só.
- Permitir que a pessoa tenha iniciativa motora ou gestual para iniciar a tarefa sem que alguém antecipe as orientações ou de demanda. Aguardar alguns instantes ao lado, dando acolhimento e apoio emocional antes de partir para treino e suporte.
- Fazer curtas e pontuais perguntas, como: "E agora, o que temos que fazer?" ou "Como podemos fazer?".
- Converse, leia livros, mesmo que pareça que a pessoa não consegue te compreender.
- Invista em momentos de brincar compartilhado e trocas de turno.
- Ainda, para favorecer independência e/ou maior autonomia nos contextos da vida prática, pode ser necessário adaptar alguns utensílios e equipamentos, como engrossadores de talheres, copos com alça, elevadores de assento, antiderrapante na parte externa do prato de alimento, velcro nos sapatos e roupas, tesouras com mola e adaptador de preensão de lápis. Atualmente, essas adaptações são de fácil acesso para compra, porém é importante que um profissional capacitado, nesse caso, o TO, indique e oriente o uso.
- Deve-se manter consistência na execução, assim como considerar os aspectos emocionais e sensoriais envolvidos no dia do indivíduo, para que a tarefa não se torne aversiva.
- O treino de realização de tarefas pode auxiliar a pessoa na execução com independência, o que pode ser considerado uma grande conquista, mas nem sempre será uma tarefa realizada com autonomia.
- Valorize cada conquista da tarefa, mesmo que pareça pequena e simples, ou que não seja executada de modo totalmente independente, tampouco com autonomia. As tarefas da rotina devem fazer sentido e ter significado para quem as executa.

Referências

AMERICAN PSYCHIATRIC ASSOCIATION (APA). *Diagnostic and statistical manual of mental disorders*. 5. ed. Washington, DC: American Psychiatric Publishing, 2013.

AYRES, A. J. *Sensory integration and learning disorders*. Los Angeles: Western Psychological Services (WPS), 1972.

FUENTES, D. *et al. Neuropsicologia:* teoria e prática. Porto Alegre: Artmed, 2013.

KERCHES, D. *et al. Autismo ao longo da vida:* critérios diagnósticos para o transtorno do espectro autista. São Paulo: Literare, 2022. p. 13-18.

MARCO, V. D. *Capacitismo:* o mito da capacidade. Belo Horizonte: Letramento, 2020.

SARTORELLI, H.; ABREU FONSECA, K.; PINTO, N. P. B. N. O capacitismo no transtorno do espectro autista. *Revista Inclusão & Sociedade*, v. 3, n. 2, p. 19, 2023.

TROMBLY, C. A.; RADOMSKI, M. V. *Terapia ocupacional para disfunções físicas*. 5. ed. São Paulo: Santos, 2005.

35

AS ARTES PLÁSTICAS COMO UM COMPLEMENTO DO TRATAMENTO DO AUTISMO

Este capítulo tem como objetivo reforçar e informar aos pais e profissionais que compõem o ecossistema do tratamento do transtorno do espectro autista o quanto a arteterapia e/ou as artes plásticas em si devem ser consideradas cada vez mais como um complemento do tratamento dos indivíduos com autismo, em especial na fase da adolescência. Explico, pela minha formação como artista plástica e RBT (AT) e minha experiência no curso on-line Arts & HEARTS (@art_shearts) para pessoas neurodiversas, algumas técnicas que utilizo e casos de sucesso obtidos com a arte.

GRAZI GADIA

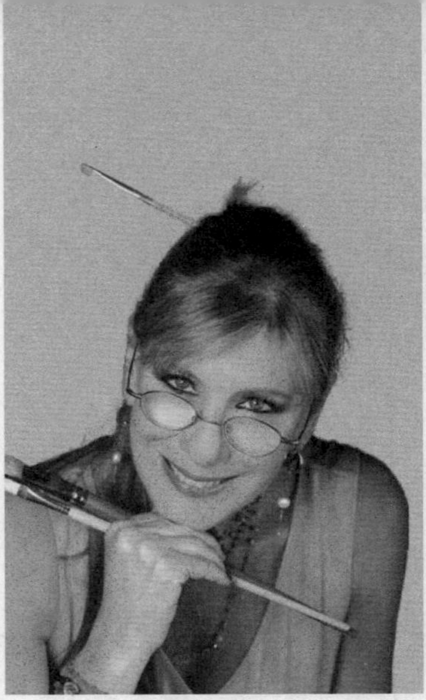

Grazi Gadia

Formada em publicidade e propaganda pela Pontifícia Universidade Católica do Rio Grande do Sul (PUC-RS), artista plástica e professora de artes para autistas. Há 17 anos, se mudou para os EUA e fundou a organização sem fins lucrativos Eyecontact – Lives Shaped by Autism. Por meio da Eyecontact, ela se tornou uma ativista da causa azul. Seu projeto tem a missão de valorizar o protagonismo de mães e pais de autistas no incremento da qualidade de vida da comunidade autista com uma moldura de arte. Ela foi pioneira ao lançar o primeiro festival de artes exclusivo para autistas. Junto com seu marido, Dr. Carlos Gadia, ela ajuda a organizar congressos sobre autismo, como o Tearteiro I e II e o Autism Global Day/USA, em Fort Lauderdale/Flórida. Organizou o TchEADORO, o primeiro congresso internacional sobre autismo, 100% on-line, que teve a presença ilustre da Dra. Temple Grandin como palestrante. Grazi obteve a certificação de Registered Behavior Technician (AT) e criou a empresa Arts & Hearts, na qual leciona artes para crianças e adultos com transtorno do espectro autista de maneira remota. Promove a Sagrado Eyecontact ArtWeekend em Miami. Curadora do projeto Autism Without Mask, um projeto no qual as mães têm seus rostos pintados pelo seus filhos autistas, que se tornou um livro tendo Suzana Mion como embaixadora. Curadora da primeira galeria exclusiva para autistas em São Paulo, em parceria com Rapha Preto.

Contatos

grazigadia@gmail.com

Instagram: @eyecontact_by_gadias

@art_shearts

Na arte não existe certo ou errado, tudo pode.
Vera Wildner, minha professora de artes.

[...] embora faltem números exatos, na Holanda, crianças com TEA são frequentemente encaminhadas para arterapia [...]. Existem algumas evidências de que a arteterapia se aplica a crianças diagnosticadas com TEA. Na educação especial, contribui para uma mudança positiva no comportamento social e seu foco de atenção.
Ploch

Vários estudos mostram que a arteterapia tem sido utilizada gradativamente e com sucesso em pacientes com transtornos neuropsiquiátricos, reduzindo a severidade de sintomas. Incluem-se nesses casos: depressão e ansiedade; comprometimento cognitivo e demências (como a doença de Alzheimer), a esquizofrenia e o autismo (Jingxuan Hu, Jinhuam Zhang, Liyu Hu, Halbo Yu e Jinping Xu).

A American Art Therapy Association descreve as seguintes funções da arteterapia:

- Melhorar funções cognitivas e sensório-motoras.
- Promover autoestima e autoconsciência.
- Cultivar a resiliência emocional.
- Promover o *insight*.
- Aprimorar habilidades sociais.
- Reduzir e resolver conflitos e sofrimento.
- Promover mudanças sociais.

A arte e o adolescente com transtorno do espectro autista

Quando o indivíduo com transtorno do espectro autista (TEA) atinge a adolescência, é comum que as mães reclamem que as terapias não estão funcionando. Sabemos que, nessa fase, deve-se aplicar um *approach* terapêutico diferenciado para os adolescentes.

A adolescência é uma fase de grandes desafios para os autistas, pois é quando vem mais forte a necessidade de pertencimento, mas, paradoxalmente, é quando que surgem as experiências sociais mais difíceis. O bullying e o sentimento de solidão podem afetar as conquistas passadas e a saúde mental do indivíduo. Não é raro que o autista reconheça algo diferente ao comparar-se com seus pares. A rigidez no hiperfoco, a dificuldade em interagir socialmente, os déficits na pragmática de linguagem, o comportamento estereotipado e a timidez são características que podem causar/aumentar o isolamento e a depressão nesse indivíduo. É necessário cuidado para que essa pessoa, que agora se reconhece como autista, não perca sua autoestima e se mantenha motivada nos seus objetivos.

Infelizmente, a maioria das escolas não trabalha as capacidades que estão latentes nos indivíduos com TEA, como habilidades para o desenho, para a pintura, para o canto, para a dança e o teatro, as quais podem ficar limitadas a brincadeiras e não serem devidamente valorizadas.

As expectativas dos pais devem ser confrontadas

Essa falta de atenção para com essas habilidades latentes acaba por influenciar os pais que, muitas vezes, focam nas prioridades para seus filhos autistas de acordo com o que a sociedade e a escola espera de uma pessoa neurotípica.

Como enfrentar essa tempestade perfeita?

Em primeiro lugar, a família deve adaptar suas expectativas com relação ao presente e ao futuro da criança. Deve passar a comparar seu(sua) filho(a) com ele(a) mesmo(a), assim obterá mais resultados do que frustrações:

- Identificar o que aquela pessoa realmente gosta de fazer.
- Observar que tipo de atividade a motiva a manter-se engajada (descartam-se aqui os eletrônicos, claro).
- Observar se ele ou ela apresenta alguma habilidade saliente dentro das artes, esportes ou outras áreas.

Artes plásticas ou arteterapia como um meio para desenvolver habilidades no transtorno do espectro autista

A arteterapia está enraizada tanto na ciência quanto na arte. O objetivo da terapia é usar a arte para ajudar indivíduos a alcançarem transformação e mudança.

É necessário conhecer o indivíduo e suas demandas, por meio de uma anamnese, geralmente realizada com a mãe, para identificar os seguintes itens:

- Os interesses do aluno.
- Seu nível de funcionalidade e de suporte (verbal/não verbal).
- Diagnóstico e comorbidades.
- Uso de medicações.
- Programa de terapias.
- Habilidades do indivíduo.
- Experiências anteriores com aulas de arte ou arteterapia.
- Hiperfoco, se presente.
- Qual é a intenção com aulas de artes ou arteterapia.
- Objetivos do plano de tratamento.

Estes dados são fundamentais para que a terapeuta e/ou a professora de artes planeje as aulas que melhor se ajustarão ao indivíduo com TEA. Não existe uma sessão de arteterapia padrão, mas a técnica é única e baseada na análise do comportamento aplicada (ABA).

Plano terapêutico

As sessões de arteterapia devem estar alinhadas com o plano terapêutico do paciente. É muito importante que o terapeuta conheça os objetivos a curto e a longo prazo desse plano. A arteterapia poderá ajudar a neutralizar as dificuldades mais frequentes nos indivíduos com TEA, como o isolamento, a falta de amigos, a baixa autoestima e a insegurança, de uma forma mais natural. Embora a arteterapia deva fazer parte de um processo terapeuticamente estruturado, ela deve ser um espaço mais lúdico, livre e leve para o indivíduo.

Plano de aula

O plano de aula considera o objetivo principal colhido na anamnese. Na medida em que vai se conhecendo o aluno, esse plano pode e deve sofrer alterações de rota.

É importante salientar que o tempo de sessão/aula em geral deve ser de uma hora, mas, às vezes, a sessão pode ter seu tempo reduzido ou ampliado.

Geralmente, se fornece uma previsibilidade da sessão, enviando ao aluno a tarefa a ser realizada com antencedência. A tarefa é descrita por passos, como uma *task analysis*. A seguir, temos um *print* de uma das sessões.

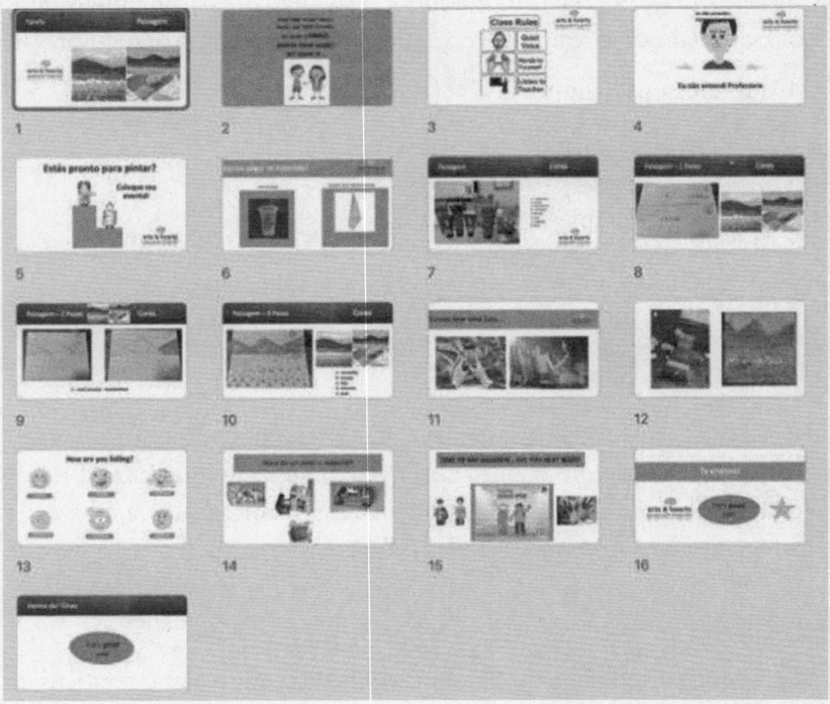

Motivação e hiperfoco

O sucesso de um plano terapêutico por meio da arte depende do quanto o indivíduo está motivado e engajado. O início do relacionamento da terapeuta ou professora de arte com o aluno com TEA pode se dar pelos interesses que esse aluno apresenta.

A motivação geralmente advém do hiperfoco que o indivíduo apresenta. Portanto, deveremos utilizar nas sessões de arteterapia os interesses do aluno tanto no tipo de artes plásticas quanto nos temas que ele prefere, como uma estratégia de engajamento.

Podemos usar o hiperfoco não só no tema da tarefa artística, mas também em um bate-papo durante a sessão. Geralmente, se usa o hiperfoco como uma estratégia para ampliar os interesses do indivíduo.

Exemplo: a aluna só gostava de desenhar arco-íris e árvores. Iniciei as primeiras aulas pintando, junto com ela, apenas esses elementos. É importante entender que a motivação pode ser uma conversa sobre seus interesses: essa aluna tem o hiperfoco na Sissi, a Imperatriz, assunto que inicialmente balizou nossas conversas. Com o tempo, foi se sentindo segura para se arriscar em outros temas. Hoje, ela desenha e pinta qualquer tema.

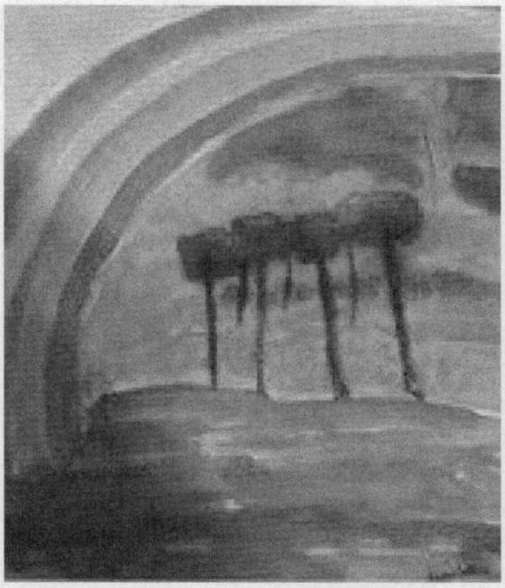

Figura 1. Primeira pintura da aluna com o hiperfoco em arco-íris.

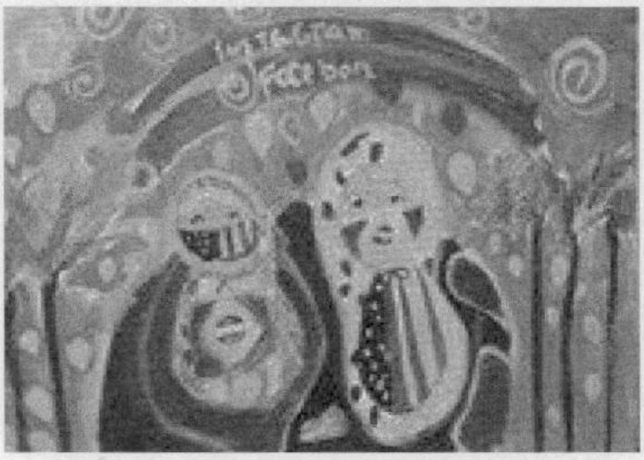

Figura 2. Pintura que venceu o Festival de Artes do Eyecontact em Miami (2022).

Segurança e autoestima

Considerando a premissa de que na arte tudo pode e não existe certo ou errado, já se tem uma janela de oportunidade para ampliar a flexibilidade e a autoestima do indivíduo.

Nas artes em geral, o mais importante é desenvolver um estilo único e próprio. Assim, os padrões existentes servem como inspiração e não como padrão.

Os clientes encaminhados para arteterapia não precisam ter experiência ou habilidade em artes. O objetivo geral da arteterapia é permitir que eles cresçam e se desenvolvam em um nível pessoal com o uso de materiais artísticos em um ambiente seguro e conveniente (American Art Therapists Association, 2015).

O terapeuta de arte deve ter a consciência de que nem todo aluno terá a capacidade de ser um grande pintor: ele está ali para desenvolver seu gosto pela arte e outras habilidades que sejam estabelecidas pelo plano terapêutico, de tal maneira que essas conquistas promovam maior adaptação dele com o mundo, encontrando um "lugar de pertencimento".

Exemplo de um desafio e objetivo: a mãe de PM relatou que era muito difícil para ele participar das aulas de desenho na sua escola; ele achava que desenhava mal, tinha medo de chacota dos colegas e tinha vergonha de seus desenhos e artes. Era muito perfeccionista. Por outro lado, ele adorava tênis, futebol e viajar.

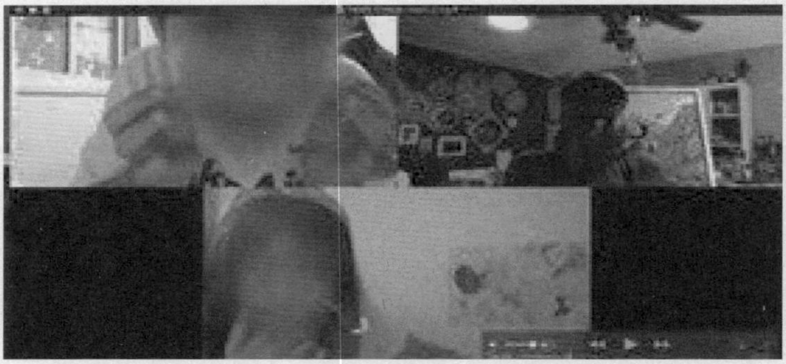

Figura 3. Na primeira aula do menino, trabalhamos sua visita ao museu do Salvador Dalí e brincamos com o enorme bigode do artista. Ele desenhou, recortou e se engajou na aula. Sua autoestima foi tão bem trabalhada que ele ganhou prêmio no festival de artes da escola.

Reforçadores positivos

Reforçadores positivos são fundamentais e devem ser utilizados como motivação. O terapeuta deve ter a sensibilidade de customizar os reforçadores de acordo com o gosto de seu aluno. Um simples elogio, ganhar estrelinhas e poder contar piadas ao final da aula são alguns exemplos que já utilizei e utilizo. As sessões de arteterapia devem ser um momento de prazer, muito mais do que de estresse.

O objetivo a se cumprir em cada sessão é a tarefa em si, do jeito que o aluno tem condições de fazer, e não a qualidade da tarefa, com base em um padrão cultural e social vigente. Na arteterapia, o sentimento de liberdade é que faz o indivíduo se permitir experimentar, arriscar e criar, possibilitando a ele atravessar seu processo de crescimento de modo mais natural e alegre.

As críticas devem ser feitas com cuidado, para que o aluno nunca se sinta desmotivado. Eventualmente, as críticas podem acontecer, com o intuito de que o indivíduo evolua nas suas tarefas e no seu comportamento.

A arte, por si só, é democrática, exige liberdade e criatividade. Essas características quase exclusivas da arte deveriam torná-la uma opção quase essencial dentro do leque de intervenções terapêuticas para indivíduos com TEA.

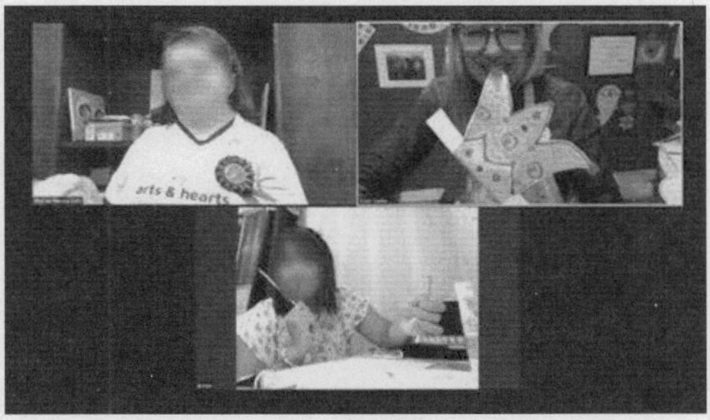

Figura 4. Reforçador positivo com a coroa da Sissi.

Ansiedade e depressão

Evans e Dubowski (2001) acreditavam que a criação de imagens no papel poderia ajudar as crianças a expressar suas imagens internas, aumentando assim sua imaginação e pensamento abstrato. A pintura também pode ajudar crianças autistas a expressar e desabafar emoções negativas e, assim, trazer experiências positivas e promover sua autoconsciência (Martin, 2009).

Com o tempo, as aulas de arte tornam-se momentos de conversa e de desabafo, nas quais se pode auxiliar o aluno a superar situações complicadas e difíceis que ele esteja passando no ambiente escolar e/ou doméstico. Essas dificuldades podem ser trabalhadas por meio de seus traços, pinceladas, temas e cores que ele sugerir. Respeitar o sentimento e as demandas do aluno é uma condição básica de um plano terapêutico por intermédio da arte. A arte, o desenho e a pintura serão sempre uma forma de expressão dos sentimentos conscientes e/ou inconscientes do aluno com TEA.

Comunicação e interação social

A arteterapia é uma forma de expressão que abre as portas para a comunicação sem interações verbais. Recentemente, um estudo com 40 crianças com TEA participando de terapia de pintura mostrou uma melhora significativa nas interações sociais, comportamentos adaptativos e emoções (Jalanbadani, 2020).

O uso de ícones, símbolos e histórias sociais ajuda as crianças a se lembrarem do que lhes foi ensinado. Quando crianças e terapeutas colaboram para personalizar esses símbolos, ícones e histórias para os desafios e objetivos únicos de cada criança, as crianças se apropriam deles em sua experiência interna (Gray, 1994).

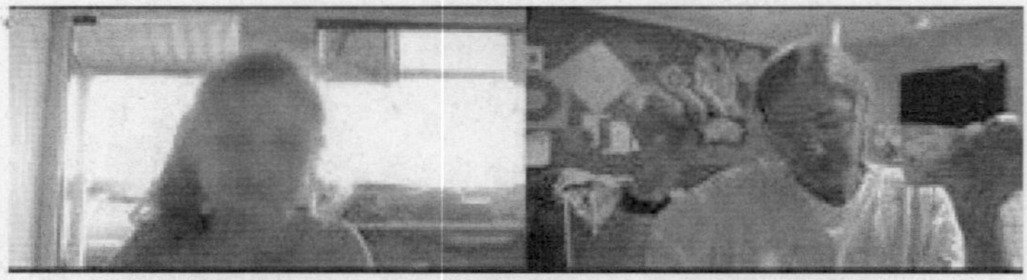

Figura 5. Uso de imagens para melhorar a comunicação remota.

Contato visual

De maneira lúdica e por intermédio de tarefas artísticas, pode-se estimular o contato visual do paciente. A seguir, temos o exemplo de uma sessão na qual trabalhamos com miolo de papelão do papel higiênico e tinta.

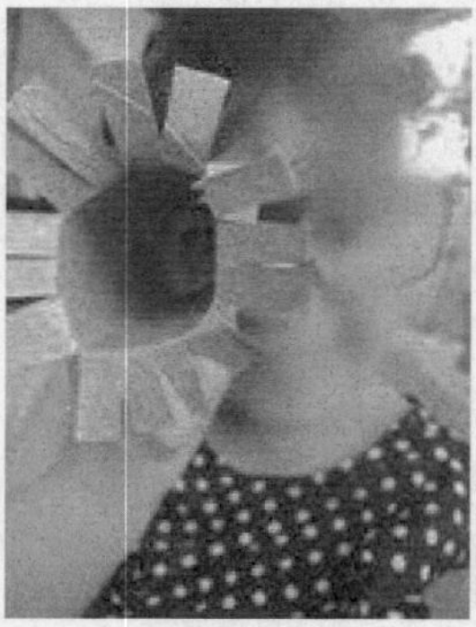

Figura 6. Estímulo do contato visual por meio dos materiais de arte.

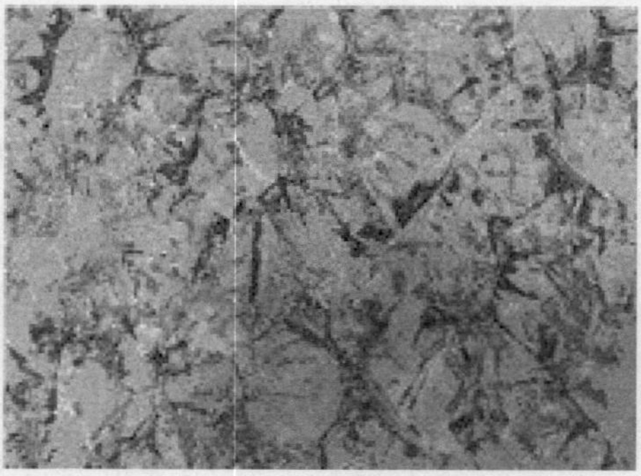

Figura 7. O resultado são os fogos de artifício feitos com o miolo de papelão do papel higiênico com tinta sobre tela.

Abstração

A arteterapia oferece uma maneira de resolver problemas de modo visual. Ela ajuda crianças com TEA a serem menos literais e concretas na autoexpressão e oferece uma maneira não ameaçadora de lidar com a rejeição. Pode substituir a ocorrência de comportamentos disruptivos porque oferece um meio mais aceitável para o indivíduo descarregar a agressividade e permite que a criança se acalme (Henley, 2000).

Arteterapia com música

A música é outro recurso que pode ser utilizado nas atividades da vida diária do indivíduo com TEA, com o objetivo de melhorar sua comunicação e entendimento do mundo.

Criatividade e imaginação

De acordo com Cooper e Widdows (2004), a arteterapia é particularmente apropriada para crianças com TEA porque, muitas vezes, esses indivíduos são pensadores visuais e concretos. A arte, de maneira natural, estimula a criatividade e a abstração. Uma das estratégias para que se atinja esse objetivo é usar a modelagem. O terapeuta deve estar preparado para fazer a tarefa com a criança, oferecendo a ela a visualização de cada passo.

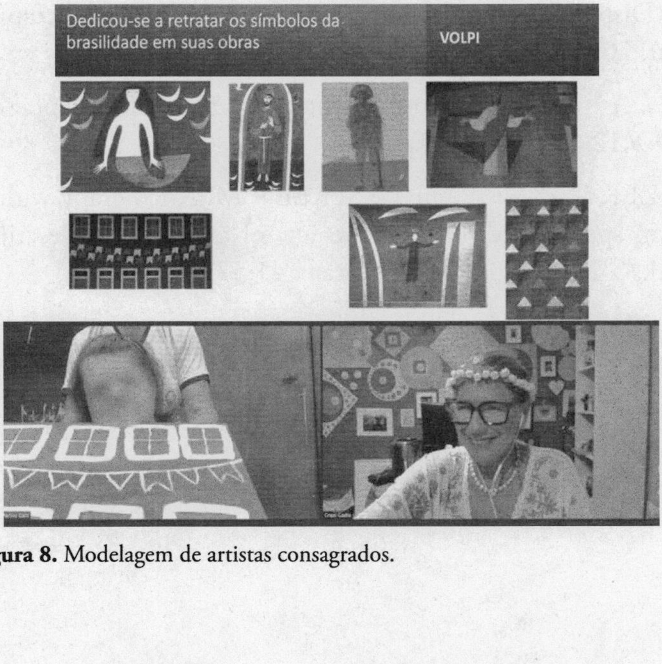

Figura 8. Modelagem de artistas consagrados.

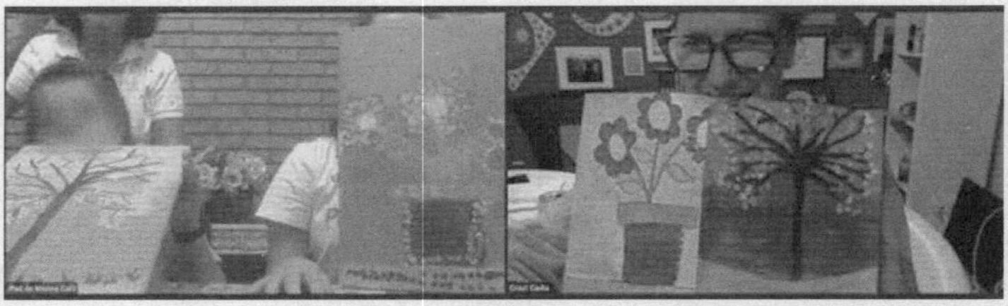

Figura 9. Modelagem simples.

Arteterapia em qualquer lugar

Podemos usar a arte dentro e fora de casa com os indivíduos com TEA. Fazer arte é experimentar, buscar novas experiências e ela pode estar presente na rotina diária de um autista. Portanto, comece agora a utilizar a arte com seu filho e/ou seu paciente com TEA. A arte pode facilitar e deixar o dia a dia do autista e de sua família mais leve, alegre e divertido, e seu aprendizado, muito mais natural. Para concluir, a arte pode ser um meio que ajuda o indivíduo a atingir uma independência emocional, um pré-requisito para conquistar sua independência econômica.

Referências

AMERICAN ART THERAPY ASSOCIATION (2018). *The art therapy profession*. Disponível em: https://arttherapy.org/about-art-therapy/. Acesso em: 15 out. 2024.

HU J. *et al.* Art therapy: a complementary treatment for mental disorders. *Front psychol.*12:686005, 2021.

SCHWEIZER C., KNORTH E., SPREEN M. Art therapy with children with autism spectrum disorders: a review of clinical case descriptions on "what works". The Arts in Psychotherapy 41:577, 2014.

EMERY, M. Art Therapy as an intervention for autism. *Art Ther. Assoc.* 21: 143, 2004.

36

MUSICOTERAPIA ELABORADA PARA O FORTALECIMENTO DAS HABILIDADES COGNITIVAS E DA APRENDIZAGEM

Este capítulo traz uma visão panorâmica da proposta de musicoterapia em uma perspectiva de ensino e aprendizagem. Traz, ainda, a construção da cognição associada à pedagogia, aplicada ao autismo, e fundamentada e aplicada à nossa prática clínica.

MANUELLA MARTINS E
ULISSES LOPES

Manuella Martins

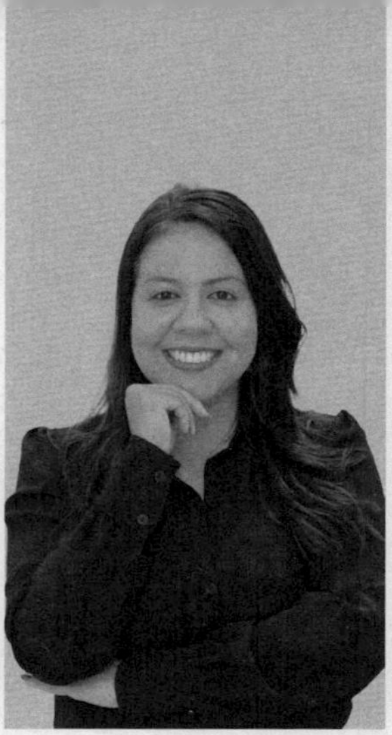

É pedagoga, neuro e psicopedagoga clínica e institucional, especialista em arteterapia, educação e saúde. Formanda em psicologia. Treinadora de neurofeedback. Diretora na Neurowork - Centro de Tecnologias Aplicadas à Saúde e Educação no Rio de Janeiro e em São Paulo. Gestora do Espaço Capacitando, um ambiente terapêutico e de desenvolvimento humano.

Contatos
Instagram: @manuellaneuronodulação
21 96461 2710

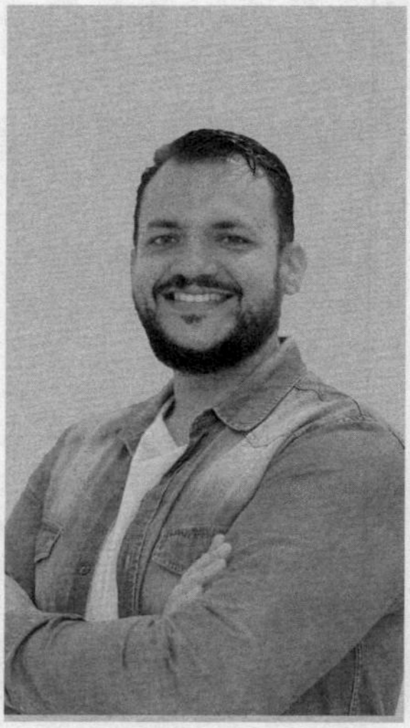

Ulisses Lopes

É musicoterapeuta, formado no Conservatório Brasileiro de Música (CBM). Pós-graduado em Psicomotricidade; Neurociências e Tecnologias Aplicadas. Treinador de neurofeedback. Diretor na Neurowork - Centro de Tecnologias Aplicadas à Saúde e Educação, no Rio de Janeiro e em São Paulo. Gestor do Espaço Capacitando, um ambiente terapêutico e de desenvolvimento humano.

Contatos
Instagram: @ulissesmusiicoterapeuta
21 96421 8233

Criamos uma definição para expressar a musicoterapia com base nos impactos que observamos ao longo de nossa trajetória clínica. Entendemos que esta é uma área do conhecimento que se utiliza dos elementos da música e seus efeitos na vida do ser humano. Essas experiências musicais trazem benefícios para a transformação do indivíduo de modo global, com impactos positivos nos aspectos motores, cognitivos, sociais, comportamentais e sensoriais.

A música por si só é terapêutica! Entendê-la em sua complexidade e potencialidade traz a ideia de utilizá-la para promover saúde e qualidade de vida, indo muito além de usá-la apenas para animar, dormir ou relaxar. Queremos promover um olhar mais elaborado, que vai além de ouvir ou cantar uma canção, mas tornar a audição uma apreciação transformadora da saúde mental e cognitiva. O cantar ou o tocar devem ser uma expressão de sentimentos e emoções que podem transformar.

Ao longo da minha prática clínica na musicoterapia, pude perceber que a aprendizagem, principalmente a alfabetização, é um grande desafio para a pessoa no espectro autista, sua família e a escola.

Para buscar uma resposta mais adequada, eu e minha esposa, Manuella Martins, passamos a desenvolver estratégias direcionadas aos processos de ensino-aprendizagem de pessoas com autismo. E propusemos um novo casamento entre a musicoterapia e a pedagogia.

Este capítulo tem o objetivo de descrever brevemente nossa prática clínica de mais de dez anos na alfabetização de pessoas com transtorno do espectro autista (TEA), utilizando a musicoterapia e a pedagogia como elementos norteadores. Como as pessoas gostam de histórias, vamos começar com uma bem emocionante!

Há 15 anos, éramos professores de música em escolas e havia poucas crianças com laudo de TEA. Nesse contexto, recebemos nosso primeiro amiguinho com TEA, não verbal, de quatro aninhos.

As aulas de música eram bem recebidas por Arthur (nome fictício), mas ele era apenas um apreciador. O garotinho não expressava respostas "satisfatórias" em nível verbal ou com interação social. O tempo foi passando e Arthur continuava na mesma escola, com aulas de musicalização com um grupo de crianças entusiasmadas e expressivas, além de um espectador.

Tivemos um ano inteiro de aulas de música com ele. E, de um momento para outro, Arthur começou a cantar a música *Leão*, de Bia Bedran, junto com as outras crianças da turma, e não apenas isso: ele expressou falas ecolálicas de situações do dia a dia.

Naquela época não havia aparelhos celulares para registrar um momento tão especial e esperado por todos, principalmente pelos pais. Mas a escola agiu com muita compaixão: ligou para a mãe, que prontamente apareceu na escola e registrou o grande momento com sua câmera fotográfica digital. Aquele dia marcou nossas vidas!

Os anos se passaram (cinco exatamente), e não tínhamos mais contato com Arthur e sua família. Fomos para nossa escola de música; nos lembramos daquele dia inesquecível e até pensamos em ligar para a escola para pedir o contato da família. Coincidentemente ou não, no mesmo dia recebemos a visita do menininho da nossa história: Arthur e sua mãe.

Apesar de ter nos encontrado com um: "Tia Manu!", a mãe dele expressou tristeza por Arthur estar com quase dez anos e não ser alfabetizado. Ela nos pediu ajuda e explicamos que nossa escola de música não tinha estrutura para atendê-la. Ela insistiu e sua dor nos tocou profundamente.

Aceitamos Arthur como uma missão e pedimos que sua mãe mantivesse segredo sobre isso. Para nossa surpresa e admiração, em menos de um mês tínhamos seis crianças com autismo em nossas vidas. Costumamos dizer que o autismo nos encontrou e nos apaixonamos.

Vocês devem estar curiosos para saber se o menino da história, o nosso Arthur, aprendeu a ler. A resposta é sim. Foi nossa primeira história de sucesso, trilhando um caminho desconhecido e até então inesperado. Há 15 anos, pouco se falava em autismo; foi preciso destravar um caminho de descobertas e surpresas, mas tínhamos a nosso favor a maior vantagem de todas: a música.

A base teórica do nosso trabalho utilizava a música, a pedagogia e a análise do comportamento aplicada (ABA, do inglês *applied behavior analysis*), a qual era vista como adestramento e muito criticada. Contudo, foi muito importante para o desenvolvimento do nosso olhar e a estruturação de nossa forma de trabalho.

Já falamos que a música por si só é terapêutica. Uma grande amiga sempre nos falava que os musicoterapeutas "esticam os lençóis pra gente se deitar e rolar com as crianças". Ou seja, a musicoterapia favorece pessoas com autismo, trazendo organização neurológica, o que possibilita benefícios cognitivos, sensoriais, comportamentais, de satisfação e sociabilidade. A partir desse princípio, é possível desenvolver as competências cognitivas e de bases para a aprendizagem de modo mais estruturado utilizando a música.

De acordo com o texto revisado da quinta edição do Manual diagnóstico e estatístico de transtornos mentais (DSM-5-TR), o TEA pode ser enquadrado em três categorias: deficiência social; dificuldades de linguagem e comunicação; e comportamentos repetitivos e/ou restritivos. Na adolescência, essas categorias se tornam mais desafiadoras e a aprendizagem exige do indivíduo uma maior organização neurofisiológica, que vai de encontro às dificuldades específicas que as pessoas com autismo enfrentam.

A escola por si só é um ambiente desafiador para qualquer criança ou adolescente neurotípico. É uma atmosfera que exige disciplina, organização, participação familiar, funções executivas e atencionais, além de regulação emocional para administrar os imprevistos sociais e os desafios diários do ambiente escolar.

O TEA é um transtorno do neurodesenvolvimento. Assim, é preciso maior percepção quanto à necessidade de adaptação curricular, de espaço e tempo de estadia na escola, bem como uma comunicação mais ativa entre família/escola e os profissionais envolvidos na missão de ensino e aprendizagem. É fundamental que todos se envolvam em objetivos comuns, criando, de fato, uma rede de apoio, de comunicação e de alinhamento terapêutico/educacional para promover o desempenho global do aluno/paciente/filho em todos os aspectos de seu desenvolvimento. Estamos aqui revelando o maior segredo de nosso sucesso: a tríade escola, família e terapeutas.

Uma das grandes chaves para ensinar pessoas com TEA é usar os hiperfocos. Faz parte da nossa prática clínica validar as paixões e expectativas de cada paciente e transformar seu objeto de interesse em materiais musicais e pedagógicos voltados para atender e ampliar suas habilidades cognitivas.

Se a criança apresenta hiperfoco em dinossauro, por exemplo, pode-se: falar ou pesquisar sobre as curiosidades de cada espécie de dinossauro; construir um alfabeto; fazer atividades como quebra-cabeças e jogo da memória; paródias com canções que já fazem parte da sua realidade musical; assistir a vídeos; explorar onomatopeias; fazer imitação arbitrária; modelar personagens em barro, massinha ou biscuit. São múltiplas as possibilidades para expandir o interesse pelo aprender.

Ressaltamos a eficácia em trazer a relação da aprendizagem aos sistemas de recompensa que o próprio indivíduo é capaz de desenvolver, por meio de treino e de uma proposta bem estruturada e direcionada ao seu interesse ou hiperfoco.

Neurociência, música e aprendizagem

Uma vasta literatura aponta que pessoas no espectro do autismo respondem positivamente às propostas musicais, reduzindo as respostas de estereotipias e autoestimulação, já que a música tem início, meio e fim. Isso favorece um ambiente neurológico de ordem, além de permitir uma participação social de maneira mais adequada. Mas o que exatamente acontece com o cérebro diante da prática da musicoterapia?

Inicialmente, é de suma importância compreender que o cérebro processa a música em seus dois hemisférios, promovendo coerência em seu funcionamento e possibilitando a aquisição e recuperação de habilidades funcionais. Como a música é processada principalmente no córtex auditivo primário, onde o indivíduo com autismo não tem prejuízo, ela se torna um meio de comunicação mais interessante que a fala para esses indivíduos (Gattino, 2015, p. 23).

Em seu livro *Music therapy for autistic child*, Alvin (*apud* Barcellos, 2004, p. 120) diz que: "O autismo é um estado, ou produz um estado no qual a comunicação está com grave prejuízo e onde a relação normal com as pessoas e objetos está distorcida, defeituosa ou ausente".

O cérebro, com seus bilhões de neurônios, apresenta sistemas com funções e caminhos distintos, sendo um desses caminhos o mais importante para nossa sobrevivência: o mesolímbico. Com maior atividade e circuitaria dopaminérgica, responsável pelo mecanismo de recompensa cerebral, é fundamental na aquisição e na experiência de sentimentos de prazer e gratificação.

O correto funcionamento da via mesolímbica permite ao indivíduo aprender, buscando repetir as mesmas ações em situações estimulantes semelhantes àquelas que provocaram a ativação e a sensação de prazer e gratificação. Isso favorece o aprendizado e o condicionamento do comportamento. Essa via representa grande importância no gerenciamento de emoções e respostas fisiológicas que se relacionam com o controle do comportamento, do impulso e da motivação. Além disso, esse sistema atua com um grupo de neurônios que trabalha junto, organizado por meio de uma rede, pela qual a informação ou o comando são conduzidos.

O ponto de partida dessa via é a área tegmentar ventral, que apresenta o maior número de receptores de dopamina: o núcleo *accumbens*, responsável por controlar a liberação de dopamina no cérebro. É uma área associada aos processos de habituação e aquisição de dependências.

A amígdala, que relaciona a emoção às respostas fisiológicas e comportamentais, é responsável pelo gerenciamento das emoções.

O hipocampo, que compõe o sistema límbico, está mais associado à memória e ao aprendizado. Por fim, no córtex pré-frontal acontece o desfecho dessa via: uma das áreas que governa os aspectos cognitivos do comportamento, favorecendo e permitindo o uso de habilidades como planejamento e desenvolvimento das funções executivas.

Aprendizagem não é apenas ler e escrever, mas compreender o mundo e suas complexidades. Partilhando mais uma experiência, tivemos uma adolescente com TEA que apresentava excelentes habilidades de leitura, escrita e matemática, mas grande dificuldade para entender o ambiente dos colegas da sala de aula.

Certo dia, Rute (nome fictício) chegou na clínica chateada por ter sido chamada de "gatinha". Sentiu-se extremamente ofendida por ter sido comparada a um animal que tem rabo e pelos. Ela também fugiu da escola ao ter que realizar uma prova com 150 questões. Rute disse que estava sendo injustiçada, porque ninguém da turma seria capaz de responder tantas questões em um único dia.

Ela foi retirada do grupo de WhatsApp da turma, por não saber quando estava sendo inconveniente com os colegas, deixando-a profundamente magoada. Assim, iniciamos um trabalho com musicoterapia e pedagogia, ensinando Rute a interpretar o sentido figurado das canções, as intenções de cada artista, a expressar seus sentimentos, pensamentos e ideias por meio da composição musical, do desenho e da escrita, possibilitando-lhe uma significativa maturação social. No entanto, foi necessário intervir em sua classe escolar, conscientizando os demais alunos acerca do autismo de Rute. E foi um grande sucesso. Ela concluiu o ensino médio técnico com êxito, o que nos fez concluir que o fazer terapêutico não pode ficar restrito a quatro paredes.

Um dos conteúdos musicais mais apreciados por ela eram as músicas de Dicró, um cantor brasileiro que compunha canções humorísticas que falavam mal da sogra e mesclavam situações da realidade e sofrimentos do dia a dia. Rute ficava curiosa, reflexiva e expressiva para entender as ideias do artista, o que, para ela, era extremamente desafiador, embora prazeroso. Ela começou a expressar opiniões próprias, principalmente no que se referia a injustiças sociais, quando demonstrava tristeza e até chorava ao perceber um mundo tão desigual.

Imagine os resultados satisfatórios que se obtém quando a proposta pedagógica está alinhada a uma proposta musical? Essas propostas pedagógicas atendem ao interesse do indivíduo e o deixam mais disponível para fluir cognitivamente.

Com nossos anos de experiência, queremos reforçar a ideia do casamento perfeito entre música e pedagogia, reforçando a importância do prazer (via mesolímbica) para consolidação e efetivação da aprendizagem. Não é romantismo: é ciência na prática. Verdadeiramente existe química (paixão) por meio das sinapses que a música promove para favorecer a aprendizagem. Desafiamos você a testar essa metodologia e ver os resultados na prática. Que tal?

Referências

BARCELLOS, L. R. M. *Musicoterapia: alguns escritos*. Rio de Janeiro: Enelivros, 2004.

GATTINO, G. S. *Musicoterapia e autismos: teoria e prática*. São Paulo: Memnon, 2015.

RAISINGCHILDREN.NET.AU. *DSM-5*: autism diagnosis, 2021. Disponível em: https://raisingchildren.net.au/autism/learning-about-autism/assessment-diagnosis/dsm-5-asd-diagnosis. Acesso em: 27 out. 2023.

37

ARTES MARCIAIS E AUTISMO

Toda arte marcial é uma luta, mas nem toda luta é uma arte marcial. As lutas baseiam-se no contato direto, quando o alvo é o próprio adversário; já a arte marcial possui um contexto mais amplo, pois possui um conjunto de técnicas, filosofia, tradições de combate e tradições culturais. Estudos mostram que programas estruturados com artes marciais auxiliam pessoas com autismo em inúmeras áreas.

FELIPE NILO

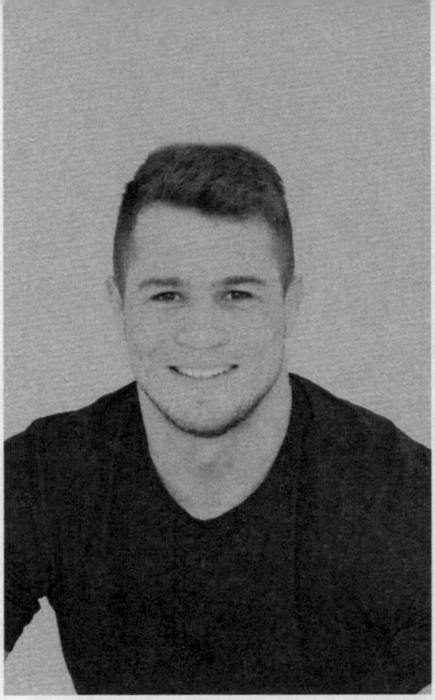

Felipe Nilo

Faixa preta 4º grau de jiu-jítsu e graduado em mais três modalidades de lutas. Ex-atleta profissional de jiu-jítsu e MMA, com inúmeros títulos nacionais e internacionais. Desde 2013, dedica-se a ensinar tudo o que aprendeu ao longo de mais de 20 anos dentro das artes marciais para pessoas com autismo. Por isso idealizou o Espaço Felipe Nilo, um local de superação e transformação com foco em pessoas autistas. Nesse espaço são ministradas aulas de artes marciais para crianças, jovens e adultos, atendendo a todos os níveis de suporte. Além das artes marciais, é colaborador da Comissão OAB vai à Escola, no Rio de Janeiro, padrinho e conselheiro do Autismo Rio de Janeiro, conselheiro da ONDA-Autismo (Organização Neurodiversa pelos Direitos dos Autistas) e membro da Comissão dos Direitos dos Autistas e seus Familiares da OAB (Barra da Tijuca - RJ e Niterói - RJ).

Contatos
www.felipenilooficial.com.br
contato@felipenilooficial.com.br
Instagram: Felipe Nilo Oficial
21 97413 7477

Sempre fui uma criança agitada, impulsiva. Desde muito cedo, não conseguia acompanhar as turmas escolares, tive dificuldade na aprendizagem e para fazer amigos. Sofria aquela zoação quando ia jogar futebol: "Ele é muito ruim, não escolhe ele não", entre insultos e muito mais – o famoso bullying disfarçado de zoação. Até que um dia, por intermédio de um amigo, conheci o judô. O ano eu não lembro ao certo, mas acredito ter sido entre 1996 e 1997. A partir daí, passei a dedicar minha vida ao alto rendimento com as artes marciais.

O ano de 2013 foi decisivo para mim. Por questões financeiras, me vi obrigado a voltar a dar aulas e, em minha primeira aula, deparei-me com uma pessoa com autismo em minha turma. Como não soube o que fazer, comecei a estudar, buscando referências sobre as artes marciais e o autismo, e descobri que infelizmente não havia referências. Assim, desde 2013 passei a dedicar minha vida ao autismo e encontrei meu verdadeiro propósito de vida: as artes marciais e o autismo.

As artes marciais, entre elas o jiu-jítsu, proporcionam inúmeros benefícios para seus praticantes, pois são uma ferramenta inclusiva e terapêutica para todos os praticantes. As artes marciais não se fazem importantes só para as pessoas neurotípicas; elas são ainda mais importantes para quem é autista.

Funções executivas e as artes marciais

O estudo de Giordano *et al.*, publicado em 2021, teve como objetivo comparar o desempenho nas tarefas e o desempenho escolar de participantes envolvidos em artes marciais e esportes coletivos e crianças sedentárias com idades entre 7 e 15 anos.

Para falar desse estudo, precisamos saber o que envolve as funções executivas de maneira clara e objetiva: memória de trabalho, raciocínio, flexibilidade de tarefas, resolução de problemas, planejamento e execução.

O estudo comparou o desempenho em tarefas de funções executivas e o desempenho acadêmico em 102 meninos e meninas com idade média de 11,84 anos, recrutados em escolas e academias italianas, que participavam de artes marciais ou esportes coletivos ou eram crianças sedentárias.

Das 102 crianças:

- 40,2% praticavam artes marciais.
- 18,6% eram sedentárias.
- 41,2% praticavam esportes coletivos.

Os resultados demonstraram que as crianças praticantes de artes marciais apresentaram melhor funcionamento executivo e notas escolares mais altas que as envolvidas em esportes coletivos ou não envolvidas em nenhum esporte. Não foram encontrados efeitos de interação dos fatores.

As notas escolares foram mais altas em crianças envolvidas em artes marciais que as de seus pares envolvidos em esportes coletivos e crianças sedentárias. O grupo de artes marciais superou os outros grupos em matérias escolares.

Os resultados desse estudo ampliam nossa compreensão de que as artes marciais podem melhorar o desenvolvimento cognitivo. Em suma, sugerem como a participação desportiva e a prática de artes marciais, em particular, contribuem para melhorar as capacidades escolares.

Autoconfiança e as artes marciais

As filosofias das artes marciais têm em comum o aumento da autoconfiança. Desde o primeiro dia de aula, ouvimos palavras e frases motivadoras, que nos fazem aumentar nossa autoconfiança. Lembro-me de que, em uma luta minha de MMA, enfrentando um adversário muito bom, estava levando um atraso no primeiro *round* e fiquei abalado. No intervalo, meu técnico me fez lembrar dos treinos mais duros que fiz antes daquela luta, me fez lembrar do quanto eu estava bem na equipe e nos treinos. Naquele um minuto, ele me fez lembrar que eu podia vencer aquela luta. Quando entrei para o segundo *round*, parecia outra pessoa lutando: minha autoconfiança estava ótima, passei a escutar melhor o técnico e, ao final do segundo *round*, consegui uma finalização e me consagrei campeão, pelo fato de alguém ter trabalhado minha autoconfiança por meio da motivação.

É isso que precisamos fazer o tempo todo em nossas aulas com nossos alunos: motivá-los, mostrar que eles são capazes, vibrar com cada conquista deles, por menores que sejam. Precisamos enxergar pequenos passos como grandes conquistas e motivá-los, assim teremos um aluno com uma ótima autoconfiança. Precisamos trabalhar o "espírito guerreiro" de cada aluno.

Socialização e as artes marciais

Sabemos que muitas pessoas com autismo apresentam dificuldades na interação social; assim, precisamos oferecer meios para que elas consigam desenvolver essa habilidade. Muitas vezes, as pessoas com autismo têm o desejo de interagir com outras pessoas, mas não sabem como.

As artes marciais podem auxiliar as pessoas com autismo a enxergar a interação social de uma maneira positiva e não como algo desconfortável.

Se pararmos para pensar, durante cada treino, encontramos inúmeras possibilidades para iniciar uma interação social: antes de iniciar as aulas, costumamos fazer a saudação inicial, em que todos cumprimentam o professor; esse ato já é uma interação de maneira discreta. No aquecimento, recebemos dicas para executar alguns movimentos, os quais muitas vezes erramos e algum auxiliar do professor nos pede licença para ajudar e melhorar o movimento; quando a pessoa com autismo permite esse acesso por parte do auxiliar, isso já é outra forma de interação. No intervalo para beber uma água, por exemplo, sempre existem possibilidades de uma conversa. Quando iniciamos o treino, muitas das vezes ficamos esperando nossa vez de treinar e, enquanto isso, ficamos conversando com o colega; e quando o professor fez o dever de casa de conscientizar os alunos sobre o autismo, é muito provável que algum aluno vá tentar uma conversação com o colega autista e respeitá-lo, conquistando vínculo e conseguindo uma boa interação social. No final do treino, encontramos mais algumas possibilidades de interação: ao encerrar o treino, na saudação, temos o hábito de cumprimentar o professor e depois cumprimentar cada colega de treino, além da velha e boa "resenha" que existe ao final de cada treino. Em uma boa aula de jiu-jítsu, judô ou qualquer arte marcial, encontramos inúmeras possibilidades de auxiliar a pessoa com autismo a trabalhar e melhorar a socialização. Com isso se aprendem habilidades sociais como cumprimentar, escutar e opinar.

O Comitê Olímpico Internacional declarou que o judô é o esporte mais completo, porque promove valores de amizade, participação, respeito mútuo e esforço para melhorar. A Unesco, braço das Nações Unidas para a Educação, Ciência e Cultura, também destaca o judô como um esporte que possibilita o relacionamento saudável com outras pessoas, utilizando o jogo e a luta como um integrador dinâmico.

Segundo Santos (2013), o judô “é uma atividade que pode ser usada com objetivo terapêutico, educacional e recreacional com considerável ganho na forma física, controle motor e atitude psicossocial”. Isso significa que esse esporte é democrático, não importa gênero, idade, biotipo, deficiência ou transtorno: a prática esportiva é para todos.

Praticantes, instrutores e professores, estimulem sua turma a conversar com seus alunos, mostrem que se importam com o autismo. As artes marciais, por serem um esporte de contato em que precisamos de outra pessoa para treinar, estimula naturalmente a socialização.

Diminuição da agressividade por meio das artes marciais

Uma questão que sempre ouço por parte dos pais e de alguns profissionais é a respeito da agressividade. A pergunta frequente é: “Meu filho não vai se tornar agressivo?”. A resposta é: NÃO.

Em 2008, foi publicado um estudo que mostrou o caratê como ferramenta minimizadora da agressividade no ambiente escolar. Participaram desse estudo 29 alunos de uma turma do 5º ano que era considerada problemática em relação a atitudes comportamentais. Ao final do estudo, concluiu-se que, com trabalho organizado e bem planejado, o aluno se motiva e participa, canalizando suas energias para o desenvolvimento da tarefa, deixando de lado a agressividade nata e involuntária de cada um.

Conforme temos falado ao longo deste capítulo, as artes marciais possuem uma doutrina, carregam em si um legado de autocontrole e sabedoria que são trabalhados diariamente em sua prática. Ao contrário do que muitos pensam, pregamos a não violência e o autocontrole.

Um dos principais ensinamentos de uma aula de jiu-jítsu, por exemplo, é modificar os comportamentos inadequados do praticante, auxiliando na canalização da agressividade.

Pessoas com autismo possuem dificuldades na quebra de rotina e na interação social, como citado anteriormente. Além disso, possuem déficit na comunicação, o que pode levar à aquisição de comportamentos agressivos nesses momentos.

No entanto, com um trabalho bem elaborado, podemos auxiliar nesses casos usando as artes marciais para canalizar essa agressividade e diminuir ou até mesmo levar à extinção desse comportamento.

Temos inúmeros casos de sucesso. Um deles foi o de um aluno que, em momentos de frustração, batia as mãos no próprio rosto de tal maneira que chegava a ficar muito machucado. Esse comportamento surgia em momentos em que ele não conseguia se expressar; assim, em nossos treinos, quando ele tinha esse comportamento, passamos a dar uma função para as mãos dele: segurar forte no quimono. Então, todas as vezes que ele começava a se agredir, pedíamos para ele segurar forte no quimono. Foram vários treinos e condicionamentos até ele conseguir de fato segurar forte no quimono todas as vezes em momentos de frustração. Aconselhamos sua família a sempre colocar uma blusa de zíper nele, de modo a lembrar um quimono; dessa maneira, conseguimos direcionar o comportamento dele mesmo fora do tatame, levando assim à extinção desse comportamento.

Nem sempre os comportamentos são apenas autolesivos. Muitas vezes, a agressão é direcionada a outras pessoas. Nesses casos, também temos estratégias.

Sem dúvida, é um desafio enorme para as famílias e para nós, praticantes, instrutores e professores de jiu-jítsu e artes marciais, lidar com comportamentos agressivos, seja em casa, seja na rua ou no tatame.

A boa notícia é que as artes marciais fornecem estratégias que podem ser utilizadas para ajudar essa criança ou jovem a regular suas emoções e comportamentos, bem como garantir um ambiente seguro para todos os familiares, alunos, colaboradores e professores envolvidos na vida dessa pessoa.

Precisamos identificar possíveis gatilhos antecedentes para o comportamento agressivo do aluno e, em seguida, implementar medidas preventivas. Por exemplo, se o aluno fica agitado durante uma atividade ou exercício que tenha barulho, o professor pode reduzir o nível de ruído, adaptar o exercício para não ter barulho ou permitir que o aluno use fones de ouvido com cancelamento de ruído.

Além disso, nós, professores, devemos fornecer um ambiente previsível e consistente para nossos alunos, com rotinas estruturadas e horários regulares para as atividades. Assim, podemos auxiliar as famílias e dar direcionamentos do que vivenciamos com o aluno para que eles possam usar tais estratégias fora do tatame.

É importante garantir que essas crianças e jovens tenham tempo suficiente para se adaptar a quaisquer movimentos ou técnicas, se for preciso. Permita que eles façam 10, 15, 20 vezes a técnica desejada; é importante eles terem tempo para se adaptar a mudanças de rotina.

Além disso, o envolvimento dos pais e responsáveis é crucial nesse processo, pois eles podem colaborar com o ambiente do tatame para desenvolver estratégias de suporte mais eficazes e consistentes para o aluno.

O gerenciamento dos comportamentos de autistas com comportamentos agressivos no tatame é um processo complexo que requer o envolvimento de professores, pais e profissionais de saúde.

Com suporte e planejamento adequados, essas pessoas podem se beneficiar das artes marciais para canalizarem e diminuírem ou até mesmo extinguirem a agressividade.

Concluo este capítulo enfatizando que, para que um programa de artes marciais para pessoas com autismo funcione, precisamos elaborar aulas prazerosas, conhecer o aluno e saber como motivá-lo. Assim, descubra os interesses do aluno e torne sua aula prazerosa.

Referências

CONFEDERAÇÃO BRASILEIRA DE JUDÔ. *Unesco declara judô como esporte mais adequado para crianças.* 2013. Disponível em: https://cbj.com.br/noticias/2924/unesco-declara-judo-como-esporte-mais-adequado-para-criancas.html. Acesso em: 15 out. 2024.

GIORDANO, G. *et al.* Sports, executive functions and academic performance: a comparison between martial arts, team sports, and sedentary children. *International Journal of Environmental Research and Public Health*, v. 18, n. 22, p. 11745, nov. 2021.

SANTOS, E. T. de M. Desenvolvimento motor associado à prática do judô na infância. Monografia (Licenciatura em Educação Física) – Faculdade de Educação Física, Universidade Federal de Goiás. Formosa. 2013.

SILVA, H. V. A. *Efeito de um programa de intervenção estruturado com técnicas do jiu-jítsu brasileiro na atenção visual e no desempenho escolar em adolescentes: ensaio clínico randomizado*. 2020. Dissertação (Mestrado em Educação Física) – Universidade Federal de Pernambuco, Recife, 2020.

TRAMONTIN, Z.; PERES, L. S. *O karatê como ferramenta minimizadora da agressividade no ambiente escolar*. 2008. Disponível em: http://www.diaadiaeducacao.pr.gov.br/portals/pde/arquivos/1933-8.pdf. Acesso em: 25 jan. 2024.

38

MORADIA NA VIDA ADULTA E AUTISMO

O sentimento do jovem, quando sai da casa dos pais para ter sua vida independente, é prazeroso, com a sensação de liberdade, conquista e um novo sentido de vida para a pessoa. Quando você tem um filho(a) com deficiência intelectual e/ou autismo, os pais vivem em uma constante apreensão: 'O que vai acontecer quando nós morrermos?". Hoje convido você a encarar essa pergunta para possibilitar que os filhos adquiram a verdadeira essência de cidadania.

FLAVIA VICENTINI

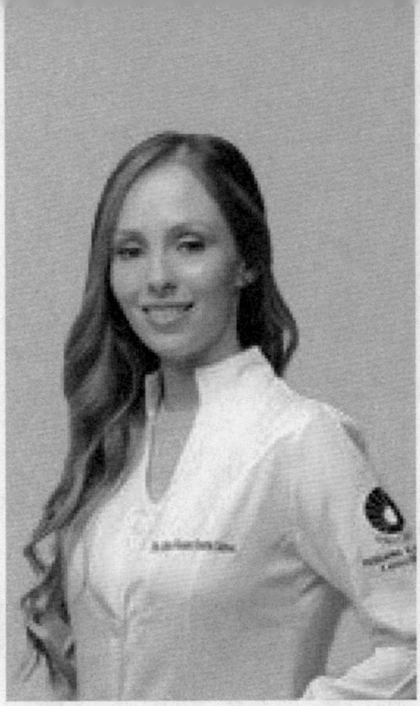

Flavia Vicentini

Psiquiatra da infância e adolescência especializada em transtornos do neurodesenvolvimento. Graduada em Medicina pela Universidade do Oeste Paulista (Unoeste) em 2015. Residência Médica em Psiquiatria pelo Hospital Regional de Presidente Prudente, concluída em 2021. Residência Médica em Psiquiatria da Infância e Adolescência pelo Hospital de Clínicas da Unicamp, concluída em 2022. Título de Especialista em Psiquiatria conferido pela Associação Brasileira de Psiquiatria (ABP). Professora de pós-graduação *lato sensu*. Palestrante. Membro da ABP. Em suas redes sociais, compartilha abordagens sobre transtorno do espectro autista e saúde mental infantojuvenil.

Contatos
draflaviavicentini.com.br
draflaviavicentini@gmail.com
Instagram: @draflaviavicentini
18 98165 3130

Quando uma pessoa se torna adulta? No Brasil, a maioridade civil é considerada a partir dos 18 anos completos, um marco no qual a pessoa é considerada habilitada à prática de todos os atos da vida civil segundo a Lei n. 10.406/2002. em seu art. 5º. Nas definições sociológicas, a pessoa pode ser considerada adulta quando é responsável por si mesma e torna-se independente dos pais. Na visão psicológica, é marcada pelos sentimentos de autonomia, autocontrole e responsabilidade pessoal (Shanahan *et al.*, 2005). Na sociedade, em geral, a idade adulta se define por responsabilidade pelos seus atos, capacidade de tomar decisões próprias e independência financeira (Arnett, 2006). Sob esses pontos de vista, as pessoas com alguma deficiência ou necessidade de suporte jamais se tornam adultas, independentemente de sua idade cronológica.

Existem influências indiretas na saúde e oportunidade de conquistar uma vida independente para aqueles com alguma deficiência. Entre elas estão a renda, a educação e a classe social. No início da vida adulta, os jovens são geralmente excluídos de muitos programas e serviços de educação, de saúde e sociais. A rede de apoio e segurança desses jovens passa a não existir mais, então enfrentam mais desafios comportamentais pela falta de suporte e aumentam o nível de medicalização (Keller *et al.*, 2020).

Os relacionamentos sociais são fundamentais para a saúde e o bem-estar do indivíduo. Uma pesquisa mostrou dois aspectos que ajudam a promover a saúde: integração e apoio sociais. O estudo concluiu ainda que o suporte social pode influenciar no bem-estar emocional e na participação ativa de hábitos mais saudáveis de vida (Cohen, 2004). Além disso, o suporte social está ligado a menores índices de mortalidade (Berkman & Glass, 2000; Rutledge *et al.*, 2004), ou seja, uma rede de apoio traz benefícios em diversas áreas da vida de uma pessoa, sendo ela neurotípica ou neurodivergente. Todos nós buscamos no casamento, nas amizades, no trabalho e na sociedade um sentimento de pertencimento e apoio.

Muitos indivíduos com transtorno do espectro autista (TEA) também apresentam comprometimento intelectual. Apenas uma minoria vive e trabalha de modo independente na fase adulta. Aqueles que possuem linguagem e capacidades intelectuais superiores conseguem encontrar um nicho que combine com seus interesses e habilidades especiais (APA, 2014). Em geral, esses indivíduos podem ser mais capazes de adquirir a independência.

A deficiência intelectual é uma condição do neurodesenvolvimento. Pode haver dificuldades associadas ao juízo social, por exemplo, na avaliação dos riscos, no autocontrole do comportamento e emoções, nas habilidades de comunicação, de relacionamentos e escolares. A credulidade e ingenuidade costumam ser características marcantes do transtorno (APA, 2014).

Em adultos jovens, o nível de apoio oferecido é capaz de possibilitar a completa participação em todas as atividades cotidianas e melhorar a função adaptativa (APA, 2014). A avaliação funcional deve nortear adaptações e a possibilidade de o indivíduo adquirir novas habilidades, com a presença de apoio e intervenções ininterruptas, tornando-as estáveis e generalizadas.

A intervenção precoce tem uma grande relevância na vida adulta das pessoas com TEA e/ou deficiência intelectual, pois possibilita maiores chances de um desenvolvimento em habilidades que contribuam para sua funcionalidade e autonomia e promovam a independência funcional na fase adulta. A independência nas atividades da vida diária (AVDs) está associada a resultados positivos de sucesso na vida adulta (Marsack-Topolewski *et al.*, 2021).

Para muitos pesquisadores e Temple Grandin, em seu livro *O cérebro do autista*, a transição para a vida adulta precisa ser construída muito antes, ainda na fase da adolescência. "Sempre digo aos pais que quando seus filhos TEA estão com 11 ou 12 anos, eles devem começar a pensar no que darão quando crescer. Não é preciso tomar uma decisão, mas os pais devem começar a considerar as possibilidades para terem tempo de preparar a criança".

Para que indivíduos com TEA se preparem para a vida adulta, é essencial que desde pequenos se responsabilizem por tarefas cotidianas para aumentar sua independência. Habilidades de vida diária incluem atividades de autocuidado, culinária, gerenciamento de dinheiro e tempo, compras, organização de quartos e transporte. Essas habilidades são aprendidas ao longo do tempo, começando em casa, ainda muito jovens, e se desenvolvem durante a adolescência e a idade adulta. O treinamento deve ocorrer em ambientes naturais, com instruções práticas, como criar uma lista de verificação, ajudar a separar roupa suja e arrumar a cama. Muitos se beneficiam de pistas visuais e de um sistema de recompensas para tarefas concluídas. Os autistas de alto funcionamento podem aprender AVDs por meio de imitação e comunicação; já aqueles com maior nível de suporte necessitam de instrução especial e maior suporte.

O primeiro passo para a pessoa com TEA viver uma vida independente é acreditar que ela pode ser capaz. De modo natural, os pais tendem a superproteger e acreditar que eles nunca serão capazes de ter uma vida com maior autonomia. Essa é a primeira grande barreira a ser vencida para que possam preparar seus filhos. Em vez de se esconderem atrás do medo, precisam criar debates e encarar a realidade. Esse não é um legado pequeno; é um projeto de vida. O segundo grande passo é a avaliação funcional do indivíduo, identificando a idade cronológica e os níveis de função e de suporte. Assim é possível avaliar a melhor escolha de moradia para a pessoa.

Existem dois tipos de moradia no Brasil: a moradia independente e a moradia assistida (Quadro 1). A moradia independente é semelhante ao que a maioria dos adultos neurotípicos opta por habitar, decidindo morar sozinhos ou dividir o espaço com algum(a) parceiro(a). Para os indivíduos que têm limitações, como é o caso do TEA e/ou deficiência intelectual, existem programas de suporte estruturados individualmente que são essenciais para projetar o apoio sob medida, principalmente para rotina do dia a dia e convivência no bairro, transcendendo muito além da estrutura de seu apartamento.

A organização Ability Housing, em Londres (http://www.ability-housing.co.uk/), possui unidades com apoio individualizado. Um dos modelos para moradia independente é constituído por um edifício com apartamentos completos (sala, quarto, cozinha, banheiro, lavanderia) onde os moradores recebem apoio individualizado por horas preestabelecidas na avaliação funcional, e um dos apartamentos "extras"' do edifício é ocupado por profissionais de apoio em regime de plantão. Esse tipo de solução permitiria maior flexibilidade na assistência para eventuais intercorrências.

A moradia assistida é uma residência com espaços comuns a todos os moradores. Pode haver modelos de suítes privativas ou divididas, mas, de modo geral, compartilham espaços de convivência como refeitórios, cozinha, sala de TV e sala de estar. É importante destacar que não são clínicas terapêuticas, mas lugares adaptados para serem o lar de indivíduos com deficiências, entre outras condições. Essas residências surgiram como alternativa mais humanizada para que tenham dignidade e qualidade de vida. A moradia assistida, também chamada de residência inclusiva, é um direito previsto na Lei n. 12.764/2012 em seu art. 3º, e pode sofrer variações em sua conformação; algumas oferecem apenas suporte básico com monitores, outras uma equipe mais especializada. Esse modelo está muito mais relacionado à assistência aos usuários.

Quadro 1. Diferenças entre moradia assistida e moradia independente

Moradia assistida	Moradia independente
Apoio menos individualizado.	Apoio 100% individualizado.
Cobertura de apoio 24 horas.	Número limitado de horas de apoio.
Flexibilidade para oferecer apoio no local.	Dificuldade de mudar a quantidade de apoio sem planejamento prévio.
Menos privacidade.	Mais privacidade.
Menos chance de se sentir solitário.	Mais chance de se sentir solitário.
Serviço de apoio e moradia oferecidos pela mesma instituição.	Separação entre o imóvel e o programa de apoio.
Custo previsível da equipe de apoio.	Os custos das horas de apoio dependem da quantidade necessária.

Fonte: Fyson et al., *2007.*

Ao escolher a moradia, é preciso observar alguns pontos, e o principal deles é o interesse que o indivíduo tem como desejo de moradia, sua funcionalidade e o nível de dependência ou independência para cada atividade diária necessária para se manter. A ideia da moradia independente ou assistida é construir o conceito de lar, evitando processo de institucionalização, ou seja, o morador precisa sentir pertencimento de casa, onde conseguirá exercer sua cidadania humanizada. Não existe um modelo melhor que o outro, mas a escolha entre elas deve ser bem avaliada para uma inclusão verdadeira.

Como diz Temple Grandin, "O que afirmo é que, se pudermos reconhecer, de modo realista e caso a caso, os pontos fortes de um indivíduo, podemos determinar melhor seu futuro".

Convido vocês, pais, a refletirem sobre o ponto de vista do planejamento! Preparar um(a) filho(a) com TEA e/ou deficiência intelectual para a vida adulta não é uma tarefa simples e muito menos rápida. Exige tempo, dedicação e estruturação, especialmente durante seu desenvolvimento. E assim os pais, em vez de pensar: "O que vai acontecer quando nós morrermos?", poderão participar ativamente desse processo de transição seguro e guiado na fase adulta, evitando uma transição "a fórceps" e sem planejamento.

Referências

ABILITY HOUSING ASSOCIATION. Ability: promoting independent living, c 2024. Página inicial. Disponível em: http://www.ability-housing.co.uk/. Acesso em: 25 jan. 2024.

AMERICAN PSYCHIATRIC ASSOCIATION (APA). *Manual diagnóstico e estatístico de transtornos mentais*: DSM-5. Porto Alegre: Artmed; 2014.

ARNETT, J. J. Emerging adulthood: Understanding the new way of coming of age. *In*: ARNETT, J. J.; TANNER, J. L. (eds.). *Emerging adults in America: coming of age in the 21st century*. Washington, DC: American Psychological Association, 2006. p. 3-19.

AUTISM SPEAKS. *Life skills for autism.* Disponível em: https://www.autismspeaks.org/life-skills-and-autism. Acesso em: 25 jan. 2024.

BERKMAN, L. F.; GLASS, T. Social integration, social networks, social support, and health. *In*: BERKMAN, L. F.; KAWACHI, I. (eds.). *Social epidemiology*. Nova Iorque: Oxford University Press, 2000. p. 137-173.

COHEN, S. Social relationships and health. *American Psychologist*, v. 59, p. 676-684, 2004.

FERREIRA, P.; PAINS, C. Moradias assistidas dão autonomia a adultos com deficiência. *O Globo*, set. 2017. Disponível em: http://blogs.oglobo.globo.com/to-dentro/post/moradias-assistidas-dao-autonomia-adultos-com-deficiencia.html. Acesso em: 25 jan. 2024.

FYSON, R. *et al. The impact of the Supporting People Programme on adults with learning disabilities*. Abingdon: The Policy Press, 2007.

GRANDIN, T.; PANEK, R. *O cérebro autista. Tradução:* Cristina Cavalcanti. 18. ed. Rio de Janeiro: Record, 2023.

HONG, E. R. *et al.* Functional living skills and adolescents and adults with autism spectrum disorder: a meta-analysis. *Education and Training in Autism and Developmental Disabilities*, v. 52, n. 3, 2017, p. 268-279.

INSTITUTO JNG. Instituto JNG: auxiliando uma vida mais independente, c 2024. Página inicial. Disponível em: https://institutojng.org.br/pt/. Acesso em: 25 jan. 2024.

KELLER, R., *et al.* Autism in adulthood: clinical and demographic characteristics of cohort of five hundred persons with autismo analysed by a novel multistep network model. *Brain Sciences*, v. 10, n. 7, p. 416, 2020.

MARSACK-TOPOLEWSKI, C. N. *et al.* Empirical evaluation of the association between daily living skills of adults with autism and parental caregiver burden. *PLoS One*, v. 16, n. 1, p. e0244844, 2021.

RUTLEDGE, T. *et al.* Social networks are associated with lower mortality rates among women with suspected coronary disease: The National Heart, Lung, and Blood Institute-sponsored Women's Ischemia Syndrome Evaluation Study. *Psychosomatic Medicine*, v. 66, p. 882-888, 2004.

SHANAHAN, M. *et al.* Subjective age identity and the transition to adulthood: when do adolescents become adults? *In*: SETTERSTEN Jr., R. A. *et al.* (eds.). *On the frontier of adulthood: theory, research, and public policy.* Chicago: University of Chicago Press, 2005. p. 225-255. John D. and Catherine T. MacArthur Foundation Series on Mental Health and Development, Research Network on Transitions to Adulthood and Public Policy.

39

DIREITOS DO ADULTO AUTISTA

O autista, independentemente de idade, é considerado pessoa com deficiência para todos os efeitos legais, portanto, titular de direitos. Direitos nos estudos, ambiente de trabalho, atendimento prioritário, transporte, previdência, aposentadoria, saúde, lazer e renda, mesmas oportunidades e não discriminação. Você vai conhecer, na prática, os direitos do autista adulto; afinal, #direitonãoéfavor.

CARLA BERTIN

Carla Bertin

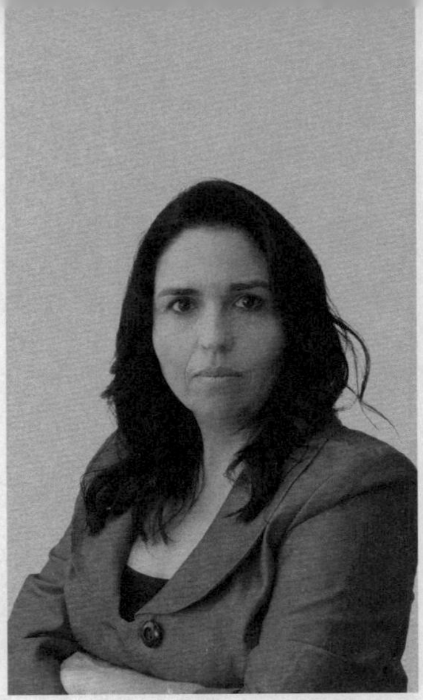

Contabilista, advogada, mãe de um pré-adolescente diagnosticado autista aos três anos de idade, especialista em intervenções precoces no autismo e especialista em inclusão e direitos da pessoa com deficiência. Blogueira, palestrante, *advocacy*, divulgadora dos direitos da pessoa com deficiência, em especial da pessoa com autismo, coautora de algumas obras, entre elas: *Manual de atendimento da pessoa com transtorno do espectro autista*, lançado pelo Conselho Nacional de Justiça (CNJ), *Manual de direitos da pessoa com autismo*, da Prefeitura de São Paulo; e autora do e-book *Direitos do autista*, já distribuído gratuitamente para mais de 150 mil pessoas. Idealizadora do projeto Autismo Legal™, maior projeto de divulgação dos direitos do autista das Américas, vencedor da etapa Brasil do prêmio WSA, na categoria inclusão e empoderamento.

Contatos
www.autismolegal.com.br
contato@autismolegal.com.br
Instagram: @autismolegal
11 96018 1165

Por anos recebi pais de autistas com suas demandas e dificuldades em relação a seus direitos, mas ninguém falava sobre direitos do adulto autista, e esse silêncio era envolto em um contexto complexo.

Autistas adultos em nível 1 de suporte, conhecidos como autistas leves, não tinham a oportunidade de diagnóstico, sendo tachados como estranhos, antissociais, chatos, metódicos, grossos e sem empatia, mesmo buscando se adequar às regras não expressas, preestabelecidas pela sociedade de neurotípicos.

Os adultos diagnosticados normalmente estavam em nível de suporte mais elevado, conhecido como autismo severo, e viviam reclusos, escondidos.

Ainda é extremamente difícil falar sobre direitos em uma sociedade que não reconhece o autismo e todo o seu espectro.

No último ano, as demandas mudaram consideravelmente e, hoje, cerca de 40% dos meus atendimentos são com autistas adultos, que receberam diagnóstico tardio e estão ávidos pelo reconhecimento de seus direitos, de acordo com sua individualidade.

A Lei n. 12.764/2012 diz: "Art. 1º § 2º A pessoa com transtorno do espectro autista é considerada pessoa com deficiência, para todos os efeitos legais."

A Lei Berenice Piana não faz distinção em relação ao nível de suporte, idade ou momento que a pessoa foi diagnosticada; portanto, todos os direitos já concedidos ou que serão concedidos a uma pessoa com deficiência podem ser acessados por uma pessoa autista.

De acordo com a Lei Brasileira de Inclusão, também conhecida como Estatuto da Pessoa com Deficiência, Lei n. 13.146/2015:

> Art. 2º Considera-se pessoa com deficiência aquela que tem impedimento de longo prazo de natureza física, mental, intelectual ou sensorial, o qual, em interação com uma ou mais barreiras, pode obstruir sua participação plena e efetiva na sociedade em igualdade de condições com as demais pessoas.

A pessoa autista, de fato, exerce seus direitos e liberdades fundamentais de maneira plena e efetiva, em igualdade de condições com as demais pessoas? Não! Portanto, a pessoa autista é considerada uma pessoa com deficiência e é essencial conhecer seus direitos.

Precisamos ter em mente que toda a legislação brasileira busca, por meio da Constituição da República Federativa do Brasil, da Convenção Internacional sobre os Direitos das Pessoas com Deficiência e seu Protocolo Facultativo, da Política Nacional de Proteção dos Direitos da Pessoa com Transtorno do Espectro Autista e da Lei Brasileira de Inclusão da Pessoa com Deficiência, entre outras, proporcionar a equidade, isto é, as mesmas oportunidades de direitos e liberdades fundamentais para todos.

Vamos dividir os direitos por áreas para melhor compreensão, lembrando que cada direito pode ter regras específicas.

Direitos na educação

O adulto autista tem direito à educação, podendo se matricular em qualquer instituição de ensino, sem limitação de alunos de inclusão ou qualquer restrição em razão do seu diagnóstico.

A pessoa autista pode concorrer às vagas para pessoa com deficiência (PCD) na universidade; entretanto, caso não queira se identificar como tal, concorre às vagas regulares.

O ensino e a avaliação de acordo com suas individualidades em qualquer nível de instrução é outro direito e não existe regra específica para essas adaptações. Para alguns, é preciso realizar trabalhos ou seminários individuais; para outros, é preciso estar em turma reduzida, fazer trabalhos escritos em vez de orais, ter prazo maior, sempre utilizando como parâmetro sua capacidade de oratória e escrita. Enfim, tudo isso para que a pessoa autista possa exercer seu direito de aprender e ser avaliado em igualdade de condições.

Direitos no transporte

Ir e vir é direito de todas as pessoas, sendo um fator determinante para a realização e/ou manutenção de acompanhamento terapêutico, autonomia e dignidade.

O transporte municipal gratuito pode ser direito de adultos autistas. As regras são estabelecidas por cada prefeitura. Algumas exigem baixa renda, outras, dificuldade de locomoção, outras concedem a todos.

Outro direito é o Passe Livre, gratuidade no transporte interestadual em ônibus rodoviário, trens e embarcações, à pessoa autista e seu acompanhante, caso ela necessite.

Isenção para compra de carro novo ou usado é um direito que pode ser exercido por autistas adultos. Ultimamente isso tem sido negado em políticas públicas a autistas nível 1 ou autistas habilitados, podendo ser questionado em juízo.

O autista pode ter direito a vaga especial de estacionamento. Assim como o transporte municipal, as regras variam de acordo com cada prefeitura.

Autistas, ainda que adultos, que necessitam de acompanhante para viagens de avião podem ter 80% de desconto na passagem do acompanhante/ assistente pessoal.

Direitos para autistas de baixa renda

Para ter acesso a qualquer direito destinado às pessoas de baixa renda, é necessário realizar o Cadastro Único em um Centro de Referência de Assistência Social (CRAS).

A baixa renda é estabelecida em lei e seu valor varia de acordo com o direito pretendido.

É possível ter descontos de até 65% na conta de energia elétrica, por meio da tarifa social. De modo semelhante, temos a tarifa social de água, com isenção total ou desconto de 50%, variando de acordo com cada distribuidora.

Também é possível obter isenção de Imposto Predial e Territorial Urbano (IPTU), dependendo de regras estabelecidas por cada prefeitura.

Um dos direitos mais buscados é o Benefício de Prestação Continuada (BPC), também conhecido como Lei Orgânica de Assistência Social (LOAS), e que, no aplicativo Meu INSS, tem o nome de Benefício Assistencial. Esse direito é destinado a pessoas com deficiência de baixa renda, que não consigam se sustentar pelo seu trabalho ou não tenham o sustento realizado pela sua família. Muito se fala que autistas adultos, principalmente nível 1, não podem receber esse benefício. É possível, desde que comprovem que não conseguem se sustentar pelo seu trabalho. Ainda que o Instituto Nacional do Seguro Social (INSS) negue o benefício, em juízo é possível consegui-lo.

O Bolsa Família é um direito de todas as famílias de baixíssima renda, independentemente de idade ou deficiência.

Pessoas autistas que recebem o BPC/LOAS e ingressam no mercado de trabalho podem receber o Auxílio Inclusão, equivalente a 50% do BPC, durante dois anos.

Direitos no lazer

Esses direitos são concedidos à pessoa autista, independentemente de nível, renda ou idade.

A meia-entrada é o direito ao ingresso com 50% de desconto para a pessoa autista e seu acompanhante, caso ela necessite, em qualquer estabelecimento de cultura, esporte e lazer.

O atendimento prioritário em qualquer estabelecimento, público ou privado, está estabelecido em lei e pode ser exercido independentemente de placas de identificação, estendendo-se aos acompanhantes da pessoa autista.

Também há prioridade para a pessoa autista no processamento/restituição do imposto de renda e em processos judiciais e administrativos.

Direitos na saúde

Autistas adultos podem precisar de terapias, principalmente as pessoas que recebem o diagnóstico tardio, afinal, viveram durante muito tempo sem qualquer entendimento, muito menos ajuda, em relação às suas dificuldades.

O direito ao diagnóstico, ao acompanhamento necessário, inclusive alimentar, e a terapias de maneira ilimitada, desde que tenha prescrição médica, cabe a todos, independentemente da idade.

O adulto autista tem direito à terapia prescrita, conforme especialidade descrita no laudo, seja ela terapia cognitivo-comportamental (TCC), seja treino de habilidades sociais, terapia ocupacional, fisioterapia, psicomotricidade, fonoaudiologia etc.

Nenhum plano de saúde pode impedir que uma pessoa autista contrate o plano, da mesma forma que não pode ser cobrado valor diferenciado ou mesmo ser imposta carência estendida, visto que autismo não é doença, e sim uma condição do neurodesenvolvimento.

Os planos de saúde têm 14 dias úteis para disponibilizar consulta com médico especialista e 10 dias úteis para as terapias, e ninguém precisa viajar para ser atendido. É importante lembrar que as consultas e terapias on-line têm validade tanto quanto as presenciais e podem fazer toda a diferença para adultos.

Direitos no trabalho

Pessoas autistas podem estar onde quiserem, inclusive no mercado de trabalho. A pessoa autista, por ser considerada pessoa com deficiência, pode concorrer às cotas PCD no mercado de trabalho, mas, assim como ocorre nas vagas em universidade, cabe à pessoa autista decidir se irá se candidatar ou não a essas vagas.

O autista adulto, servidor público municipal, estadual, federal, militar ou mesmo os contratados por CLT por meio de concurso, podem ter a redução do horário de trabalho, sem redução dos vencimentos, ou se retirar durante o expediente para as terapias e tratamentos.

O autista adulto que trabalha na iniciativa privada infelizmente não tem esse direito, mas pode ser utilizada compensação de horas por meio de acordo entre empregado e empregador.

Lembram-se de que falamos, no início deste capítulo, que a pessoa autista tem direito a oportunidades em igualdade de condições com as demais pessoas? Pessoas autistas podem necessitar de adaptação no ambiente, localização, iluminação, ruídos, forma de comunicação, horário de trabalho, local e horário de almoço, entre tantos outros, para exercer seu trabalho em igualdade de condições com as demais pessoas, e isso está garantido em lei.

Não existe isenção de Imposto de Renda em razão do autismo, sendo tributado normalmente.

Autistas se aposentam com menos tempo de contribuição e idade. Existem muitas documentações, laudos e relatórios a serem apresentados, além de ser necessário passar por perícia do INSS. Autistas que receberam o diagnóstico tardio na maioria das vezes têm seu pedido negado pelo INSS, mas em juízo é possível comprovar que, apesar do diagnóstico tardio, as características e as dificuldades provenientes do autismo estiveram presentes desde a infância.

Direitos na vida civil

Primeiro, vamos falar sobre documentos. Não existe nenhuma alteração no Cadastro de Pessoa Física (CPF) da pessoa autista, da mesma forma que não existe Carteira Nacional de Habilitação (CNH) diferenciada em razão do autismo.

A pessoa autista pode incluir, no Registro Geral (RG), a informação sobre o autismo. Essa é uma informação opcional, portanto, caso a pessoa autista não queira mais que a informação conste ali, é só emitir uma nova via e solicitar que a informação seja retirada.

Um documento opcional, que foi criado pensando principalmente em adultos autistas, é a Carteira de Identificação da Pessoa com Transtorno do Espectro Autista (CIPTEA), que pode ser apresentado quando o adulto quer exercer seu direito, sem que tenha de andar com laudo, cordão ou relatório ou alterar seu RG.

Autistas precisam fazer o alistamento militar obrigatório. Com documentos, o autista pode ser dispensado, mas se quiser prestar serviço militar, desde que esteja apto para a atividade, não pode ser impedido, pois seria discriminação.

Da mesma forma, pessoas autistas precisam fazer o alistamento eleitoral obrigatório, podendo não somente votar, mas ser votada, como qualquer outra pessoa.

Capacidade civil do adulto autista

A pessoa acima de 18 anos é absolutamente capaz para todos os atos da vida civil, independentemente do seu diagnóstico.

Não há limitação de direitos existenciais da pessoa autista em relação ao seu corpo, sexualidade, matrimônio, privacidade, educação, saúde, trabalho e voto.

Para quem não pode expressar sua vontade ou gerir seu patrimônio, a Curatela é um instrumento judicial de proteção patrimonial.

Para autistas que já possuem discernimento patrimonial, mas que se sintam inseguros quanto a isso, o instrumento judicial é a Tomada de Decisão Apoiada.

Direito à não discriminação

A Lei Brasileira de Inclusão, conhecida como Estatuto da Pessoa com Deficiência, define:

Art. 4º Toda pessoa com deficiência tem direito à igualdade de oportunidades com as demais pessoas e não sofrerá nenhuma espécie de discriminação.

> § 1º Considera-se discriminação em razão da deficiência toda forma de distinção, restrição ou exclusão, por ação ou omissão, que tenha o propósito ou o efeito de prejudicar, impedir ou anular o reconhecimento ou o exercício dos direitos e das liberdades fundamentais de pessoa com deficiência, incluindo a recusa de adaptações razoáveis e de fornecimento de tecnologias assistivas.

Discriminar é muito mais que rir ou excluir uma pessoa. Qualquer ato, ainda que não intencional, que impeça a pessoa autista de exercer seus direitos em igualdade de condições com as demais pessoas, configura crime de discriminação.

Não somente isso. Negar adaptações como as que citamos em relação à educação ou ao trabalho pode caracterizar crime de discriminação.

Denunciar é didático

Estamos em processo de mudança de valores e reconhecimento de direitos para as pessoas com autismo e, infelizmente, nem sempre direitos são respeitados da forma como deveriam.

Caso seu direito como pessoa autista não seja respeitado ou concedido, denuncie, pois denúncia, processos, multas e indenizações têm caráter educacional.

Procure o Ministério Público, as Secretarias de Educação e Saúde, a Agência Nacional de Saúde Suplementar (ANS), redes sociais, políticos, conselhos de classe, conselhos tutelares, disque 100, 190, entre outros.

Todos os direitos, explicações, regras detalhadas, *links* e formulários estão no nosso site: www.autismolegal.com.br.

Referências

BRASIL. *Decreto n. 6.949, de 25 de agosto de 2009*. Promulga a Convenção Internacional sobre os Direitos das Pessoas com Deficiência e seu Protocolo Facultativo, assinados em Nova Iorque, em 30 de março de 2007. Disponível em: https://www.planalto.gov.br/ccivil_03/_ato2007-2010/2009/decreto/d6949.htm. Acesso em: 29 jan. 2024.

BRASIL. *Lei n. 12.764, de 27 de dezembro de 2012*. Institui a Política Nacional de Proteção dos Direitos da Pessoa com Transtorno do Espectro Autista; e altera o § 3º do art. 98 da Lei n. 8.112, de 11 de dezembro de 1990. Disponível em: https://www.planalto.gov.br/ccivil_03/_ato2011-2014/2012/lei/l12764.htm. Acesso em: 29 jan. 2024.

BRASIL. *Lei n. 13.146, de 6 de julho de 2015*. Lei Brasileira de Inclusão da Pessoa com Deficiência (Estatuto da Pessoa com Deficiência). Disponível em: https://www.planalto.gov.br/ccivil_03/_ato2015-2018/2015/lei/l13146.htm. Acesso em: 29 jan. 2024.

BRASIL. Presidência da República. *Constituição da República Federativa do Brasil de 1988*. Disponível em: https://www.planalto.gov.br/ccivil_03/constituicao/constituicao.htm. Acesso em: 29 jan. 2024.

40

O QUE A PEDIATRIA NÃO ME ENSINOU NO TRANSTORNO DO ESPECTRO AUTISTA

A formação em pediatria é falha diante do autismo. Saem, das universidades, profissionais cheios de disposição para atender os pacientes, mas sem confiança e conhecimento prático para diagnosticar alguns transtornos como o autismo. É necessário capacitar os pediatras para que possam com segurança fazer o diagnóstico e saber de fato o tratamento e caminhos a serem seguidos. As famílias atípicas precisam disso.

THIAGO CASTRO

Thiago Castro

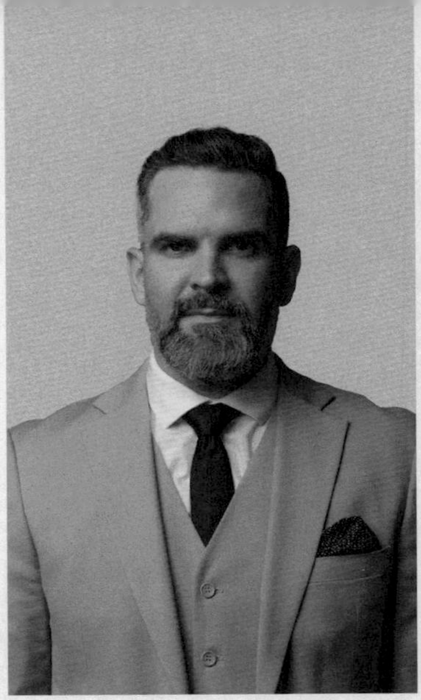

É graduado em Medicina pelas Faculdades Unificadas Aparício Carvalho (2014). Graduado em Pediatria pelo Hospital Centenário (2019). Pós-graduado em Emergências e Urgências Pediátricas pelo Instituto de Ensino Albert Einstein (2017). Pós-graduando em Transtorno do Espectro Autista pela CBI of Miami. Mestrando em Neurociência pelo Instituto de Neurociência. Experiência comprovada em urgências e emergências pediátricas e clínicas. Proprietário e diretor técnico da Clínica Blua Pediatria, Autismo e Famílias Integradas. Idealizador do 1º Seminário Blua Autismo. Autor do livro *Simplificando o autismo* e coautor do livro *Autismo ao longo da vida*. Idealizador da Comunidade Thiago Castro.

Contato
Instagram: @dr.thiagocastro

O autismo é um transtorno que demanda muito esforço de uma família. Ao longo do nosso caminho, nos deparamos com várias histórias que se parecem. Histórias que apresentam dificuldades para encontrar o caminho certo. São histórias de famílias singulares que merecem muito respeito. Há muitas informações, mas muitas delas estão dispersas e equivocadas, assim como informações levianas ou muito pequenas para tudo aquilo que as famílias precisam.

Muitos já sabem que nossa história começou antes mesmo da vinda do Noah. Nós tivemos uma gravidez sem planejamento e o período da gestação foi tranquilo, sem nenhuma intercorrência. Noah nasceu de maneira eletiva, sem nenhuma complicação. As demandas da primeira infância foram tranquilas. Nessa época, eu era um pediatra especialista em urgências, atendia em grandes hospitais, em casos com alta complexidade. Amava fazer acesso intraósseo, punção lombar, dreno de tórax, acesso central e conduzir reanimação.

Noah era um bebê sorridente, tranquilo, com troca de olhares, engatinhou, sentou-se e andou dentro dos marcos de desenvolvimento. Tudo parecia estar fluindo naturalmente. Havia sinais que naquele momento não entendíamos. Aos dez meses, percebemos algumas mudanças que ligaram o sinal de alerta: o apagar das expressões do nosso bebê. Suspeitas surgiram e começamos a especular o que poderia ser. Parecia que cada dia um pouco do nosso filho se apagava, estava sumindo. A negação também sobrevoou nossas mentes. O acesso à informação era diferente e era de se imaginar que seus atrasos não seriam validados.

Como náufragos em busca de resgate, buscamos no histórico familiar uma justificativa, algo que acabasse com qualquer suspeita. Segundo relatos de minha mãe, eu fui um bebê mais quieto e que demorou para falar. Isso nos fez pensar que o Noah só estava passando por uma fase.

Aos 12 meses, Noah não queria bater palmas, jogar beijos, nenhuma palavrinha veio. O olhar era distante, ele não sabia fazer carinhas ou identificar as pessoas próximas e assim outros sinais foram aparecendo. O tempo passava e Noah continuava sem expressões faciais. Por um período, nos prendemos a cada mínimo detalhe que nos desse esperança. Continuamos adiando a busca por um diagnóstico. Na época, os dois pediatras que o acompanhavam diziam que ele estava com desenvolvimento normal. Por volta de 15 meses, veio a primeira consulta com a fonoaudióloga. "Mas, doutor, você não percebeu os atrasos?"

Pois bem! Naquela época e talvez agora ainda, médicos não saem prontos para saber de autismo. Em meio às inúmeras horas de plantão que fazia, falhei com meu próprio filho que sucumbia no meio dos sintomas do transtorno do espectro autista (TEA). A partir daquela consulta com a fono, o desenvolvimento do Noah passou a ser nosso principal alvo. Tudo o que ela nos disse já estávamos vendo, mas éramos incapazes de nos movimentar. Entre medos, incertezas e dores, fomos atrás do diagnóstico. Na primeira consulta recebemos o laudo de autismo com alto nível de gravidade, com indicação de sessões com fonoaudiólogo e inserção escolar. Ao colocá-lo na escola, a diferença do desenvolvimento do Noah, em relação a outras crianças, ficou mais evidente e logo percebemos que apenas isso não seria suficiente. Fomos em busca de novas informações e avaliações. Cada um dos terapeutas apontava uma necessidade, um prejuízo, e isso nos torturava.

Passavam-se os meses e a evolução era lenta. Em contrapartida, em outros países havia tratamentos intensos, com abordagem focal e aplicação da ciência ABA (análise do comportamento aplicada). Comecei a estudar o assunto motivado a não perder tempo. Passamos a questionar sobre ABA, indagamos sobre Denver e, infelizmente, alguns profissionais não aceitavam com facilidade. Durante um bom tempo, aqui no Brasil, as terapias ABA eram vistas como "adestramento". E, mesmo contra os laudos, fomos atrás delas. Comecei a estudar mais o assunto e, a cada publicação ou livro, mais confiantes estávamos de estar no caminho certo. A maioria dos profissionais que buscamos falhou conosco.

Estudei cada terapia como se a vida dele dependesse disso – afinal, dependia. Onde muitos veem uma referência, eu vejo um pai com medo. Esse mesmo medo em movimento me fez diferente! A prática e a ciência passaram a andar junto comigo. Foi onde tudo começou! Eu fui terapeuta antes de indicá-los, fui paciente antes de ser médico e fui pai antes de mais nada. Aprendi sobre autismo pela vivência. Eu não escolhi ser médico de autismo; fiz isso para cuidar da minha família, para "salvar" meu filho e, agora, meu segundo filho. Aprendi sobre o autismo porque Deus viu em mim um propósito e me permitiu viver o diagnóstico do meu filho e, por meio dele, fazer a diferença na vida de outras pessoas.

É triste ouvir tantas histórias de pais que tiveram o atraso de seus filhos desacreditado pelo pediatra. Deveríamos ser um porto seguro, bálsamo para essas famílias, mas infelizmente muitos de nós acabam sendo pedras de tropeço. Será que os pediatras devem se apequenar tanto diante do autismo? Será que nosso papel é apenas encaminhar para neurologista e fonoaudiólogo? Lógico que isso não é regra. Há muitos profissionais que fazem a diferença. Mas, posso afirmar, pelas inúmeras consultas, que ainda temos os que não acolhem as queixas das mães, afirmando que "cada criança tem seu tempo".

Sinto muito por isso! Diante do atraso, quase sempre o pediatra é o primeiro a ser procurado. Deveríamos saber mais sobre o assunto, pois nossa especialidade é o desenvolvimento da criança. É preciso estar atento aos atrasos para direcionar os melhores caminhos. Precisamos então capacitar mais nossos pediatras para que eles possam fazer o diagnóstico com segurança e saber de fato o tratamento e os caminhos a serem seguidos. Inclusive, a Lei n. 12.842/2013, que dispõe sobre o exercício da medicina, dá autonomia ao médico para dedicar o máximo zelo ao paciente, com o melhor de sua capacidade profissional e sem discriminação de qualquer natureza.

Portanto, não só pode dar o laudo, como é necessário. Em um mundo ideal, teríamos neuropediatras e psiquiatras infantis para cada criança com atraso no neurodesenvolvimento. Mas, diante do aumento crescente de casos, não há e nunca haverá. Crianças ficam meses em filas de espera para uma consulta, ou pior, em razão da amplitude geográfica do Brasil, ter um especialista próximo é algo que talvez nunca aconteça.

No caso do autismo, é fácil entender o motivo. Até a terceira edição do *Manual diagnóstico e estatístico de transtornos mentais (DSM-III)*, afirmava-se que o autismo tinha baixa prevalência: 2-4 casos a cada 10 mil pessoas. Ou seja, era considerado uma condição "rara". Acontece que a informação mudou, as leis e necessidades também. A última estatística do Centro de Controle e Prevenção de Doenças dos Estados Unidos (CDC) demonstrou a prevalência de 1 caso de autismo a cada 36 pessoas naquele país. Estima-se que, apenas no Brasil, existam de 2 a 4 milhões de autistas. Em contrapartida, há somente pouco mais de 1.500 neurologistas infantis. Enquanto isso, o número de pediatras e médicos de Unidades Básicas de Saúde (UBS), que, juntos, fazem puericultura, chega a 100 mil.

Segundo a pesquisa Demográfica Médica no Brasil 2023 (Scheffer *et al.*, 2020), realizada pelo Conselho Federal de Medicina (CFM) e pela Universidade de São Paulo (USP), há, no Brasil, 48.654 pediatras em atuação. Essa é a segunda especialidade com maior número de profissionais no país, correspondendo a 9,8%. Outras especialidades e áreas de atuação importantes para o diagnóstico precoce de TEA, como a neurologia pediátrica e a psiquiatria infantil, estão mais concentradas em grandes cidades. Ou seja, o acesso a esses profissionais acaba sendo restrito. Dados do CFM apontam que há menos de 2 mil especialistas em atuação nessas áreas no país. E, se levarmos em consideração os dados epidemiológicos mais recentes, referentes ao aumento de casos de TEA, seria inviável e preocupante esperarmos que todas essas crianças passem por esses profissionais.

Podemos dizer que, antes de chegar a qualquer outro especialista, a criança passou muitas vezes pelo pediatra, que pode estar identificando os primeiros sinais e proporcionando um mundo de possibilidades para o desenvolvimento dessa criança.

Os pediatras atendem diretamente os transtornos da infância, mas, em sua grande maioria, ainda não conseguem manejar bem o TEA por acreditarem que apenas o neurologista infantil tem capacidade para isso. Indiscutivelmente o neuropediatra, quando bem atualizado, é um bom profissional para cuidar dessa criança, assim como o psiquiatra infantil. Precisamos começar a cobrar que os médicos pediatras e da UBS estejam prontos para atender crianças com TEA. Pois, se afirmamos a importância do diagnóstico e intervenção precoce, logo, precisaremos deles, em especial do pediatra.

A Lei n. 13.438/2017 determina obrigatoriedade da aplicação de avaliação em pacientes aos 18 meses, a fim de identificar atrasos. Conforme a Nota Técnica do Ministério da Saúde a respeito dessa lei, "esses profissionais especializados que farão o diagnóstico e o tratamento podem ser pediatras e outros médicos especialistas". Quando os neurologistas, psiquiatras, pediatras e médicos de puericultura andarem juntos para um bem único, será um novo tempo para as crianças autistas. A gente não precisa comprometer o desenvolvimento da criança, perdendo um tempo precioso até chegar ao subespecialista, quando nós somos os especialistas em desenvolvimento infantil, somos importantes e podemos fazer a diferença. Arrisco-me a dizer que nem sempre é o profissional que faz o diagnóstico da criança autista, e sim os pais, já exaustos por não serem ouvidos e que mais tarde, junto com os atrasos, recebem a confirmação.

Outra questão importante a se dizer é que os pais não querem só o diagnóstico; eles precisam que um profissional lhes oriente em relação a que caminho seguir, que terapias precisam buscar e quais são as perspectivas futuras. É muito triste quando se perdem meses na busca de alternativas, pois ao longo desse tempo algumas janelas já se fecharam.

Assim também foi comigo. Após terminar a residência de pediatria, sabia muito pouco sobre atrasos de desenvolvimento e esse é o retrato de boa parte dos pediatras que se formam. Não sabemos verdadeiramente sobre o autismo, não entendemos sobre a análise do comportamento aplicada, ainda que seja o tratamento padrão-ouro, e a maior parte dos profissionais nem sequer sabe sobre o modelo Denver de intervenção precoce, intervenções naturalistas, estimulação sensorial ou comorbidades dentro do TEA. Além disso, há um desconhecimento das escalas de avaliação, como VB-MAPP, CARS, ADOS, ADIR, entre outros.

Durante a especialização aprendemos muitas coisas, mas, quando se trata de autismo, o ensino é falho. A base em neurologia foi toda hospitalar, com as mais diversas e importantes doenças, e sobre o autismo, também muito importante, muito pouco nos foi repassado. Quando saímos da residência médica, somos capazes de salvar vidas, sabemos o nome de todos os antibióticos e as respectivas bactérias nos quais agem, além do nome dos diferentes vírus e tumores com os quais, talvez, nunca lidaremos. Afirmo, veemente, que o desenvolvimento infantil deveria ter uma parcela maior na formação da pediatria.

Os pediatras estão presentes na vida das crianças desde o primeiro dia de vida e deveriam perceber os sinais de maneira verdadeiramente precoce na criança autista. O médico do desenvolvimento infantil deve estar atento aos marcos que devem ser atingidos. O profissional precisa saber todas as habilidades cognitivas adquiridas e exatamente quantas palavras a criança deve falar aos 12, 24, 36 meses. Além disso, deve guiar, cuidar, suplementar e proteger os pequenos. E quando digo que os médicos deveriam se preocupar menos com doenças e mais com esse olhar aguçado aos detalhes do desenvolvimento, por vezes sou considerado antiquado.

A pediatria é uma grande porta de entrada para a promoção da saúde das crianças. Ela está nos grandes centros, mas também é difundida em cidades do interior. Seja nas consultas de rotina ou na urgência, é o profissional que está em contato próximo e frequente com a criança e sua família, pois é considerada uma especialidade médica básica.

O consultório de um pediatra também deve ser o lugar de muitas respostas que as famílias tanto procuram. Se você, profissional de pediatria, está suspeitando de algo, investigue sem perder a oportunidade de mudar a trajetória de uma criança por sua omissão. Você precisa se sensibilizar, se preparar e se atualizar sobre o tema para fornecer todo o suporte médico e emocional às famílias. Quanto mais cedo os sinais forem identificados, mais rapidamente será iniciada a estimulação e mais efetivos serão os ganhos no desenvolvimento psicomotor.

Estar diante do autismo não é tarefa fácil para o profissional e muito menos para a família. Nesse momento, é necessário ter muita paciência, respeito e empatia. Ser duro quando necessário e amável quase sempre.

Para que o trabalho seja feito com excelência, o profissional deve entender detalhes da vida diária dessa criança e de sua família. Também é preciso orientar em relação a fazer o básico bem-feito, como ajustar horários de dormir e acordar, cultivar hábitos saudáveis durante o dia, retirar dispositivos deletérios ao comportamento e, mesmo diante da seletividade alimentar, buscar alternativas e suplementações que ajudem esse corpo a ter mais equilíbrio. Para nada disso precisa de terapia, apenas boa vontade do profissional e da família. É o momento de parar de passar a mesma "receita de bolo" para todos com terapias com fonoaudiólogos, terapeutas ocupacionais e psicólogos duas vezes por semana.

Para o autismo, é preciso mostrar com clareza a importância das terapias com intensidade, quantidade e continuidade. Sair da consulta médica com um diagnóstico e um papel com algumas terapias é muito pouco diante do que essa família terá pela frente. É preciso que ela saiba sobre seus direitos, sobre a possibilidade de contar com um tutor em sala de aula e coisas básicas do dia a dia que podem fazer uma enorme diferença. É necessário pegar na mão dessa família e dizer que, com o esforço de todos, o resultado será positivo. Não há por que perder a esperança.

Eu acredito que o pediatra tem um papel muito maior. Podemos fazer a diferença na vida diária dessas famílias e dessas crianças, e olhar para elas como um todo. Ser um médico capacitado em autismo é estar pronto para levar esperança a diversas famílias.

Há coisas que estão além da minha ou da sua vontade e compreensão. Filhos são bênçãos e permissão de Deus; cabe ofertarmos todo o nosso possível, pois isso é ser pai.

Foi diante do autismo que eu me tornei um pai e um pediatra melhor.

Referências

AMERICAN PSYCHIATRIC ASSOCIATION (APA). *Manual diagnóstico e estatístico de transtornos mentais:* DSM-5. Porto Alegre: Artmed, 2014.

BRASIL. *Lei n. 12.842, de 10 de julho de 2013*. Dispõe sobre o exercício da medicina. Disponível em: https://www.planalto.gov.br/ccivil_03/_ato2011-2014/2013/lei/l12842.htm. Acesso em: 12 jan. 2024.

BRASIL. *Lei n. 13.438, de 26 de abril de 2017*. Altera a Lei nº 8.069, de 13 de julho de 1990 (Estatuto da Criança e do Adolescente), para tornar obrigatória a adoção pelo Sistema Único de Saúde (SUS) de protocolo que estabeleça padrões para a avaliação de riscos para o desenvolvimento psíquico das crianças. Disponível em: https://www.planalto.gov.br/ccivil_03/_ato2011-2014/2013/lei/l12842.htm. Acesso em: 12 jan. 2024.

SCHEFFER, M. C. *et al.* Radar da demografia médica no Brasil. Informe Técnico n. 1. setembro/2023. 26 p. São Paulo, SP: FMUSP, AMB.

41

EXCESSO DE TELAS E SEU IMPACTO NO DESENVOLVIMENTO INFANTIL

Estamos vivenciando a era da intoxicação digital infantil. Diversos estudos mostram a associação entre o excesso de exposição a telas na primeira infância e o atraso no desenvolvimento cognitivo, na linguagem, dificuldades sociais, descontrole emocional e alterações de sono. Torna-se urgente debater esse assunto.

MIRELLA SENISE

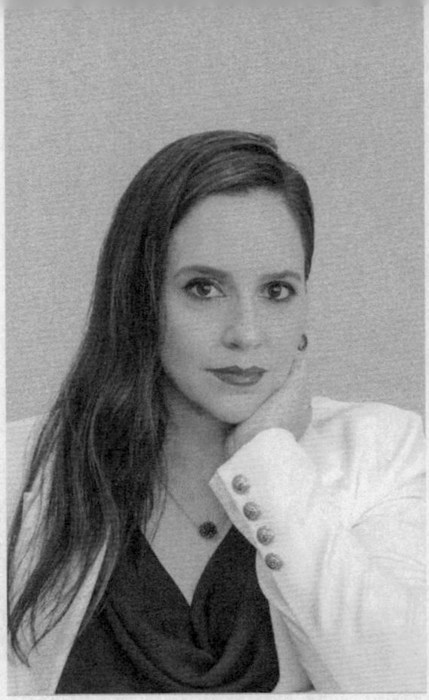

Mirella Senise

Médica graduada pela Faculdade de Medicina de Jundiaí (FMJ). Especialista em Pediatria pela Universidade de São Paulo (USP) e pela Associação Médica Brasileira (AMB). Especialista em Neuropediatria pela Universidade Federal de São Paulo/Escola Paulista de Medicina (Unifesp). Especialização em Aplicação de Toxina Botulínica e Bloqueio Neuromuscular pela USP. Pós-graduanda em Psiquiatria e Saúde Mental da Infância e Adolescência e em Transtorno do Espectro do Autismo pelo CBI of Miami.

Contatos
www.clinicasenise.com.br
miseniserecados@gmail.com
Instagram: @dra.mirellasenise
11 4521 3488 / 11 4521 4515

Introdução

Interação com o ambiente e com outras pessoas faz as crianças desenvolverem e ampliarem suas habilidades físicas, cognitivas, emocionais e sociais. É fato que crianças em idades cada vez mais precoces têm tido acesso a equipamentos eletrônicos e, com isso, perdem oportunidades de brincar ao ar livre e de interagir com os pares.

Diversos estudos têm apontado atrasos cognitivos e de linguagem associados ao uso excessivo de telas na primeira infância, e inúmeros desfechos nocivos de ordem física, cognitiva e comportamental têm sido documentados. Entre eles, destacam-se: sedentarismo, problemas osteoarticulares como vícios posturais e dores musculares, baixa motricidade, manifestações oculares como síndrome do olho seco, vista cansada e miopia, problemas auditivos pela exposição excessiva a ruídos e uso abusivo de fones de ouvido (headphones) em volumes acima do tolerável.

Zimmerman e Bell (2010) mostraram que meninos que excedem duas horas por dia de uso de mídia sedentária têm 1,7 vezes mais chances de desenvolver obesidade em comparação com aqueles que não excedem duas horas por dia de uso de mídia sedentária.

O brilho das telas, em decorrência da faixa de onda de luz azul, contribui para o bloqueio da produção de melatonina e leva à diminuição da quantidade e da qualidade do sono, sobretudo quando as telas são usadas antes da hora de dormir. O aumento da sonolência diurna, por sua vez, está relacionado a problemas de memória, baixo tempo de atenção e concentração e piora do desempenho acadêmico.

O comportamento passivo da criança diante das telas também pode fomentar uma predileção por atividades que exijam menos cognitivamente, debilitando assim a capacidade criativa e crítica dos pequenos. A preguiça, a ansiedade e a frustração são reações que podem surgir diante de atividades que requeiram maior esforço intelectual.

Na interação digital, a resposta é rápida e pronta, o que deixa pouco lugar para investigação, imaginação, apreensão e interpretação dos conteúdos que vão sendo apresentados. Todos esses fatores contribuem para que as crianças apresentem importantes prejuízos nas habilidades de interação e adaptação ao meio social.

A superestimulação presente nos meios digitais com respostas imediatas interfere negativamente na capacidade de atenção e na habilidade de saber esperar, contribuindo para impulsividade, hiperatividade, baixa tolerância às frustrações, irritabilidade e estresse.

O uso da internet e as gratificações significativas, por pontos ou likes, recebidas por esses comportamentos nos jogos ou redes, perpassam os mecanismos de recompensa e a produção do neurotransmissor dopamina. Muitos comportamentos se tornam impulsivos e automáticos, aliviando episódios recentes de tédio, estresse ou depressão.

As crianças maiores e adolescentes apresentam, entre outros efeitos na saúde mental, maiores taxas de depressão, ansiedade, baixa autoestima e transtornos de imagem corporal. Este último é motivo de preocupação especialmente entre as meninas, com maior risco de transtornos alimentares (anorexia e bulimia), quando tomam para si padrões de beleza irreais e inatingíveis vendidos pela mídia.

Outro ponto que merece atenção são os prejuízos psicológicos e as marcas definitivas na imagem pessoal ocasionadas pelo cyberbullying, versão mais moderna do bullying, cujos alcance e efeito são amplificados por meio dos compartilhamentos sucessivos nas redes sociais.

Existem ainda outros riscos associados à exposição de conteúdos sensíveis sexuais e de violência, com graves desdobramentos para a segurança e sofrimento psíquico de crianças e adolescentes, que se traduzem em autolesões e, em casos mais extremos, abuso de álcool e drogas, compulsão por jogos e demais entretenimentos digitais e ideação suicida.

É fundamental a supervisão de um adulto responsável, junto ao público pediátrico, na navegação pelo ambiente digital. Cabe aos responsáveis limitar o tempo de exposição a telas e selecionar conteúdos educativos apropriados à faixa etária, controlando a interação com desconhecidos e a navegação por sites perigosos.

Crianças tendem a imitar a atitude dos adultos, sobretudo aqueles que são referências afetivas. Os pais devem dar exemplo e empreenderem esforços reais na redução do próprio tempo dedicado às telas. O recado para a criança deve ser coerente com as atitudes e os valores que os responsáveis adotam para si. Os limites impostos tendem a ser aderidos com menos resistência se encontram consonância com aquilo que observam no seu meio familiar.

A Sociedade Brasileira de Pediatria (SBP), em conformidade com a Academia Americana de Pediatria (AAP), recomenda o tempo de tela adequado para cada idade, de acordo com a maturação e o desenvolvimento cerebral.

A recomendação de exposição a mídias para crianças menores de dois anos é zero, pois as evidências científicas mostram que as interações sociais com os cuidadores são muito mais eficazes e estimulantes para o desenvolvimento da linguagem, da inteligência, da interação social e das habilidades motoras, além de proporcionarem habilidade de controle emocional.

Entre os dois anos completos e cinco anos, a recomendação é de uma hora por dia ao todo, ou seja, somando-se o período diário que a criança permanece na TV, celular, tablets e videogames.

Acima dessa idade, é recomendável o tempo máximo de até duas horas. O acesso deve ser monitorado e permitido apenas ao que é liberado para a faixa etária da criança, evitando conteúdos de violência e de comportamentos inadequados.

As publicações científicas demonstram evidências de que, quanto mais nova a criança, menor a capacidade do cérebro de discernir a ficção da realidade. Além disso, durante os primeiros anos de vida a formação da arquitetura cerebral é acelerada e servirá de suporte para todo o aprendizado futuro.

A tecnologia influencia comportamentos pelo mundo digital, modificando hábitos desde a infância, o que causa dificuldades de socialização e conexão com outras pessoas e pior rendimento acadêmico.

Vale sublinhar que o uso de telas facilita o acesso das redes de pedofilia e exploração sexual on-line, além das "brincadeiras" ou "desafios" que podem levar a graves consequências.

A SBP orienta que praticar brincadeiras ao ar livre é um dos melhores antídotos contra a intoxicação digital e recomenda que essas atividades sejam diárias por, no mínimo, uma hora.

A pesquisa TIC Kids Online Brasil (2018), realizada pelo Centro Regional de Estudos para o Desenvolvimento da Sociedade da Informação/Núcleo de Informação e Coordenação do Ponto BR (Cetic.br/NIC.br), em amostra representativa de 2.964 famílias com entrevistas de crianças e adolescentes brasileiros entre 9 e 17 anos, demonstra não só a relevância dos riscos à saúde de maneira geral, mas também riscos para transtornos de saúde mental e problemas comportamentais, segundo os atuais critérios da 11ª revisão da Classificação Internacional de Doenças da Organização Mundial da Saúde (CID-11) sobre dependência digital.

A Organização Mundial da Saúde (OMS, 2018), em recente versão da CID-11, usa os critérios para jogos de videogames como *gaming disorder*, número 6C51.0 (on-line) e número 6C51.1 (off-line) e ainda o número QE22 para *hazardous gaming*, ou a prática de jogos perigosos ou causadores de fatalidades, coma, pneumonias, asfixia e outros acidentes decorrentes dos jogos de provocação e violência que existem nas redes sociais e aplicativos frequentemente usados por adolescentes.

É fundamental que as famílias resgatem o hábito dos passeios a céu aberto. As crianças aprendem de maneira concreta e precisam experimentar o mundo correndo, pulando, escalando e criando um repertório de vivências sensoriais.

Com o uso excessivo das telas, inúmeras oportunidades de atividades ao ar livre, que envolvem o uso do corpo na exploração do ambiente, são perdidas. Isso implica o empobrecimento das habilidades motoras e a diminuição do contato real com os pares. Sem a convivência com outras crianças, as habilidades sociais são pouco desenvolvidas, aumentando as dificuldades de inserção e interação no grupo de pares.

O uso prolongado de telas faz as crianças se habituarem com o caráter bidimensional das informações no mundo digital e enfrentarem mais dificuldades de exploração do mundo real, que é tridimensional e apresenta outras possibilidades de experiências sensoriais.

Conclusões

É importante que haja a conscientização de cuidadores e a implementação de políticas públicas e campanhas de educação em saúde, com o objetivo de prevenir os riscos do uso excessivo de telas, que tem se alastrado em idades cada vez mais precoces por crianças no Brasil.

A SBP orienta que brincar ao ar livre é um dos melhores antídotos contra a intoxicação digital e recomenda que essas atividades sejam diárias por, no mínimo, uma hora.

Não existe um planejamento único que atenda às demandas e às situações específicas de cada família no que se refere ao uso de telas. Os profissionais de saúde devem orientar os cuidadores quanto aos riscos do uso excessivo e as adaptações devem caber para cada realidade, com escolhas que requerem maturidade, bom senso e afeto.

Referências

COMITÊ GESTOR DA INTERNET NO BRASIL; NÚCLEO DE INFORMAÇÃO E COORDENAÇÃO DO PONTO BR. *Pesquisa Tic Kids online Brasil 2018*. São Paulo: Cetic; 2019. Disponível em: https://cetic.br/publicacao/pesquisa-sobre-o-uso-da-internet-por-criancas-e-adolescentes-no-brasil-tic-kids-online-brasil-2018/. Acesso em: 02 fev. 2024.

ORGANIZAÇÃO MUNDIAL DA SAÚDE (OMS). *Classificação internacional de doenças* – CID-11. Genebra: OMS, 2018. Disponível em: https://www.who.int/classifications/icd/en/. Acesso em: 02 fev. 2024.

SOCIEDADE BRASILEIRA DE PEDIATRIA (SBP). Benefícios da natureza no desenvolvimento de crianças e adolescentes. *Manual de orientação*. Grupo de Trabalho em Saúde e Natureza. 2019. Disponível em: https://www.sbp.com.br/fileadmin/user_upload/manual_orientacao_sbp_cen1.pdf. Acesso em: 02 fev. 2024.

SOCIEDADE BRASILEIRA DE PEDIATRIA (SBP). #Menos Telas #Mais Saúde. Manual de Orientação. 2019. Grupo de Trabalho Saúde na Era Digital (2019-2021). Disponível em: https://www.sbp.com.br/fileadmin/user_upload/_22246cManOrient_-_MenosTelas_MaisSaude.pdf. Acesso em: 02 fev. 2024.

SOCIEDADE BRASILEIRA DE PEDIATRIA (SBP). Saúde de crianças e adolescentes na era digital. *Manual de orientação.* 2016. Grupo de Trabalho Saúde na Era Digital (2019-2021). Disponível em: https://www.sbp.com.br/fileadmin/user_upload/2016/11/19166d-MOrient-Saude-Crian-e-Adolesc.pdf. Acesso em: 02 fev. 2024.

SOCIEDADE BRASILEIRA DE PEDIATRIA (SBP). Uso saudável de telas, tecnologias e mídias nas creches, berçários e escolas. *Manual de orientação.* 2019. Grupo de Trabalho Saúde na Era Digital (2019-2021). Disponível em: https://www.sbp.com.br/fileadmin/user_upload/21511d-MO_-_UsoSaudavel_TelasTecnolMidias_na_SaudeEscolar.pdf. Acesso em: 02 fev. 2024.

ZIMMERMAN, F. J.; BELL, J. F. Associations of television content type and obesity in children. *American Journal of Public Health*, v. 100, n. 2, p. 334-340, 2010.

42

SONHAR, AGIR E CONCRETIZAR

Este capítulo relata a criação de uma clínica-escola em Angola, descrevendo os caminhos para sua concretização e o embasamento teórico das ações realizadas e expectativas. Mais do que eternizar uma experiência, este texto espera exemplificar e inspirar ações concretas que podem transformar cenários desafiadores.

INDIHARA HORTA

Indihara Horta

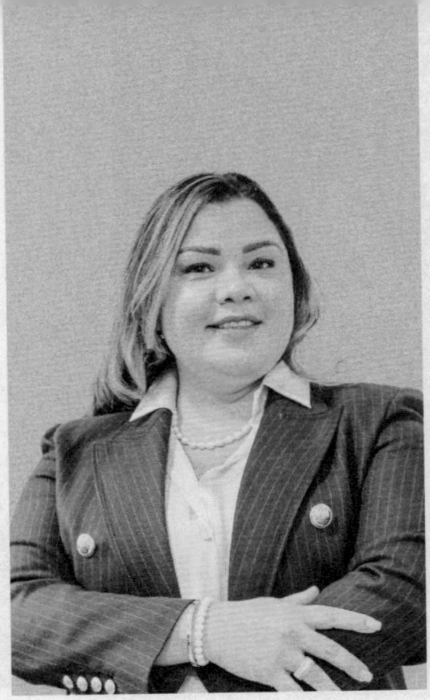

Mãe atípica de uma linda menina com autismo e altas habilidades. Fonoaudióloga. Especialista em motricidade orofacial, linguagem e autismo. Certificada no modelo Denver de intervenção precoce. Analista do comportamento. Mestra em Gestão de Saúde. Especializanda da primeira turma do Brasil em Comunicação Alternativa no Grupo Alcance. Fundadora do Centro de Desenvolvimento Infantil Kuzola Mona e da Plataforma de Projetos Sociais Capacitar para Cuidar, em Angola.

Contatos
indihara@kuzolamona.com
Instagram: @indiharahorta
+244 92861 1485

Dizem que somos movidos a sonhos; mas o que seriam deles sem a persistência, as ações concretas, o trabalho em equipe? Provavelmente não se tornariam realidade, continuariam no lugar do "inalcançável" e, com o tempo, seriam esquecidos.

No entanto, quando há convicção e um propósito que transcende desejos individuais, quando nossos sonhos são expostos e compartilhados, é certo que encontramos pessoas com propósitos semelhantes. E é assim que as coisas realmente acontecem.

Nesta segunda edição, venho falar da concretização de um sonho, o qual abordei no capítulo anterior: o desejo de criar uma clínica-escola em Angola, onde vivo desde 2015.

Clínica-escola é uma instituição educacional onde os estudantes realizam atendimentos supervisionados como parte de sua formação prática. Esses ambientes permitem a integração entre teoria e prática, oferecendo serviços à comunidade e contribuindo para a formação técnica e ética dos alunos (Silva *et al.*, 2023; Bueno *et al.*, 2022).

Oficialmente, desde 20 de maio de 2024, a Clínica-escola do Capacitar para Cuidar, em Angola, é uma realidade. É a primeira do país a trabalhar com atendimentos terapêuticos com base na Análise do Comportamento Aplicada (ABA). Pais, profissionais e multiplicadores de conhecimento sobre os transtornos do neurodesenvolvimento, capacitados pelo próprio projeto, oferecem atendimento gratuito à comunidade de baixa renda. Atualmente, estão sendo atendidas 68 crianças.[1] O alvo é estender o projeto para as províncias e, quem sabe, num futuro próximo, para outros países da África.

A concretização da Clínica-escola é fruto de uma longa caminhada, que exigiu muito mais do que sonhar, e teve seu ápice no período de 29 de abril a 4 de maio de 2024, quando realizamos o mutirão transdisciplinar de diagnósticos e intervenções voltados a transtornos do neurodesenvolvimento,

1 Dados referentes a setembro de 2024.

e, paralelamente, fizemos capacitações em Angola. Para isso, contamos com uma equipe de 27 especialistas voluntários brasileiros, incluindo neuropediatras, pediatras, psiquiatras da infância e adolescência, psicólogos, educador físico, psicomotricista, pedagogos, fonoaudiólogos e terapeutas ocupacionais, que vieram a Luanda para realizar atendimentos, *workshops* e treinamentos.

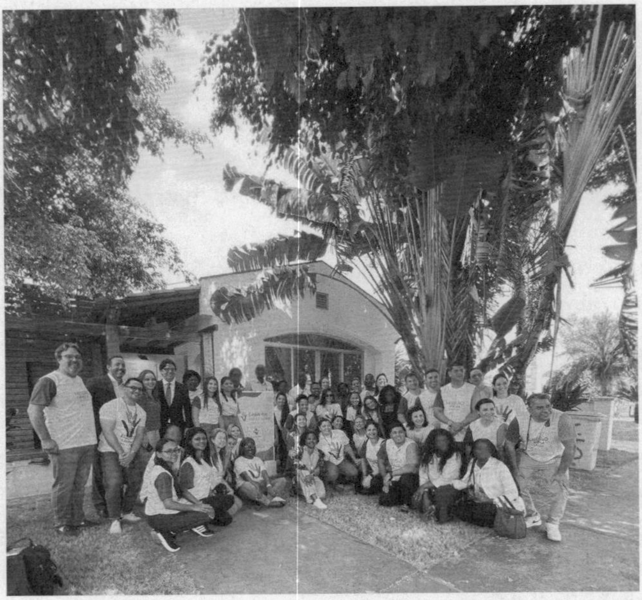

Com o lema "O amor inclui, o conhecimento capacita", a iniciativa foi promovida pela plataforma de responsabilidade social Capacitar para Cuidar (CPC), do qual sou idealizadora, e contou com o apoio do Ministério da Saúde de Angola (Minsa), e com a parceria, firmada em 2023, com a organização não governamental (ONG) Atos, também com sede em Angola e referência mundial por seus feitos nas áreas de combate à pobreza e da educação.

A seguir, discorro sobre o desenvolvimento de atividades do mutirão e apresento embasamento teórico para as ações consolidadas e expectativas.

Mutirão

No dia 29 de abril, os caravanistas foram recebidos no aeroporto de Luanda por toda a equipe de apoio e um grupo cultural, que apresentou danças típicas nacionais. Em seguida, dirigiram-se ao Complexo Hospitalar de Doenças Cardiopulmonares Cardeal Dom Alexandre de Menezes e, depois, para as instalações da ONG Atos, na comunidade do Camizungo.

Já no dia 30 de abril, a equipe foi dividida em duas frentes de trabalho. Médicos e terapeutas atenderam no Hospital Materno Infantil Azancot de Menezes, na região do Camama. Simultaneamente, uma equipe de especialistas em educação inclusiva esteve na Casa do Amor, casa de acolhimento da ONG Atos, para avaliação global de crianças acolhidas.

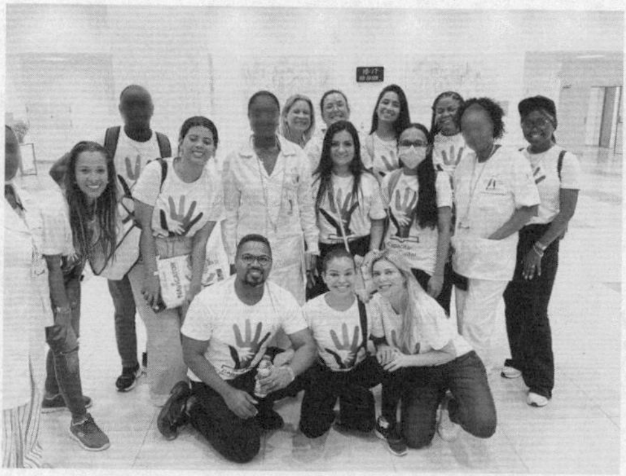

No dia 1 de maio, foi realizada capacitação para cuidadores informais de famílias com crianças autistas. O evento contou com a presença da Ministra da Saúde, Dra. Sílvia Lutucuta, de secretários de Estado, diretores de hospitais, técnicos de diagnóstico e autoridades, dentre outros.

Simultaneamente, no auditório do Shopping Talatona, ocorreu a formação "Técnicas de educação inclusiva para a sala de aula", para cerca de 80 profissionais envolvidos diretamente na causa da inclusão.

No dia 2 de maio, uma equipe multidisciplinar realizou atendimentos na sede do projeto CPC, enquanto outras equipes estiveram nas instalações da ONG Atos, juntamente com equipes da Psiquiatria e Reabilitação, para o atendimento de famílias daquela comunidade.

No dia 3 de maio, o grupo visitou o Centro de Desenvolvimento Infantil Kuzola Mona e, em seguida, foi à Casa do Amor para concluir as avaliações e o treinamento da equipe de cuidadores.

No dia 4 de maio, foi realizado o seminário "Autismo: da infância à vida adulta", organizado pelo próprio CPC, com o objetivo de formar e capacitar profissionais, pais e agentes multiplicadores de conhecimento para o suporte e atendimento de pessoas com transtornos do neurodesenvolvimento. Foram abordados temas como sinais de autismo, diagnóstico e tratamento, educação e inclusão escolar, o papel da família, e autismo ao longo da vida. O público foi de aproximadamente 400 pessoas.

Ao longo das atividades realizadas pela caravana, foram atendidas 108 pessoas, entre crianças, adolescentes e adultos. Foram realizados diagnósticos de transtorno do espectro autista (TEA), transtorno do déficit de atenção e hiperatividade (TDAH), transtorno do desenvolvimento intelectual (TDI), esquizofrenia, entre outros.

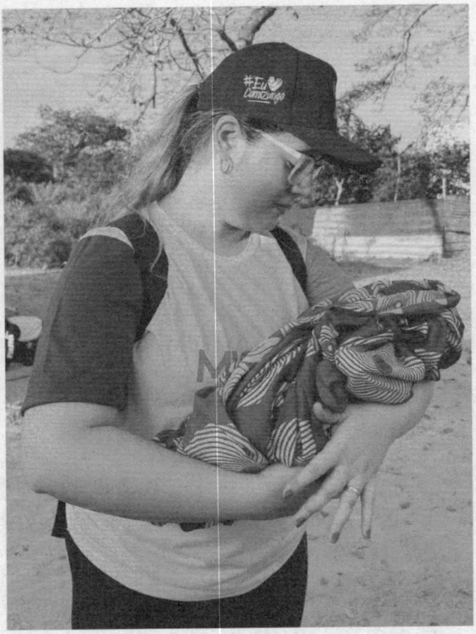

Desses atendimentos, 44 casos foram incluídos na Clínica-Escola do CPC a partir do início dos atendimentos, em 20 de maio deste ano.

O envolvimento de autoridades e a forte presença de especialistas brasileiros e empresas apoiadoras da causa fizeram do mutirão uma ação de grande impacto em nível nacional, permitindo que já pudéssemos presenciar, no decorrer daqueles dias, mudanças expressivas no cenário de assistência a pessoas com transtornos do desenvolvimento em Angola.

Em poucos dias, muitas coisas puderam ser feitas, pois, antes mesmo de o mutirão se concretizar, esse sonho se fortalecia... Na busca por parcerias, no interesse dos profissionais brasileiros que voluntariamente se juntavam a nós, em cada "sim" recebido, na organização das atividades do mutirão cuidadosamente preparadas para que se aproveitasse ao máximo esse período de troca entre profissionais brasileiros e angolanos... Em todos esses atos, certamente não faltaram amor e vontade de fazer acontecer, na certeza de que, unidos, poderíamos transformar um cenário de desafios e escassez.

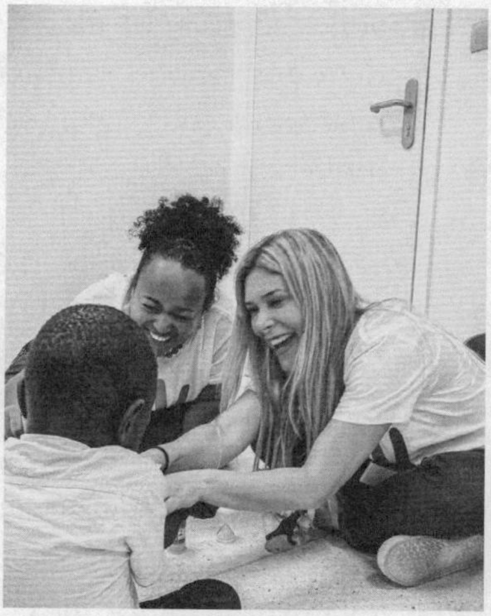

Embasamento e expectativas

A ABA considera a necessidade de ajustar as intervenções comportamentais às características específicas do ambiente e dos indivíduos. Essa abordagem, fundamentada na filogenia, implica desenvolver práticas terapêuticas que sejam culturalmente sensíveis e adaptadas às condições locais (Baer *et al.*, 1968). Em outras palavras, prevê a importância de desenvolver a ciência baseada no meio em que o indivíduo está, de acordo com a cultura, necessidades e recursos disponíveis, utilizando "aquilo que temos em mãos".

No contexto de um país com escassez de profissionais, especialmente na área de terapias especializadas, e falta de políticas públicas destinadas aos indivíduos com transtornos do neurodesenvolvimento, os esforços devem ser especialmente focados no treinamento de pessoas (profissionais, pais).

A criação da Clínica-escola, entre outras iniciativas do projeto CPC, vem ao encontro dessa necessidade. Seu grande impacto está na capacitação de aplicadores ABA para que, uma vez capacitados, possam atender à população de forma eficaz.

Em uma realidade em que não seja viável implementar um protocolo de 20 horas semanais, por exemplo, a aplicação de um protocolo de 6 horas já demonstra eficácia nas intervenções aplicadas junto à população. Diversos estudos consideram que intervenções ABA de menor intensidade também proporcionam melhorias significativas no ganho de habilidades (Howard *et al.*, 2005; Eldevik *et al.*, 2012), especialmente quando os aplicadores são submetidos a capacitações prévias baseadas na aprendizagem por modelagem.

A modelagem é um componente essencial da ABA (Baer *et al.*, 1968), em que os indivíduos aprendem observando e imitando comportamentos modelados por outros. Trata-se de uma abordagem evidenciada como eficaz em muitos estudos, e que pode melhorar significativamente a implementação de intervenções (Parsons *et al.*, 2012).

O treinamento de pais, em especial, que também é uma prática baseada em evidências (Bearss *et al.*, 2015; Smith *et al.*, 2007), permite que as intervenções sejam continuadas e reforçadas no ambiente doméstico, aumentando a sustentabilidade e a eficácia do tratamento.

Por essas considerações, a Clínica-escola e as demais ações focadas na capacitação de pessoas em Angola fortalecem a sustentabilidade do modelo terapêutico adotado e garantem que as intervenções continuem sendo acessíveis e relevantes em longo prazo. Contribuem, assim, para o desenvolvimento autossustentável, melhorando o acesso a serviços terapêuticos de qualidade e à infraestrutura de cuidados de saúde no país.

Conclusões

Mais do que apenas relatar experiências, este capítulo visa exemplificar ações concretas para promover melhorias significativas em cenários de alta vulnerabilidade social e escassez de profissionais, entre outros desafios.

Capacitar multiplica os saberes, amplia as conquistas e nos permite superar limites!

Eternizo aqui meus agradecimentos a todos os voluntários brasileiros que estiveram conosco no mutirão, na pessoa da coordenadora da caravana, Dra. Deborah Kerches.

Agradeço à Gemcorp Angola por nos proporcionar os recursos necessários para a concretização da Clínica-escola do CPC, contribuindo para uma mudança geracional ao suporte dos indivíduos com transtornos do neurodesenvolvimento.

E, de forma muito especial, agradeço a toda a equipe de direção do CPC, que caminha lado a lado comigo, sonhando, agindo e concretizando: Cristiano Horta, Danielle Manuel, Antônia Mussaque, Heida Huime, Maíra Felix, Mateus Grismaldi, Nancy Nunes e Kátia Almeida.

E, como não poderia faltar, todo meu agradecimento à equipe do Kuzola Mona, lugar onde tudo começou!

Referências

BAER, D. M. *et al.* Some current dimensions of applied behavior analysis. *Journal of Applied Behavior Analysis,* v. 1, n. 1, p. 91-97, 1968.

BEARSS, K. *et al.* Effect of parent training vs parent education on behavioral problems in children with autism spectrum disorder: a randomized clinical trial. *JAMA*, v. 313, n. 15, p. 1524-1533, 2015.

BUENO, D. C. *et al.* Análise do Comportamento Aplicada (ABA) na inclusão escolar de crianças com transtorno do espectro do autismo (TEA). *Revista Perspectivas*, v. 12, n. 2, 2022.

ELDEVIK, S. *et al.* Outcomes of behavioral intervention for children with autism in mainstream pre-school settings. *Journal of Autism and Developmental Disorders*, v. 42, n. 2, p. 210-220, 2012.

HOWARD, J. S. *et al.* A comparison of intensive behavior analytic and eclectic treatments for young children with autism. *Research in Developmental Disabilities*, v. 26, n. 4, p. 359-383, 2005.

PARSONS, M. B. *et al.* Evidence-based staff training: a guide for practitioners. *Behavior Analysis in Practice*, v. 5, n. 2, p. 2-9, 2012.

SILVA, M. F. *et al.* A clínica-escola e a intervenção em ABA no contexto público: benefícios e desafios. *Repositório Uninter*, 2023.

SMITH, T. *et al.* Designing research studies on psychosocial interventions in autism. *Journal of Autism and Developmental Disorders*, v. 37, n. 2, p. 354-366, 2007.